普通高等医学院校五年制临床医学专业第二轮教材

# 精神病学

## （第2版）

（供基础医学、临床医学、预防医学、口腔医学专业用）

主　　审　张亚林
主　　编　赵幸福　曹玉萍
副 主 编　刘炳伦　刘学军　黄国平　杨世昌
编　　者　（以姓氏笔画为序）
　　　　　王　军（无锡市精神卫生中心）
　　　　　王　盟（山东省精神卫生中心）
　　　　　王国强（江南大学附属精神卫生中心）
　　　　　王绪轶（中南大学湘雅二医院）
　　　　　向　慧（贵州省人民医院）
　　　　　刘　亮（无锡市精神卫生中心）
　　　　　刘学军（湖南省第二人民医院）
　　　　　刘炳伦（山东省精神卫生中心）
　　　　　杜云红（新乡医学院第二附属医院）
　　　　　杨　峘（中南大学湘雅二医院）
　　　　　杨世昌（新乡医学院第二附属医院）
　　　　　李　文（湖南省脑科医院）
　　　　　李淑英（郑州大学第一附属医院）
　　　　　邹韶红（新疆维吾尔自治区人民医院）
　　　　　张迎黎（深圳市精神卫生中心）
　　　　　周旭辉（湖南省脑科医院）
　　　　　赵幸福（江南大学附属精神卫生中心）
　　　　　耿艳萌（牡丹江医学院）
　　　　　黄国平（四川省精神卫生中心）
　　　　　曹玉萍（中南大学湘雅二医院）
学术秘书　杨　峘

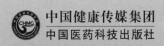

中国健康传媒集团

中国医药科技出版社

# 内 容 提 要

本教材是"普通高等医学院校五年制临床医学专业第二轮教材"之一。本教材共20章，内容上主要包括绪论，精神障碍的症状学，精神障碍的分类与诊断标准，精神障碍的检查、诊断、病史采集与病历书写，神经认知障碍及相关疾病，物质使用或成瘾行为所致障碍，精神分裂症及其他原发性精神病性障碍，双相及相关障碍，抑郁障碍，神经症性障碍，心理因素相关生理障碍，应激相关障碍，人格障碍与性心理障碍，神经发育障碍，自杀、攻击行为与危机干预，会诊－联络精神病学，躯体治疗，心理治疗，精神障碍的预防与康复，精神障碍相关法律问题。本教材为书网融合教材，即纸质教材有机融合电子教材、教学配套资源（PPT等）、题库系统、数字化教学服务（在线教学、在线作业、在线考试），使教材内容立体化和生动化，易教易学。

本教材供五年制基础医学、临床医学、预防医学、口腔医学专业使用。同时，可作为在职精神卫生工作者、参加本专业晋升晋级考试人员、执业医师考试和研究生入学考试的参考书籍。

## 图书在版编目（CIP）数据

精神病学/赵幸福，曹玉萍主编.—2版.—北京：中国医药科技出版社，2023.1

普通高等医学院校五年制临床医学专业第二轮教材

ISBN 978－7－5214－3646－4

Ⅰ.①精… Ⅱ.①赵… ②曹… Ⅲ.①精神病学－医学院校－教材 Ⅳ.①R749

中国国家版本馆 CIP 数据核字（2023）第 003721 号

美术编辑 陈君杞

版式设计 友全图文

出版 **中国健康传媒集团**｜中国医药科技出版社

地址 北京市海淀区文慧园北路甲 22 号

邮编 100082

电话 发行：010－62227427 邮购：010－62236938

网址 www.cmstp.com

规格 889×1194mm $\frac{1}{16}$

印张 14 $\frac{3}{4}$

字数 420 千字

初版 2016 年 8 月第 1 版

版次 2023 年 1 月第 2 版

印次 2023 年 1 月第 1 次印刷

印刷 三河市万龙印装有限公司

经销 全国各地新华书店

书号 ISBN 978－7－5214－3646－4

定价 **55.00 元**

获取新书信息、投稿、为图书纠错，请扫码联系我们。

为了贯彻《中共中央、国务院中国教育现代化2035》"加强创新型、应用型、技能型人才培养规模"的战略任务要求，落实《国务院办公厅关于加快医学教育创新发展的指导意见》，紧密对接新医科建设对医学教育改革的新要求，满足新时代医疗卫生事业对人才培养的新需求，中国医药科技出版社在教育部、国家药品监督管理局的领导下，通过走访主要院校对2016年出版的"全国普通高等医学院校五年制临床医学专业'十三五'规划教材"进行了广泛征求意见，有针对性的制定了第二版教材的出版方案，旨在赋予再版教材以下特点。

**1.立德树人，融入课程思政**

把立德树人贯穿、落实到教材建设全过程的各方面、各环节。课程思政建设应体现在知识技能传授中厚植爱国主义情怀，加强品德修养、增长知识见识、培养奋斗精神，不断提高学生思想水平、政治觉悟、道德品质、文化素养等。医学教材着重体现加强救死扶伤的道术、心中有爱的仁术、知识扎实的学术、本领过硬的技术、方法科学的艺术的教育，培养医德高尚、医术精湛的人民健康守护者。

**2.精准定位，培养应用人才**

坚持体现《中共中央、国务院中国教育现代化2035》"加强创新型、应用型、技能型人才培养规模"的战略任务，落实《国务院办公厅关于加快医学教育创新发展的指导意见》中"立足基本国情，以服务需求为导向，以新医科建设为抓手，着力创新体制机制，分类培养研究型、复合型和应用型人才"的医学教育目标，结合医学教育发展"大国计、大民生、大学科、大专业"的新定位，注重人才培养应从疾病诊疗提升拓展为预防、诊疗和康养，以健康促进为中心，服务生命全周期、健康全过程的转变，精准定位教材内容和体系。教材编写应体现以医疗卫生事业需求为导向，以岗位胜任力为核心，以培养医工、医理、医文学科交叉融合的高素质、强能力、精专业、重实践的本科医学人才培养目标。

**3.适应发展，优化教材内容**

必须符合行业发展要求。构建教材内容结构，要体现医疗机构对医学人才在临床实践能力、沟通交流能力、服务意识和敬业精神等方面的要求；体现临床程序贯穿于教学的全过程，培养学生的整体临床意识；体现国家相关执业资格考试的有关新精神、新动向和新要求；注重吸收行业发展的新知识、新技术、新方法，体现学科发展前沿，并适当拓展知识面，为学生后续发展奠定必要的基础；满足以学生为中心而开展的各种教学方法的需要，充分发挥学生的主观能动性。

#### 4.遵循规律，注重"三基""五性"

遵循教材规律。针对普通高等医学院校本科医学类专业教学需要，教材内容应注重"三基"（基本知识、基础理论、基本技能）、"五性"（思想性、科学性、先进性、启发性、适用性）；内容成熟、术语规范、文字精炼、逻辑清晰、图文并茂、易教易学；注意"适用性"，即以普通高等学校医学教育实际和学生接受能力为基准编写教材，满足多数院校的教学需要。

#### 5.创新模式，提升学生能力

加强"三基"训练，着力提高学生分析问题和解决问题的能力。在不影响教材主体内容的基础上要保留"案例引导""学习目标""知识链接""目标检测"模块，去掉知识拓展模块。进一步优化各模块的内容，培养学生理论联系实践的实际操作能力、创新思维能力和综合分析能力；增强教材的可读性和实用性，培养学生学习的自觉性和主动性。

#### 6.丰富资源，优化增值服务内容

搭建与教材配套的中国医药科技出版社在线学习平台"医药大学堂"（数字教材、教学课件、图片、视频、动画及练习题等），实现教学信息发布、师生答疑交流、学生在线测试、教学资源拓展等功能，促进学生自主学习。

本套教材凝聚了省属院校高等教育工作者的集体智慧，体现了凝心聚力、精益求精的工作作风，谨此向有关单位和个人致以衷心的感谢！

尽管所有参与者尽心竭力、字斟句酌，教材仍然有进一步提升的空间，敬请广大师生提出宝贵意见，以便不断修订完善！

普通高等医学院校五年制临床医学专业第二轮教材

# 建设指导委员会名单

李建华（青海大学医学院）　　　　李春辉（中南大学湘雅医学院）

杨　征（四川大学华西口腔医　　　杨少华（桂林医学院）

　　　学院）　　　　　　　　　杨军平（江西中医学大学）

邱丽颖（江南大学无锡医学院）　　何志巍（广东医科大学）

邹义洲（中南大学湘雅医学院）　　张　闻（昆明医科大学）

张　敏（河北医科大学）　　　　张　燕（广西医科大学）

张秀花（江南大学无锡医学院）　　张晓霞（长治医学院）

张喜红（长治医学院）　　　　　陈万金（福建医科大学附属第一医院）

陈云霞（长治医学院）　　　　　陈礼刚（西南医科大学）

武俊芳（新乡医学院）　　　　　林友文（福建医科大学）

林贤浩（福建医科大学）　　　　明海霞（甘肃中医药大学）

罗　兰（昆明医科大学）　　　　周新文（华中科技大学基础医学院）

郑　多（深圳大学医学院）　　　单伟超（承德医学院）

赵幸福（南京医科大学附属　　　郝少峰（长治医学院）

　　　无锡精神卫生中心）　　　郝岗平（山东第一医科大学）

胡　东（安徽理工大学医学院）　　姚应水（皖南医学院）

夏　寅（首都医科大学附属北京　　夏超明（苏州大学苏州医学院）

　　　天坛医院）　　　　　　高凤敏（牡丹江医学院）

郭子健（江南大学无锡医学院）　　郭崇政（长治医学院）

郭嘉泰（长治医学院）　　　　　黄利华（江南大学附属无锡五院）

曹玉萍（中南大学湘雅二医院）　　曹颖平（福建医科大学）

彭鸿娟（南方医科大学）　　　　韩光亮（新乡医学院）

韩晶岩（北京大学医学部）　　　游言文（河南中医药大学）

# 数字化教材编委会

教育部、国家卫生健康委员会提出《关于实施临床医学教育综合改革的若干意见》，构建"5+3"为主体临床医学人才培养体系，以适应医药卫生体制改革的总体要求。为适应新的培养模式，体现教改精神，强化临床能力，适应行业发展，满足培养应用型临床医学人才的需要，我们开展了教材修订工作，旨在以强化医学生职业道德、医学人文素养教育和临床实践能力培养为核心，推进医学基础课程与临床课程相结合，转变重理论而轻临床实践，重医学而轻职业道德、人文素养的传统观念，注重培养学生临床思维能力和临床实践操作能力。

本教材具有突出"5+3"临床医学专业教材特色，坚持"三基""五性""三特定"的基本要求。本教材是在上版规划教材的基础之上，根据精神病学教学大纲的基本要求、课程特点以及使用反馈等修订编写而成。

本教材共20章，包括精神病学基础知识和相关疾病的治疗、预防与康复以及精神疾病相关法律问题。在内容上，吐故纳新、与时俱进，如保留了"神经症性障碍"一章，同时以最新的世界卫生组织发布的国际疾病分类第十一版（ICD-11）中精神障碍的分类为参考，更新了相关章节的诊断名称与内容，如原"器质性精神障碍"修订为"神经认知障碍及相关疾病"，原"儿童少年期精神障碍"修订为"神经发育障碍"等，同时增加了与时代发展相关的"游戏障碍""家庭暴力"以及日趋重要的"会诊-联络精神病学"等内容。在形式上，强调理论结合实践、拓展相关知识与技能，如章节设有"案例引导"，中间设有"知识链接"，开篇的"学习目标"与章末的"目标检测"首尾呼应，让读者更明确自己的学习目标并及时进行总结和自检。同时，附有ICD-11精神疾病诊断分类供参阅。

为适应当前教育信息化发展的需要，加快推进"互联网+医药教育"，提升教学效率，在出版纸质教材的同时，免费为师生搭建与纸质教材配套的在线学习平台（含数字教材、教学课件、练习题及其答案等），并通过书网融合了"本章小结""题库"和"目标检测答案"，从而使教学资源更加丰富和多样化、立体化，更好地实现教学信息发布、师生答疑交流、学生在线测试、教学资源拓展等功能，促进学生自主学习。

本教材供五年制基础医学、临床医学、预防医学、口腔医类专业使用，也可供其他相关专业使用。对于在职精神卫生工作者以及需要参加本专业晋升晋级考试的人员也是一本必不可少的专业参考书。同时，本教材对接执业医师考试大纲和研究生入学考试大纲，对该类考生也大有裨益。

在本教材的编写过程中，得到了各编写人员单位领导的支持和关心。主审张亚林教授参与并指导本教材的全程编写工作，在此一并表示诚挚的感谢！尽管编者们对本教材辛劳付出、字斟句酌，但仍难免有不足之处，在我们及时修正的同时，还望读者海涵！

编　者
2022年10月

# 目　录 CONTENTS

# 第一章 绪 论

📖 学习目标

1. **掌握** 精神病学、精神障碍的概念及内涵；精神病学的临床特点。
2. **熟悉** 精神活动的生物学基础；精神障碍的病因。
3. **了解** 精神病学分支；展望。
4. 学会精神病学的基本概念、临床特点、整体医学观念，具备精神病学的临床思维能力。

## 第一节 概 述

PPT

### 一、基本概念

**1. 精神病学（psychiatry）** 是研究精神障碍病因、发病机制、临床表现、发展规律、治疗、康复和预防的一门临床医学二级学科。

随着学科的发展，精神病学分为多个分支：临床精神病学（一般代表精神病学的总体，在大的精神病学框架下，再划分为各个分支）、精神病理学（以心理学为基础，主要是对异常精神活动等进行描述、命名、归类等，并研究精神现象之间的内在联系及其与深层心理活动的关系等）、生物精神病学（从生物学角度研究精神障碍的病因、发病机制、治疗和预后等）、成瘾精神病学（研究精神活性药物或物质依赖的一门学科）、社会精神病学（从社会学、文化差异的角度研究精神疾病、行为问题发生和发展规律）、会诊－联络精神病学（在综合性医院中，研究他科疾病引起的精神障碍的一门学科）、社区精神病学（在社区精神病学的理论指导下，研究社区精神障碍的学科）、司法精神病学（研究精神障碍患者所涉及的法律问题，主要鉴定是否有精神障碍并评价其责任能力）；根据年龄可以分为儿童精神病学、成人精神病学和老年精神病学等。

同时，精神病学与基础医学（如神经科学）、医学心理学、行为医学、心身医学等许多学科密切相关。

**2. 精神障碍（mental disorder）** 是一种综合征，其特征表现为个体在认知、情绪调节或行为方面具有临床意义的功能紊乱，它反映了精神功能潜在的心理、生物或发展过程中的异常。该障碍引起具有临床意义的痛苦，或导致社交、职业或其他重要功能方面的损害。通常也称为精神疾病。

精神障碍与精神健康是一个连续谱，并非对立的两极。像对亲人死亡这样常见的应激源产生的可预期的或文化认同的反应，并非精神障碍。

全球近10亿人（包括14%的青少年）患有精神障碍。而我国常见精神障碍和心理行为问题人数逐年增多，抑郁障碍患病率2.1%，焦虑障碍患病率4.98%，总体有上升趋势。截至2017年底，全国已登记在册的严重精神障碍患者581万人。同时，公众对常见精神障碍和心理行为问题的认知率比较低，缺乏防治知识和主动就医意识，部分患者及家属仍然有病耻感。这是我国精神卫生事业面临的巨大挑战之一。

精神障碍占全球疾病负担的 15% 以上，我国约占 20%。中国疾病预防控制中心 2017 年的一项调查显示抑郁障碍在我国疾病总负担中排名第 10，阿尔茨海默病第 14 位，较 1990 年提升；影响中国人健康的前十大危险因素中，吸烟排列第二位，饮酒排列第十位，精神障碍所导致的残疾排列第二位，而自杀导致的死亡率下降超过 50%。

**3. 精神病（psychosis）** 是一组由不同原因引起的大脑功能紊乱的严重精神障碍，临床上表现为认知、情绪调节或行为方面出现显著而持久的精神活动异常。精神活动的完整性和统一性受到破坏，现实检验能力和社会功能严重下降，不能适应正常的生活，自知力缺乏。临床上通常称为"重性精神病"，包括器质性精神障碍、物质使用所用障碍、精神分裂症、妄想性障碍、双相障碍等。

**4. 精神卫生（mental health）** 是与生理卫生相对应的一个概念。主要包括精神障碍的治疗、预防和精神卫生知识的普及。

## 二、研究范围

精神病学研究和服务对象已发生明显变化，重点从传统的重性精神障碍向轻性精神障碍及一些临床上关注的焦点问题转变；服务模式也从封闭式转向半开放式或开放式管理；由精神病专科医院扩展到综合医院，精神障碍的治疗也由专科医生扩展到全科医生。因此有学者认为"精神医学"比"精神病学"名称更为恰当，既能较好地涵盖主要内容，也能减少对精神障碍患者的误解与歧视。

研究范围主要包括：神经认知障碍及相关疾病、物质使用或成瘾行为所致障碍、精神分裂症及其他原发性精神病性障碍、双相及相关障碍、抑郁障碍、神经症性障碍及分离（转换）障碍、心理因素相关生理障碍、应激相关障碍、人格障碍及性心理障碍、神经发育障碍、自杀、攻击行为与危机干预、会诊 – 联络精神病学、儿童少年期精神障碍、精神障碍的躯体治疗、心理治疗、精神障碍的预防与康复和精神疾病相关法律问题，甚至扩展到其他可能达不到精神障碍的标准，比如可能成为临床关注焦点的家庭教养相关问题、虐待和忽视等。

## 三、学科性质

精神病学是临床医学的二级学科，是临床医学的重要分支，是临床医学教育的主干科目，是研究各类精神障碍的病因、发病机制、临床表现、诊断、治疗、康复、预防以及与其他临床学科关系的一门学科。

## 四、学习精神病学课程的主要目的

1. 树立生物 – 心理 – 社会医学模式整体医学观。
2. 重视医患关系的建立，以患者为中心，树立人文关怀精神。
3. 掌握临床精神病学的基本技能和临床思维能力，为住院医师打下基础。
4. 能界定正常与异常精神活动，识别常见的精神症状。
5. 能够对常见的精神障碍做出诊断、治疗和进一步治疗的建议。

⊕ **知识链接**

**"精神病学"的起源**

精神病学（psychiatry）一词，源自希腊语。"Psyche"即精神、灵魂，"iatria"为治疗之意，即精神病学是治疗精神、灵魂疾病。因为古人认为灵魂可以不依赖躯体而存在，灵魂可以生病，也可以治疗。

在公元前5~公元前4世纪，已有了朴素唯物主义的萌芽。科学医学的奠基人、古希腊的希波克拉底（Hippocrates，460B. C.—377 B. C.），也被尊崇为精神病学之父。他是一位唯物主义的哲学家。他认为脑是思维活动的器官，提出了精神病的体液病理学说。他认为人体内存在四种基本体液：即血液、黏液、黄胆汁和黑胆汁，就像自然界存在的火、土、空气和水一样。四种体液平衡则为健康，如果其中某一种过多或过少，或它们之间的相互关系失常，人就生病。比如抑郁障碍就是由于过多的黑胆汁进入脑内，破坏了脑的活动所引起的。

PPT

# 第二节　精神病学的临床特点

精神病学是与躯体医学相对的临床医学二级学科，二者在病因、临床表现、诊断和治疗等方面明显不同，精神病学有自己特有的独特性。学好精神病学这一学科，需要掌握本专业知识和丰富的临床经验，具有更多的人文关怀精神，相关学科的知识，更加需要不断地学习。

## 一、精神障碍病因

由于精神现象本身的复杂性及学科发展的局限性，导致精神障碍的病因非常复杂。精神障碍的病因，包括生物学因素（内在因素）和心理学社会学因素（外在因素）两大方面，精神障碍的发生是它们相互作用的结果，但是环境因素如何保护未罹患疾病，遗传与环境如何相互作用等环节并不完全清楚。

在分析精神障碍的病因时，需要区分关联、危险因素、疾病的结果和病因。它们可能是因果关系，或果因关系，也可能只是某种形式的关联。即发现二者有关，要确定二者的关系仍有许多环节需要证明。目前，我们只能根据现有的知识、一些假说，进行整合，尽可能理解其本质。总的来说，精神障碍越严重，生物学因素所占比重越高，心理社会因素越低。

## 二、精神症状

**1. 精神症状的性质评估**　对精神症状的定性有一定的主观性，这与精神症状本身的复杂性有关，也与评估者的判断一致性有关。评估时要考虑到：①精神症状的性质。精神症状不单单是一个生物学概念，是否构成一种症状还与文化有关；与个人以往一贯表现的差异及个人独特性（如妄想）有关。②严重程度。对社会功能的损害程度及自身的痛苦程度。③出现的频率和持续的时间。偶尔出现的一些症状往往无诊断价值。④自知力。自知力可以从无到有；重性精神病多无，轻性多有。

**2. 精神症状的多样性**　同一精神症状概念表现不同，不同时相表现不同，同一精神症状可见于多种精神障碍。每个个体精神症状可能不完全相同，随着病程的变化，也会随之改变。如精神分裂症早期的妄想是系统性妄想，但随着病程迁延，妄想就变为非系统性。每一个个体表现不同：如同为嫉妒妄想，但是妄想内容不同、荒谬程度不同，诊断意义就会不同，它可见于精神分裂症，也可见于妄想性障碍等。这需要结合整个心理活动背景来理解。

**3. 精神症状概念内涵的变迁** 如对精神病性症状的理解，最严格的概念，只包括妄想和幻觉，较宽松的则包括妄想、幻觉、言语瓦解、行为显著异常或紧张症状。而在最新的 DSM - 5 诊断系统则只包括前三组症状。

**4. 同一症状诊断价值的变迁** 如同为怪异妄想（bizarre delusion）：在 DSM - 4 中，诊断精神分裂症时，若存在怪异妄想，有此一条就可满足症状学标准，而 DSM - 5 取消了怪异妄想的特殊地位。

### 三、精神障碍诊断

整体上，精神障碍的诊断缺乏明确的生物学标记或临床上有用的测评工具，诊断主要通过病史采集和精神检查，发现有关精神症状，进而综合分析判断。

具体到某一疾病要从一般的描述性定义、精神症状、严重程度、时间标准及排除标准五个方面分析。同时还涉及到等级诊断问题，即为了尽量保证精神疾病的单一诊断，通常要先对疾病诊断进行等级排列。首先按疾病症状严重程度排列，从高到低依次为：器质性精神障碍再到功能性精神障碍；其次按当前疾病急需处理的主次区分；同时要考虑共病的诊断，如同时符合两种及以上的疾病诊断，则均要列出。

另外，不同诊断标准要求不完全相同，所以，诊断一定要说明是根据何种标准诊断。诊断标准总的趋势是更重视循证医学证据，更细化，更国际化。作为一个精神科医师需要一致性培训，确定所说的精神症状是同一个概念。

### 四、精神障碍治疗

由于多数精神障碍病因未明，难以做到针对病因治疗，只能对症治疗，而且不同阶段有不同的治疗方案。但是许多疾病需要全程治疗，需要尽可能在规范化治疗前提下个体化治疗。因此，一般强调药物治疗、物理治疗和心理治疗等综合治疗。现在的治疗模式，不仅以患者为中心，更强调医患同盟，强调医患关系的建立，这是因为医患关系是治疗的前提，甚至在治疗疗效中起到很大一部分作用。

## 第三节　精神活动的生物学基础

PPT

精神活动的生物学基础特点主要是指精神活动与脑的关系。人类所有的精神活动均由大脑调控，精神活动与大脑不可分割。正常的大脑结构和功能产生正常的精神活动，异常的大脑结构与动能则产生异常的精神活动。大脑结构和功能完整则产生完整的精神活动，否则，就不会产生完整的精神活动。只有不断经历环境的刺激、个人的经历、反映的对象参与，这种完整性才显得有意义。

### 一、脑结构和功能与精神活动

大脑的结构最复杂。大脑是生物通过亿万年的进化，到了一定阶段的产物，是宇宙间最为复杂的体系之一，是人类产生意识和心理活动的物质基础。人类的大脑中有约 1000 亿个神经元和更多的神经胶质细胞；平均每个神经元与其他神经元能形成 1000 多个突触联系，而 Purkinje 细胞能则可能形成 100000 至 200000 个突触联系，人类脑内有大约几万亿至 10 万亿个突触联系，这些联系在大脑内形成各式各样、大大小小的环路；脑虽然只有体重的 2% ~ 3%，占身体很小的体积，但是它代谢旺盛，血液供应量和消耗的氧气却占全身的 20%。

脑结构的复杂性还表现在一个神经元可能为多个环路的一部分，大脑就是通过不同环路以各种复杂的方式处理信息。例如，从视网膜接收的信息通过初级处理后，在几个环路上分别同时处理不同的内容，如一个环路分析一个物体所在的位置，另一个分析是何种物体，还有分析其大小、形状、颜色等，最后，脑对不同环路处理的所有信息进行整合，并结合与之有关的既往经验，形成一个完整的知觉体验。

如果脑结构完整性受到破坏，就会影响正常的精神功能。如额叶受到损伤时，往往会出现认知功能受损，就很难在时间和空间上完成复杂的行为。

## 二、神经生化与精神活动

脑的神经化学同样十分复杂。大脑神经细胞间的联系和细胞内的信号传导是以特殊的神经递质为媒介，在神经突触部位，通过与受体的结合，将兴奋或抑制性冲动或信息，从上一个神经元传递至下一个神经元。不同神经元，由不同的神经递质传递信息，司不同的功能。在传递过程中，神经递质起着关键作用。如谷氨酸、乙酰胆碱（Ach）、去甲肾上腺素（NE）、多巴胺（DA）、5-羟色胺（5-HT）、γ-氨基丁酸（GABA）、神经肽、P物质等，若其合成、储存、释放或降解的某个环节受到干扰，或受体功能改变，均可能导致相应的神经精神功能异常。

神经递质只有与受体结合才产生生物学效应。一方面神经递质种类繁多，功能不同，估计脑内的神经递质多达100多种。另一方面受体种类更多，且几乎所有的神经递质均能与多种受体相结合，产生不同的生物学效应。如DA有5种受体，而5-HT至少有14种受体。

神经递质传导过程复杂。神经递质介导的突触反应快速而短暂，时程以毫秒计；如果经第二信使系统介导，则时程以秒或分计；如果经第二、第三信使参与，并参与转录水平的调节，其时程则以天计。

研究表明，精神分裂症患者阳性症状可能与皮层下边缘系统DA功能亢进有关，而阴性症状则可能为皮层内尤其是前额叶皮质DA功能相对低下所致。5-HT功能活动降低与抑郁障碍患者情绪低落和躯体症状群等密切相关；而5-HT功能增高与躁狂发作有关。

## 三、神经内分泌与精神活动

神经内分泌与精神活动密切相关。许多精神障碍内分泌异常，如常见的抑郁障碍、创伤后应激障碍等，这些异常常随着疾病的好转而恢复正常。另外，许多内分泌疾病，如Cushing病、Addison病、甲状腺功能亢进或低下等常伴有精神症状。

神经内分泌调节作为精神障碍状态或特质变量的一个潜在标记。研究显示脑垂体营养激素调控外周内分泌器官的分泌，同时又受下丘脑释放激素和释放抑制激素分泌的调控。如单相抑郁发作与多种内分泌改变有关，尤其是下丘脑-垂体-肾上腺（HPA）轴、下丘脑-垂体-甲状腺（HPT）轴以及下丘脑-垂体-生长激素（HPGH）轴。

## 四、脑可塑性与精神活动

脑可塑性（brain plasticity）是指中枢神经系统（CNS）在结构和功能活动上的可饰性。可塑性是CNS的重要特征，是行为适应性的生物学基础。从发育阶段到成熟阶段，从CNS到外周，从神经元到神经环路，均可能发生，以适应信息的处理和贮存。

CNS的可塑性具体表现在多方面：在微观水平上，有神经元突触、神经环路的微细结构与功能的变化，包括突触形态亚微结构与神经化学物质、神经电生理活动等方面。在宏观上可以表现为脑功能的改变，如学习记忆功能及精神活动等的改变。这种可塑性变化可以表现为增强，形成新的联系，同样也可能弱化或破坏原来的联系，如果应激过于强烈、滥用药物或疾病则可能使神经元死亡。

CNS 可塑性研究中最清楚的是关于记忆的长时程增强和长时程抑制的细胞机制，二者对于所有类型的记忆形成均发挥重要作用。研究发现蛋白酶抑制剂可以抑制长时程增强，并影响记忆的形成、激活和巩固。二者的过程都需要新蛋白的合成。

神经可塑性的影响因素包括遗传和环境因素。神经科证明在整个生命过程中，基因与环境相互作用，使大脑处于不断构筑与变化之中。人类只有 3 万~4 万个基因，却能形成几万亿~10 万亿个突触联系。因此，躯体治疗或（和）心理治疗，都能作用于大脑，并使之改变并产生治疗作用。

因此，从脑的生物学基础来看，脑是一个高度复杂的有机体，决定了精神活动的复杂性。同时，精神活动还通过各种机制影响脑的结构与功能。

# 第四节　精神障碍的病因

PPT

## ⇒ 案例引导

> 　　临床案例　患者，女，27 岁，已婚，幼儿园教师，中专学历，有一个 22 岁的弟弟。5 年前，一天下午下班回家，发现父母被害，倒在血泊中。事件发生后，一直失眠，噩梦，惊醒，闯入性画面，看到任何与父母有关的东西，都会悲伤，不愿再回到那个曾经的家，也不愿见爷爷奶奶，因为一见到爷爷奶奶，都会想到伤心事情，十分悲痛，埋怨老天的不公，一直想为何父母这样的好人要遭受到这样悲惨的命运，工作学习能力也明显受到影响，即便过去 5 年，仍不能自拔，只要提起父母遇害之事就会流泪，工作能力仍未恢复到正常水平。而弟弟经过数月之后，已慢慢渡过创伤应激，虽然想到父母仍然非常痛苦，但是能够适应学业，正常生活。
>
> 　　根据 ICD－11 诊断：创伤后应激障碍。
>
> 　　讨论　如何分析本案例的病因？

精神障碍是一类病因复杂的疾病，不像躯体疾病单元病因病理相对明确。多数精神障碍的病因机制不十分清楚，均是生物学因素和心理社会因素相互作用的结果，共同影响精神障碍的发生、发展和预后过程。它们可以作为因果关系或果因或相关因素或交互作用，甚至可以改变神经递质、内分泌的水平，影响 CNS 的功能和结构。早期的心理经历更容易影响神经系统的发展，决定了个体对精神障碍的易感性，学习及社会经历同样改变着神经系统，这个过程一直伴随着人们的一生。

## 一、生物学因素

影响精神障碍的主要生物学因素大致可以分为遗传、神经发育、躯体疾病、创伤、营养不良、毒物等。这些致病因素将在以后的各个疾病章节里详述，这里仅列举遗传、神经发育、躯体疾病与精神障碍的关系。

**1. 遗传与环境因素**　遗传学是指基于基因序列改变所致的基因表达水平变化；表观遗传学是与遗传学相对应的概念，是指基于非基因序列改变所致基因表达水平变化，如 DNA 甲基化等。由于环境的作用，影响基因的表达，从而可能导致某些疾病，这种表观遗传的改变有遗传至下一代的可能。目前科学的共识是遗传与环境的相互作用产生精神障碍。需要强调的是，即使有较高的遗传度，真正致病不到 50%，而环境因素在致病方面仍起着非常重要的作用。

目前绝大多数的精神疾病均是多基因遗传。对所谓"功能性精神障碍"进行了家族聚集性研究，发现这些疾病具有遗传性。目前认为，常见精神障碍的遗传度依下列疾病顺序递减：孤独症 0.90，双相障碍 0.85，精神分裂症 0.7～0.85，注意缺陷多动障碍 0.77，酒精成瘾 0.60，惊恐障碍 0.40，重度抑郁障碍 0.40，广泛性焦虑障碍 0.30。

分子遗传学研究发现，相同的遗传变异可能在不同的人导致不同的精神疾病，可能是精神分裂症或双相障碍或注意缺陷多动障碍。例如研究发现，低单胺氧化酶 A 活性的个体在童年期受到严重虐待较易出现反社会行为；5-HT 转运体 s/s 基因型个体，在遭受生活事件后，较易发生抑郁障碍。

临床学家更为重视表观遗传过程，因为其更具有可逆性，为临床干预构建了基础。

**2. 神经发育异常**　神经发育异常学说认为，神经发育障碍患者的大脑从一开始就发育异常、早期环境因素干扰了神经系统的正常发育，导致神经元增殖、分化异常、突触过度修剪或异常联系等，共同表现为脑结构和功能可塑性改变。这些改变的即刻效应并不显著，随着进入青春期或成年早期，在外界环境因素的不良刺激下，最终导致疾病的发生。早期的表现可能仅为轻度异常，青春期后可能表现较为严重的异常。

神经发育的影响因素有遗传因素和环境因素。许多证据表明，精神分裂症、儿童注意缺陷障碍、孤独症可能是一个疾病谱，均与神经发育异常有关，有共同的发育异常基础。在个体发育早期，特定脑区、环路的发育异常，不同脑区发育异常则分化为各种不同的精神疾病，表现出不同的临床特征。

**3. 躯体性因素**　躯体性因素只要影响到大脑，就可能产生精神障碍。包括脑肿瘤、脑炎、阿尔茨海默病、肝功能衰竭、肾功能衰竭、梅毒螺旋体、人类免疫缺陷病毒、成瘾物质、维生素 $B_{12}$ 缺乏等。例如梅毒感染，感染后梅毒螺旋体首先引起生殖系统症状，潜伏多年后，进入脑内导致神经梅毒，表现为神经系统的退行性变症状如痴呆、精神病性症状及麻痹。这类精神障碍，生物学因素是主要原因，致病路径相对来说比较明确。

## 二、社会心理因素

世界卫生组织研究发现，个人心理行为与生活方式因素对健康的影响占到 60%。

**1. 心理因素**　心理因素包括应激性生活事件、行为、认知、情绪状态、人格特征等。

（1）应激性生活事件　应激性生活事件以及应激导致的创伤在相关精神障碍的病因中，都具有独特的作用。应激源可以是自然的天灾也可以是恋爱、婚姻、家庭问题、职业（学业）问题、社会环境因素和个人特殊境遇（被虐待、被强奸）等。应激源是否导致应激相关障碍与应激源的性质、强度、持续时间以及个体的认知评价有关。只有当应激源的强度和主观体验超出了个体的耐受能力时，才可能成为致病因素。应激性生活事件可以介导神经调节、体液调节、中枢神经递质及免疫系统的调节作用。这些因素与遗传易感性结合一起，最后可能导致创伤后应激障碍、复杂性创伤后应激障碍、延长哀伤障碍和适应障碍等不同结果（详见应激相关障碍一章）。

（2）行为与认知　条件反射理论、习得性无助理论、社会学习、无意识理论（与当年弗洛伊德的不同）、认知行为治疗和认知科学的发展，阐明心理过程是一个极为复杂的信息加工过程，每一个过程或变化都可能影响到心理过程。如习得性无助理论强调认知的重要性，认为当人们认为自己对生活中的应激无能为力时，就容易抑郁。

（3）情绪理论　一个人的基本情绪，害怕、愤怒、痛苦、悲伤、兴奋都会对许多精神障碍产生影响。情绪和情感会影响我们的认知过程，如是积极的，那么相对应的联想、解释等就会倾向于积极，如果是消极的，那相应的也倾向于消极。情绪是一种主观体验，与生理因素、认知因素等均密切相关。比如上述提到的应激相关障碍中，应激一定是超过了个体主观体验的耐受力，就可能导致精神障碍。

（4）人格因素　人格是影响精神障碍的另一个重要因素。一个人人格完整，就会具有良好的社会适应性，如果不完整、偏离，或达到人格障碍，就会适应不良，害人害己，损害自己的社会功能，导致自己或周围人痛苦。在神经症性障碍及分离性障碍中人格均起一定的作用，如具有强迫性格的人容易罹患强迫障碍，具有表演型性格的人容易罹患分离性障碍。

**2. 社会文化因素** 包括：年龄、性别、父母的养育方式、社会阶层、社会经济状况、种族、文化、宗教背景、人际关系等。

儿童早期的被虐待、被忽视及其他生活应激因素是成年后罹患抑郁障碍和焦虑障碍的重要危险因素；随着年龄的增加心理过程随之改变，精神障碍的临床症状就可能不同，如老年期抑郁障碍，就会表现出更多的躯体症状和焦虑症状；在老年期更容易出现认知功能相关问题。由于性别角色作用，女性更容易对小动物恐惧，更容易有厌食或暴食现象。

# 第五节 展 望

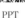
PPT

精神病学的进展，依赖脑神经科学等其他学科的进展。近一个世纪以来，欧美等发达国家，不断加大对精神障碍和脑的研究，当今发达国家包括中国均在开展"脑计划"研究，甚至上升到国家战略层面，吸引大批神经科学、分子生物学、心理学、人工智能等诸多领域研究者的共同参与，这将极大加速我们对大脑工作机制的了解，揭示精神障碍的许多难解之谜。揭示人类大脑的奥秘是我们面临的最大挑战，也是解决精神障碍发生机制的基本前提。

随着科学技术的发展和方法学的创新，特别是脑神经科学的进展，生物精神病学将会有重大发现。例如，建立精神障碍研究的大数据及生物样本库平台，采用基础与临床整合或跨专业研究，从临床、心理、神经电生理、脑影像及分子生物学等不同维度寻找精神障碍易感性筛查、诊断、治疗和复发预警的生物学指标，研发新技术，构建治疗、康复干预模型，然后将研究转化为临床实践，从而完成精神病发展史上一个质的飞跃。

精神障碍的诊断更加重视循证医学，而且更细化和更国际化。最新的 DSM-5 和 ICD-11 的诊断标准中采用了大量的循证医学的证据；ICD-11 诊断标准中文版很快出版，将会取代目前 ICD-10 的临床应用。精神障碍远程网络的会诊已经开始建立，并将逐渐普及。

精神障碍的防治将更加规范化，中华医学会精神医学分会已经出版了中国精神分裂症、物质使用障碍、双相障碍、抑郁障碍、强迫障碍、注意缺陷多动障碍和饮食障碍及严重精神障碍社区防治 8 种防治指南；2012 年卫生部规定 5 种（精神分裂症、持久的妄想性障碍、分裂情感性障碍、双相障碍、抑郁障碍）精神疾病进入临床路径。精神障碍的治疗，将更重视医患关系，更规范化的系统治疗，以及对康复和预防更加重视。精神障碍患者的预后和生活质量将越来越高。

精神医学已经受到国家层面和社会更多的关注。1996 年起，每年的 10 月 10 日法定为"世界精神卫生日"。

2013 年 5 月 1 日，《中华人民共和国精神卫生法》实施，第一次从法律层面保护医患双方的权利和义务。要求精神卫生工作实行预防为主的方针，坚持预防、治疗和康复相结合的原则；心理健康进一步普及和提高；精神障碍预防、诊断、治疗、康复的科学技术水平将进一步提升；综合医院将提供更多的精神卫生服务。而精神医学的服务对象和服务重点将会有所转移，范围更为广泛。

2022 年 4 月，《"十四五"国民健康规划》提出完善心理健康和精神卫生服务，促进心理健康，健全社会心理健康服务体系，加强心理援助热线的建设与宣传，为公众提供公益服务。加强抑郁障碍、焦虑障碍、睡眠障碍、儿童心理行为发育异常、老年痴呆等常见精神障碍和心理行为问题干预。完善心理危机干预机制，将心理危机干预和心理援助纳入突发事件应急预案。提高精神卫生服务能力。推广精神卫生综合管理机制，完善严重精神障碍患者多渠道管理服务。按规定做好严重精神障碍患者等重点人群救治救助综合保障。提高常见精神障碍规范化诊疗能力，鼓励上级精神卫生专业机构为县乡镇开展远程服务。建立精神卫生医疗机构、社区康复机构及社会组织、家庭相衔接的精神障碍社区康复服务模式。

随着国家不断加强从顶层设计到具体措施的落实，可以预计，精神医学事业将会越来越得到关注和取得令人瞩目的成就。

答案解析

## 目标检测

1. 如何理解精神病学及精神障碍？
2. 简述精神障碍的临床特点。
3. 简述精神活动的基础活动。
4. 简述精神障碍的病因学。

（赵幸福）

书网融合……

本章小结

题库

# 第二章　精神障碍的症状学

📖 学习目标

1. **掌握**　感知障碍、思维障碍、记忆障碍、注意障碍、情感障碍、意志障碍、动作与行为障碍、自知力障碍的临床表现。
2. **熟悉**　意识障碍及定向力障碍的临床表现。
3. **了解**　精神症状的定义、精神症状的分析与判定、常见精神疾病综合征的临床表现。
4. 学会精神障碍的精神症状内涵，具备对常见精神症状的判断和鉴别能力。

⇨ 案例引导

　　**临床案例**　两个月前，某患者感觉周围的环境开始发生了改变，周围的气氛总觉得很恐怖，使患者感觉窒息、害怕。不明白恐惧具体来源于哪里，周围的人很难沟通，甚至每天都感觉有人用凶狠的眼神看着他，无论他走到哪里都会有人跟踪他、监视他。他不敢和别人说话，不敢注视别人的眼神，甚至连上班都不敢，不敢出门，他每天都把门窗紧闭反锁，把窗帘也拉严。就算是这样也不行，还是能听到许多熟悉的、不熟悉的声音在背后议论他说："他是个坏人，是个十恶不赦的坏人！他特别不要脸，有时间我们一起收拾他……"他不想和别人说话，于是戴上耳塞，可那些声音依然存在；他还和那些声音辩论："我不是坏人，我没做过任何坏事！"患者感觉他们根本不听解释，还用一种电波或是仪器设备干扰他的思想，认为这些人通过这样的手段来控制他。患者自觉想什么、做什么都被别人知道了。在一个月以前患者觉得家人对自己还挺好，后来他们也被收买了，在他的饭里下毒，甚至有时在碗筷上擦毒药来害他，弄得他的胃肠道都出了问题。后来他不敢吃家人做的饭菜，不敢喝家人给的水…… 患者不知道周围人为什么这么做，他被他们逼得走投无路，精神都快要崩溃了。

　　**讨论**　该患者存在哪些症状？这些症状的依据是什么？

## 第一节　概　述

PPT

　　精神疾病是以精神活动异常为主要表现的一大类疾病。精神活动异常主要包括感知障碍、记忆障碍、思维障碍、情感障碍和意志障碍等类别。这些不同类别障碍特殊的具体临床表现，即称之为精神症状（signs and symptoms of mental disorder）。它涉及人们精神活动各个方面，并通过人的外显行为，例如言谈举止、神态表情、日常动作以及书写内容等行为具体表现出来。它是大脑功能紊乱的表现，是精神疾病临床征象的基本组成部分，疾病的性质决定精神症状的种类，但精神症状的内容则与个体的文化、信仰、习俗及生活经历等因素有关。研究精神症状的科学称为症状学、现象学或精神病理学（psychopathology）。而临床诊断主要是先通过做出精神障碍的症状学诊断，再进而结合病历资料做出疾病的分类学诊断。因此，学习症状学是熟悉和掌握各种精神障碍的前提。但精神症状诊断的特异性较差，几乎没有任何一种精神障碍是具有独一无二的症状。例如：在神经症患者中常常见到焦虑和抑郁等情感体验，而在精神病患者中也屡见不鲜，甚至正常人在某些时候同样会存在。故而，精神障碍的症状学是学习精神病学的最基础的部分，掌握精神障碍症状学是精神科医生、心理治疗师以及心理咨询师必备的最基础的学习内容。

精神症状的判断必须进行对比分析。①纵向对比：倘若过去一贯表现很好，现在却一反常态，判若两人，则提示其精神不正常。②横向对比：言行举止、活动表现与周围人是否存在很大的差异。倘若明显异于常人，且离奇古怪，则提示其精神可能异常。③与客观现实是否符合：人的精神活动是客观现实的能动反映。正常的精神活动应与客观现实相符合，反之亦然。④与当地的习俗和规范是否符合：每个时代、每个地方都存在着自己的风俗习惯。如装束服饰、言行举止等方面明显不规范，也可能提示不正常。⑤动机和目的的可理解性：正常人的行为都是有它的动机和目的的，是人们可以理解的。反之，则意味着有精神异常的可能。⑥整个精神活动是否协调统一：正常的精神活动是一个相互联系、协调统一的有机整体。反之，则是不正常的表现。

在观察精神症状时，不但要观察精神症状是否存在，而且要观察其出现频度、持续时间和严重程度。分析各症状之间的关系，确定哪些症状是原发的，与病因直接有关，具有诊断价值，哪些症状是继发的，可能与原发症状有因果关系。这些对疾病的诊断治疗及预后均会产生影响。

# 第二节 常见精神症状

PPT

在普通心理学中将心理活动分为感觉、知觉、情感、思维、意志等心理过程。实际上，人的精神活动是一个协调统一的过程。为了描述的方便，我们将精神症状按照正常的心理活动过程分为认知过程障碍、情感过程障碍、意志与行为障碍、意识障碍等分别叙述。

## 一、感知觉障碍

感知觉是人们借助于眼、耳、鼻、舌、身（皮肤、黏膜）等感官及内感受器可感知外界事物和躯体内部器官的活动情况。感知觉包括两个心理过程：感觉和知觉。感觉（sensation）是大脑对客观刺激作用于感觉器官所产生对事物个别属性的反映，如大小、颜色、形状等，是认识过程的最原始和最简单的阶段。知觉（perception）是大脑对客观刺激作用于感觉器官所产生对事物整体属性的反映，它建立在感觉的基础上，整合事物不同属性，结合以往经验而形成整体形象，如依据香蕉的形态、味道、颜色等，结合以往对香蕉的认知，大脑产生了香蕉的形象就是一种知觉。临床上常见的感知觉障碍有感觉障碍、错觉、幻觉和感知综合障碍。

### （一）感觉障碍

感觉障碍（disorders of sensation）包括以下几个方面。

**1. 感觉增强（hyperesthesia）** 是指感觉的感受性增高，感觉阈限降低，即对外界一般强度的刺激感到非常强烈，甚至难以忍受。如感到阳光特别刺眼，一般的声音特别刺耳，轻微地触摸皮肤感到疼痛难忍等。多见于神经症、分离障碍及神经系统疾病等。

**2. 感觉减退（hypesthesia）** 是指感觉的感受性降低，感觉阈限增高，即对外界强烈的刺激不能感知或轻微感知，如对强烈的疼痛、难闻的气味，都只有轻微的感觉。多见于入睡前瞌睡状态、抑郁状态、木僵状态、分离障碍和催眠状态。

**3. 内感性不适（体感异常，senestopathia）** 是躯体内部产生的性质不明确、部位不具体的不舒适感和（或）难以忍受的异样感觉，如牵拉、挤压、游走、溢出、流动及虫爬感等。患者不能明确指出体内不适感的部位和性质，常用像……或好似……来描述不适体验，此点与内脏幻觉不同。这类症状是构成疑病观念的基础。多见于躯体化障碍、分离障碍、抑郁状态、精神分裂症等。

### （二）知觉障碍

知觉障碍（perception deficit）是精神科临床上最常见的。常见的知觉障碍包括错觉、幻觉和感知综合障碍。

**1. 错觉（illusion）** 指对客观事物的歪曲的知觉。包括生理性错觉和病理性错觉两种。生理性错觉可见于正常人，可能会在外环境条件不充分的情况下如光线较暗下看错事物，或者过度恐慌、焦虑或期待等心理状态下出现错觉，但这些错觉可以通过验证后认识到是错误的，可以被纠正。病理性错觉常常出现在意识障碍或谵妄状态下，多表现为错视和错听，带有一定的恐怖色彩，如患者把输液管看成一条蛇等。

**2. 幻觉（hallucination）** 是虚幻的知觉，指没有外界相应的客观刺激作用于感觉器官时所出现的知觉体验。幻觉是临床上最常见而且重要的精神病性症状，常与妄想并存。幻觉的分类和具体内容如下。

根据所涉及的感觉器官，幻觉可分为幻听、幻视、幻嗅、幻味、幻触、内脏幻觉。

（1）幻听（auditory hallucination） 临床上最常见。是指没有声音刺激时出现声音的听觉体验。幻听内容的种类很多，如讲话声、呼喊声、歌唱声和无线电广播声音等。最常见也最有临床意义的是言语性幻听。依据言语性幻听的内容可将其分为评论性幻听、争论性幻听和命令性幻听。①评论性幻听（议论性幻听）是指所听到别人评论他的行为，多为不愉快的幻听内容，像实况广播那样在报道或评论患者的行为。②争论性幻听是指幻听的内容是争论性的，打仗、争辩，患者是几个声音争议的对象。③命令性幻听是指幻听的内容是命令患者做什么事，自己往往无法违抗，故可产生危害行为。以上三种言语性幻听均常见于精神分裂症，若排除器质性因素，对诊断精神分裂症具有很重要的意义。幻听可见于多种精神障碍。

（2）幻视（visual hallucination） 也较常见，是指没有视觉刺激时出现的视觉形象体验。幻视的内容有时为简单的光、单个的颜色、单个的物体，有时为复杂的情景性场面。如患者看到有一个孩子在前面行走，其他人却无法看到。常见于精神分裂症、分离障碍等。

（3）幻嗅（olfactory hallucination） 指没有嗅觉刺激时，闻到一些难闻的令人不愉快的气味。如闻到腐败的尸体气味、化学物品烧焦味、硫黄味、血腥气味和浓烈刺鼻的药物气味等，往往引起患者不愉快的情绪体验。常见于颞叶癫痫（常为先兆症状）、颞叶器质性损害（常为首发症状）和精神分裂症。

（4）幻味（gustatory hallucination） 指没有相应味觉刺激时尝到食物内有某种异常的特殊味道，因而常拒食。常继发被害妄想，一般与其他幻觉形式合并存在，多见于精神分裂症。

（5）幻触（tactile hallucination） 在没有任何刺激时，患者感到皮肤或黏膜上有某种异常的感觉。如虫爬感、蚁走感、通电感、刀刺感、风吹感、发热感、液体流动感等。可见于精神分裂症或脑器质性精神障碍。

（6）内脏幻觉（visceral hallucination） 指患者体验到躯体内某一部位或某一脏器的一种异常知觉体验。可产生于某一固定的器官或躯体内部，患者能清楚地描述自己某一脏器在扭转、断裂、穿孔，或有昆虫在胃内游走。这类幻觉常与疑病妄想、虚无妄想结合在一起。多见于精神分裂症、抑郁发作。

按幻觉结构的完整程度和性质，可将幻觉分为以下几种类型。

（1）原始性幻觉（elementary hallucination） 这类幻觉性质上属于感觉成分，缺乏具体的形态和明确的结构，如看见一道闪光、火花、红色等，听见不明确的声音如嗡嗡声等。多见于脑器质性精神障碍。

（2）真性幻觉（genuine hallucination） 是来自于外部客观空间，通过感觉器官而获得的幻觉。其特点为幻觉内容就像感知外界客观事物一样鲜明、生动、完整。患者常坚信不疑，并做出相应的情感与行动反应。见于各种精神病性障碍。

（3）不完全性幻觉（partial hallucination）　这类幻觉不完全具备幻觉的特征，在构成成分上介于知觉和思维之间，有感知的成分，但更倾向于表象的成分。多见于精神分裂症。临床上包括下列几种特殊形式。

①假性幻觉（pseudo hallucination）：是与真性幻觉相对应的概念，是存在于自己的主观空间内，不通过感觉器官而获得的幻觉。其特点为幻觉内容比较模糊、不清晰和不完整。与一般知觉不同，患者往往相信幻觉内容。

②思维化声（audible thought）：指在思维的时候，能听到脑内有声音把思维的内容说出来了，声音的内容与思维内容完全一致，并感到这声音是自己的。若声音的出现与思维同步出现称为思维鸣响，若声音紧跟思维之后出现则称为思维回响。

③读心症（mind - reading）：指在思维时，听到脑内有一种别人的声音，说出来的内容正好是患者的思想。因而患者认为自己的思想内容事先被别人知道了，从而继发出现内心被揭露感（thought broad-casting）。

按照幻觉出现的附加条件，又可将幻觉分为下列几种类型。

（1）功能性幻觉（functional hallucination）　指现实刺激引起某种知觉体验的同时，出现同一感官的幻觉体验。其临床特点是幻觉（通常是幻听）和现实刺激同时出现，共同存在而又共同消失，二者并不融合在一起。如患者听见水龙头哗哗流水的同时，又听见里边有人骂他的声音，水龙头哗哗流水声没了，骂他的声音也消失了。引起功能性幻听的现实刺激声音一般多是单调的，如钟声、流水声、刮风声、雨声等。主要见于精神分裂症。

（2）反射性幻觉（reflex hallucination）　当某一感官受到现实刺激时，另一感官即产生幻觉。如患者听到别人或自己打喷嚏声时，便能看见眼前站着一个人（幻视），实际这个人是不存在的。见于精神分裂症、分离障碍和癫痫的先兆期。

（3）心因性幻觉（psychogenic hallucination）　指在强烈的情感体验中，随着生动的想象、回忆或期待中出现的幻觉。如亲人离世后，患者有时能听到亲人的说话声或看见亲人又回来了。在暗示、自我暗示和相互感应的基础上，在一群人中出现类似的幻觉，称为集体性幻觉，属于心因性幻觉的一种。如分离障碍集体发作时，可出现集体性幻视。此类幻觉也见于有宗教狂热的正常人和心因性精神障碍者。

**（三）感知综合障碍**

感知综合障碍（psychosensory disturbance）是指患者对某种客观事物的本质能正确感知，而对其个别属性产生了歪曲的知觉。它歪曲的是事物的部分而不是整体，而错觉歪曲的是事物的整体和本质。按照知觉反映事物特性，可将感知综合障碍为分下列几种形式。

**1. 空间感知综合障碍**　是对周围的人或物体在大小、形状、方位、距离等感知错误。若看到物体的形象比实际增大的现象称之为视物显大症（macropsia），如看到家里养的小猫就像一只大老虎一样大；若看到外界事物的形象比实际缩小称之为视物显小症（micropsia），如患者的父亲在他看来却比他七八岁的弟弟身材还要矮小或者患者看到一个成年女性像一个小洋娃娃一样大；若看到外界事物扭曲变形，称之为视物变形症（metamorphopsia）。多见于癫痫和精神分裂症。

**2. 非真实感**　又称现实解体，指患者对周围环境的感知清晰度降低，感到周围的事物和环境变得不真实，犹如隔了一层窗纱。感到周围变得模糊不清，毫无生气，缺乏鲜明生动感，就像生活在油画里一样。多见于抑郁发作、神经症和精神分裂症。

**3. 时间感知综合障碍**　是对时间的快慢出现不正确的知觉体验。如感到岁月不再行进，时间已经固定不动，或感到时间过得飞快，或以时快时慢的形式流逝等，多见于癫痫和精神分裂症。

**4. 运动感知综合障碍** 是对外界物体的运动与静止状态出现了歪曲的知觉体验。即动则静，静则动，与运动性幻觉的区别是此症状指的是周围事物，而运动性幻觉指的是本体觉。如患者感到周围运动的物体静止不动了，或静止的物体在快速地运动。见于癫痫和精神分裂症。

**5. 体形感知综合障碍** 患者感到自己躯体某部的大小、形状、体积、重量和颜色等方面发生了变化。如觉得脸变丑了，为此反复照镜子，称为窥镜症。多见于精神分裂症、脑器质性精神障碍。

## 二、思维障碍

思维（thinking）是人脑对客观事物的间接概括的反映，是人类精神活动的重要特征，是认识过程的高级阶段。思维在感觉和知觉的基础上产生，并借助语言和文字来表达。思维包括分析、综合、抽象、概括、判断、推理等过程。它通过观念与观念或概念与概念的联系，即通过联想和逻辑的过程来实现的。

传统上习惯将思维障碍分为思维形式障碍和思维内容障碍。思想形式障碍以联想过程的障碍为主要表现。思维内容障碍则主要表现为妄想、超价观念及强迫观念。是临床上常见的精神症状。

⊕ **知识链接**

### 正常思维五个基本特征

正常思维有五个基本特征：①思维的具体性，即思维具有符合客观事实的具体内容。②思维的目的性，即思维所指向的目标是出于自己的意愿；③思维的现实性，即思维围绕当前的需要去考虑和解决实现问题而进行，具有实际的效用和切实可行的可能性。④思维的实践性，即思维来源于实践，而且正确有效地指导实践。因而，实践是检验思想和一切主观的东西是否正确或是否为病态表现的唯一客观标准。凡是能通过客观实践验证的，才是正确的思想。⑤思维的逻辑性，即无论在结构上或形式上，思维活动都必须符合它的固有逻辑规律。思维活动也和其他任何事物一样，都有其本身的活动规律。因此，一个人的思维活动，无论在结构上和形式上都必须符合它固有的活动规律，也就是所谓的逻辑规律。这样的思想不仅能为一般人所理解，而且，各个国家、各个民族，尽管语言的形式各自不同，但通过这种思维逻辑的作用，不仅彼此之间可以进行交流，同时，还能一代代地流传下去而为后人所接受。

### （一）思维形式障碍

思维形式障碍（thought form disorder）包括思维联想障碍和思维逻辑障碍两大部分。常见的症状如下。

**1. 思维奔逸（flight of thought）** 是一种兴奋性的思维联想障碍，主要指思维联想速度加快、活动量的增多和转变加速。患者表现健谈、口若悬河、滔滔不绝、出口成章、挥笔成文。说话主题极易随环境的变化而改变（随境转移），可伴有音韵联想（音联），或者字意联想（意联）。脑子反应特别快，有时患者自觉说话速度赶不上脑子思维的速度，有渲染力。多见于躁狂发作。

**2. 思维迟缓（inhibition of thought）** 指思维联想速度减慢、数量减少和转换困难。主要特点为反应迟钝、语量少、语速慢、语音低沉。患者自觉脑子变笨了、反应慢、思考问题困难等。常见于抑郁发作。

**3. 思维贫乏（poverty of thought）** 指联想概念与词汇贫乏。主要特点是思维内容空虚，概念和词汇贫乏，回答问题非常简单。患者总觉得脑子空虚，没什么可想的，也没什么可说的，对此患者淡漠处之。多见于精神分裂症、痴呆和智力发育障碍。

**4. 思维松弛（looseness of thought）** 又称思维散漫。是指思维的目的性、连贯性和逻辑性障碍。思维活动表现为联想松弛，内容散漫。交谈中患者对问题的叙述不够中肯，也不很切题，给人感觉患者的回答是答非所问。即一个问题与另外一个问题之间缺乏联系，患者表现为说话或书写时，每句话结构完整，但段与段之间缺乏联系，看不出患者要表达什么主题。严重时可发展为思维破裂。常见于精神分裂症。

**5. 思维破裂（spliting of thought）** 指在意识清晰的情况下，思维联想过程，思维内容缺乏内在联系，每一句话的语法结构虽然正确，意义可以理解，但句与句之间无任何联系。往往是一些语句的堆集，缺乏中心。严重时，言语支离破碎，句子结构本身不完整，形成不相干的字、词堆积，称为语词杂拌（word salad）。多见于精神分裂症。

**6. 思维不连贯（incoherence of thought）** 是在意识障碍背景下所产生的言语支离破碎和杂乱无章状态。多见于谵妄状态。

**7. 病理性赘述（circumstantiality）** 是指思维过程中主题转换带有黏滞性、停留在某些枝节问题上而抓不住主要环节为其主要特征。不能简单明了、直截了当地回答问题，在谈话过程中夹杂了很多不必要的细节，但最终能讲出谈话的主题和中心思想。患者在叙事的个别细节上，作不必要的详细、累赘的描述。表现为讲话啰嗦，讲半天讲不到主题上。多见于各种脑器质性精神障碍。

**8. 思维中断（thought blocking）** 思维过程在短暂时间内突然中断。表现为患者在无意识障碍，又无明显外界干扰等原因，言语突然停顿。这种思维中断并不受患者意愿支配，可伴有明显的不自主感，并非癫痫的失神发作。有时患者在思考的过程中突然感到有种不属于自己的思想被强行塞入，称之为思维插入（thought insertion）；若患者感到当时的思想被外力抽走，则称为思维被夺（thought deprivation）；两者均不受个人意志所支配。多见于精神分裂症。

**9. 思维扩散（diffusion of thought）** 体验到自己的思想一出现，即尽人皆知，感到思想与人共享，毫无隐私可言，有时候患者认为自己一旦有什么想法，所有的人就都知道了。常见于精神分裂症。

**10. 思维云集（pressure of thought）** 又称强制性思维（forced thought）。是指患者的思潮不受自己意愿支配，强制性地大量涌现在脑内。内容往往复杂多变，突然出现，迅速消失。多见于精神分裂症。

**11. 语词新作（neologism）** 也称语词缩合或创新词或观念缩合。是指概念的融合、浓缩以及无关概念的拼凑。患者自己创造一些文字、图形或符号，并赋予特殊意义解释，只有患者自己才理解，而别人看来则显得荒谬离奇。多见于精神分裂症。

**12. 逻辑倒错性思维（paralogic thinking）** 是思维逻辑障碍，以推理缺乏逻辑为特点。表现为推理过程可能既无前提也无根据或因果倒置，让人感到离奇古怪、不可理解。如一位患者认为因为自己喘气声和叫声很像猪的声音，所以自己应该是猪生的；但又不否认自己的亲生父母。多见于精神分裂症。

**13. 病理性象征性思维（symbolic thinking）** 属于概念转换障碍。是以无关的具体概念代替某一抽象概念，不经患者解释，旁人无法理解。如不穿衣服，表示"光明磊落"。常见于精神分裂症。

**（二）思维内容障碍**

**1. 妄想（delusion）** 是思维内容障碍中最常见、最重要的一种症状，是一种病理性的歪曲信念，是病态的推理和判断。

其特征有：①信念的内容荒谬离奇与事实不符，没有客观现实基础，但患者坚信不疑，并不能用事实及亲身经历加以纠正；②妄想内容均涉及患者本人，与个人的利害有关；③妄想具有个人独特性；④妄想内容因文化背景和个人经历而有所差异，但常有浓厚的时代色彩。

（1）妄想按起源分类

① 原发性妄想（primary delusion）：也称真性妄想。是指妄想直接产生于大脑的某种病理变化，突然出现，无法以患者当前的环境和既往经历解释，又非来源于其他异常心理活动的病理信念。是精神分裂症的典型症状，对诊断该病具有重要价值。

② 继发性妄想（secondary delusion）：指以错觉、幻觉、逻辑推理障碍、情感高涨或低落等精神异常为基础所产生的妄想，或者在某些妄想的基础上产生另一种妄想。见于多种精神障碍，诊断价值小。

（2）按照妄想的结构分类

① 系统性妄想（systematized delusion）：指在内容上前后相互联系、结构严密的一类妄想。它的产生常是围绕某核心思想，将周围所发生的无关事情与妄想交织联系在一起，缓慢发展，不断扩大和复杂化，最后形成结构紧密固定的妄想。常见于妄想性障碍。

② 非系统性妄想（unsystematized delusion）：指妄想结构松散、片断凌乱、内容不固定的一类妄想。此类妄想往往产生比较迅速，缺乏逻辑性，内容常常脱离现实，容易发生变化，甚至相互矛盾。多见于精神分裂症。

（3）按照妄想内容分类

① 被害妄想（delusion of persecution）：最常见的一种妄想。指患者毫无根据地坚信别人在迫害他及其家人。迫害的方式可以是多种多样，如感到正在被人监视、跟踪、窃听、诽谤、诬陷、毒害等。常见于精神分裂症和妄想性障碍。

② 关系妄想（delusion of reference）：指患者坚信周围环境中的一些与他不相关的现象均与他有关，或具有某种特殊意义。如不认识的人谈话认为是在议论他或贬损他，别人吐痰是在吐他或看不起他，别人的眼神都是不怀好意的，人们的一言一行均在含沙射影、指桑骂槐。见于精神分裂症及各类精神障碍。

③ 夸大妄想（grandiose delusion）：患者坚信自己有非凡的才能、至高无上的权利和大量的财富等。此症状见于躁狂发作、麻痹性痴呆和精神分裂症。

④ 罪恶妄想（delusion of guilt）：指毫无根据地认为自己犯了严重错误或罪行，应受惩罚，以至拒食或要求劳动改造以赎罪。可以继发自伤自杀行为。主要见于抑郁发作，也见于精神分裂症。

⑤ 疑病妄想（hypochondriacal delusion）：指患者毫无根据地坚信自己患了某种严重躯体疾病或不治之症，因而到处求医，一系列详细检查和多次反复的医学验证都不能纠正其歪曲的信念。如患者坚信自己心脏停止跳动，肺脏烂了等。常继发于内感不适和内脏幻觉。多见于精神分裂症、抑郁障碍。

⑥ 嫉妒妄想（delusion of jealousy）：患者坚信自己的配偶对自己不忠，与其他异性有不正当的关系。为此跟踪监视配偶的日常活动，以寻找证据。多见于精神分裂症、老年痴呆等。

⑦ 钟情妄想（delusion of love）：指患者坚信某异性对自己产生了爱情，患者采取相应的行为去追求对方，即使遭到对方严词拒绝或伤害时，认为对方在考验他，反复纠缠不休。主要见于精神分裂症。

⑧ 物理影响妄想（delusion of physical influence）：又称被控制感，患者感到自己的精神活动受到某种外界力量的控制而身不由己。如被无线电、光波、某种射线、雷达等特殊仪器，或为某一特殊人物、外星人或某种神秘力量控制。是精神分裂症的典型症状。

⑨ 被洞悉感（experience of being revealed）：又称内心被揭露感。患者坚信自己的思想未经过言语或其他方式表达出来，就被别人知道了，甚至尽人皆知，闹得满城风雨。通过什么方式被别人知道的患者不一定能说清楚。是精神分裂症的典型症状。

⑩ 非血统妄想（delusion of nonconsanguinity）：患者毫无依据坚信不疑地相信自己的父母不是亲生的，经过反复解释和验证，仍然不相信；有些患者认为自己是被抱养或寄养的，但总是说不清楚到底是

何时与自己现在的父母一起生活，或者与现在父母一起生活的原因是什么。多见于精神分裂症。

除上述常见的妄想外，根据妄想内容的不同，还可以分出很多其他种类的妄想，如被窃妄想、变兽妄想等。

**2. 强迫观念（obsessive idea）**　　又称强迫性思维，是指某一种观念或概念，反复地出现在患者的脑海中。自己知道这种想法是不必要的，甚至是荒谬的，并力图加以摆脱。但事实上常常是违背患者的意愿，想摆脱，又摆脱不了，患者为此而苦恼。如：患者两个月来看到文字时，不由自主地就会想它为什么要这样写，怎么不能写成别的形状，自觉这样做毫无意义，自己想摆脱，但又控制不住去想。多见于强迫障碍。

**3. 超价观念（over valued idea）**　　是一种具有强烈情感色彩的错误观念。其发生常常有一定的事实基础，但患者的这种观念是片面的，与实际情况有出入的，而且带有强烈的感情色彩，明显地影响到患者的行为。超价观念与妄想的区别主要在于其形成于一定的人格和现实基础，并伴有强烈的情绪体验和需要，症状内容与客观事实相符合。多见于人格障碍和应激障碍。

## 三、注意障碍

注意（attention）是指个体的精神活动集中指向一定对象的过程。注意不是一种独立的心理过程，它是一切心理活动的共同特性，也可以说是所有一切心理过程的一个特殊方面。因此，注意的障碍总是和某些心理过程的障碍相联系着的，如情感、意志和意识障碍等。

**1. 注意程度方面的障碍**

（1）注意增强（hyperprosexia）　　指主动注意的兴奋性增强。见于躁狂发作、精神分裂症和躯体形式障碍。

（2）注意减弱（hypoprosexia）　　指主动及被动注意的兴奋性减弱和注意的稳定性下降。见于疲劳状态、神经衰弱、脑器质性精神障碍及意识障碍。

**2. 注意稳定性方面的障碍**

（1）注意转移（transference of attention）　　指注意转换性增强和稳定性降低。表现主动注意增强，但不能持久，容易受外界影响而使注意的对象不断转换。多见于躁狂发作。

（2）注意涣散（divergence of attention）　　指主动注意明显减弱，即注意不集中。见于注意缺陷障碍、神经衰弱和精神分裂症。

**3. 注意集中性方面的障碍**

（1）注意狭窄（narrowing of attention）　　指注意范围显著缩小，主动注意减弱。当患者集中注意于某一事物时，而其他一般易于唤起注意的事物并不引起他的注意。多见于朦胧状态和智能障碍。

（2）注意缓慢（blunting of attention）　　指注意兴奋性的集中困难和缓慢，但是注意的稳定性障碍较小。主要是由于注意的兴奋性缓慢和联想过程的缓慢。多见于抑郁障碍。

## 四、记忆障碍

记忆（memory）是既往事物经验在大脑中的重现。它是一种在感知觉、思维、情感和行为基础上建立起来的精神活动，包括识记、保持、再认和回忆三个基本过程。记忆障碍包括以下几类。

**1. 记忆增强（hypermnesia）**　　指一种病理性记忆增强，表现为病前不能够回忆且不重要事情都回忆得起来。见于躁狂发作、精神分裂症和妄想性障碍。

**2. 记忆减退（hypomnesia）**　　指记忆各个基本过程的普遍减退。临床上多为远、近记忆均减退，但以近记忆减退多见，轻者表现为回忆减弱，特别是对日期、年代、专有名词、术语和概念等的回忆发生困难。见于神经衰弱、脑器质性精神障碍和正常老年人。

**3. 遗忘（amnesia）** 是指记忆痕迹在大脑中的缺失，表现为对既往感知过的事物不能回忆。它不是记忆普遍性减弱，故不是记忆减退，而是一种回忆的丧失，故也称回忆空白。一段时间的全部经历的丧失称为完全性遗忘，仅仅是对部分经历或事件不能回忆称为部分性遗忘。遗忘遵循由近而远的规律发展，新近发生的事物先遗忘，过去较长时间发生的事件后遗忘。按照遗忘发生的时间阶段可将遗忘分为下列几种形式。

（1）顺行性遗忘（anterograde amnesia） 指紧接着疾病发生以后一段时间的经历不能回忆。主要见于各种原因引起的意识障碍。

（2）逆行性遗忘（retrograde amnesia） 指患者对紧接疾病发生以前一段时间的经历不能回忆。主要见于脑外伤或其他脑器质性精神障碍。

（3）进行性遗忘（progressive amnesia） 指记忆的丧失随着病情的发展而逐渐加重，而不仅仅是存在某一时间阶段的回忆缺乏。遗忘的发生主要是由于回忆和认知的障碍，识记和保持相对少受影响。主要见于痴呆、脑器质性精神障碍。

（4）心因性遗忘（psychogenic amnesia） 指对过去某一阶段的经历或事件不能回忆。其发生与强烈的精神因素有关，遗忘的内容与某些痛苦体验存在明显的联系。这种遗忘没有器质性脑损害，是大脑皮质的功能被抑制所致。多见于分离障碍和应激障碍。

**4. 错构（paramnesia）** 指在遗忘的基础上，患者对过去经历过的事物，在发生的时间、地点和情节上出现错误的回忆，并深信不疑。常见于各种原因引起的痴呆和慢性酒精中毒所致精神障碍。

**5. 虚构（confabulation）** 指在遗忘的基础上，患者在回忆中将过去从未经历过的事情当作亲身经历加以描述，以虚构的事实来填补已遗忘的那一段记忆空白。常见于各种原因引起的痴呆和慢性酒精中毒所致精神障碍。

## 五、智能障碍

智能（intelligence）又称智力，指人们获得运用知识解决实际问题的能力，包括在经验中学习和理解的能力，获得和保持知识的能力，迅速且成功对新情景做出反应的能力，运用推理解决问题的能力等，是一个复杂的综合的精神活动功能。临床上常见的智能障碍分为以下几种。

**1. 智力发育障碍（mental retardation）** 是指个体在发育成熟以前（18岁以前），由于各种原因造成大脑损害或功能障碍，致使其智力发展低于正常同龄儿童水平。见于各种先天性遗传代谢疾病、儿童时期脑器质性损害性疾病、广泛性发育障碍以及在文化教育剥夺的环境下成长的儿童。

**2. 痴呆（dementia）** 指智力发育成熟以后，由于各种原因造成的智力减退。意识清晰，其发生具有脑器质性病变基础，如脑外伤、颅脑感染、脑缺氧等。临床主要表现为记忆力、计算力、理解力、判断力下降，工作、学习能力下降，后天获取知识和技能的能力下降，重度者甚至生活无法自理。常见于各种脑器质性损害及中毒所致精神障碍。

**3. 假性痴呆（pseudodementia）** 在强烈的精神创伤后可产生一种类似痴呆的表现，而大脑组织结构无任何器质性损害。主要见于分离障碍、应激障碍和重度抑郁障碍，临床上常见以下三种特殊形式。

（1）刚塞综合征（Ganser syndrome） 也称心因性假性痴呆。以近似回答为核心症状，对提问给予近似而错误的回答，给人以故意做作或开玩笑的感觉。可伴有幻觉、意识朦胧与定向力障碍。如问患者大象有几条腿，患者回答"三条腿"。

（2）童样痴呆（puerilism） 以行为幼稚、模拟幼儿的言行为特征。表现为成人患者言行如儿童，如成年患者学着幼儿说话的声调称自己已经 3 岁啦，见人就喊"叔叔""阿姨"等。

（3）抑郁性假性痴呆（depressive pseudodementia）　指患者在精神运动性抑制的情况下，出现认知能力的降低。常主动暴露自己的认知缺陷，而不像真性痴呆患者那样否认自己的能力缺陷。偶见于重度抑郁障碍。

## 六、情感障碍

人们在感知事物时，不论是对躯体内部的感觉，还是对外部世界的感知，必然会伴随着相应态度和外部表现。这些喜、怒、哀、乐、爱、憎等体验和表情，总称为情感（affection）和情绪（emotion）。

情感障碍往往是疾病状态的主要临床表现，并且明显地影响患者的其他心理过程，在认识过程和意志行为过程表现出相应的异常变化，现将临床上较常见的情感障碍分述如下。

**1. 情感高涨（elation）**　指积极性情感活动明显增强。表现为不同程度的、与周围环境不相称的病态喜悦。自我感觉良好，整日喜笑颜开，表情丰富，眉飞色舞。由于其高涨的情感与其精神活动的其他方面比较协调，且与周围环境保持一定联系，故具有较强的可理解性和感染性，易引起周围人的共鸣。多见于躁狂发作。

**2. 欣快（euphoria）**　是在智能障碍基础上出现的与周围环境不协调的愉快体验。表现为自得其乐，似乎十分幸福。但是表情单调刻板，往往给人以呆傻、愚蠢的感觉。多见于智能障碍。

**3. 情感低落（depression）**　指负性情感活动的明显增强。表现为整日忧心忡忡，愁眉不展，唉声叹气，重则忧郁沮丧，悲观绝望，感到自己一无是处，甚至度日如年、生不如死。常伴有自责自罪，甚至出现自杀观念或自杀行为。主要见于抑郁发作。

**4. 情感迟钝（emotional blunting）**　指对平时能引起鲜明情感反应的刺激却表现较平淡，并缺乏与之相应的内心体验。一般主要是表现为高级情感和细微情感的逐渐丧失。随着病情可以发展为情感淡漠。见于精神分裂症早期。

**5. 情感淡漠（apathy）**　指对外界刺激缺乏相应的情感反应，即使对自身有密切利害关系的事情也如此。患者对周围发生的事物漠不关心，面部表情呆板，内心体验贫乏。多见于精神分裂症晚期。

**6. 焦虑（anxiety）**　指在缺乏相应的客观因素情况下出现的内心不安状态。患者表现为顾虑重重、紧张恐惧，严重时搓手顿足似有大祸临头，惶惶不可终日，伴有心悸、出汗、手抖、尿频等自主神经功能紊乱症状。多见于焦虑障碍。

**7. 恐惧（phobia）**　指面临某种事物或处境时出现的紧张不安反应。恐惧可见于正常人。病态的恐惧是指与现实威胁不相符的恐惧反应，表现过分紧张、害怕、提心吊胆，伴有明显的自主神经功能紊乱症状。多见于恐惧障碍。

**8. 易激惹（irritability）**　指一般性刺激即引起强烈而不愉快的情感体验。患者在遇到轻微的挫折时，激动不安，生气愤怒，甚至暴怒发作，与人争吵，持续时间一般较短暂。见于躁狂状态、人格障碍、偏执型精神障碍。

**9. 情感脆弱（emotional fragility）**　指一般在细微的外界刺激甚至并无十分明显的外界影响下，患者的情感易引起波动，反应迅速，有时也较强烈。常因无关紧要的事件而感动得伤心流泪，无法克制。多见于分离障碍、神经衰弱和脑动脉硬化性精神障碍。

**10. 情感暴发（emotional outburst）**　指在强烈的精神刺激下，突然出现短暂性的情感宣泄状态。多见于分离障碍。

**11. 情感倒错（parathymia）**　指情感表现与其内心体验或处境不相协调。如听到令人高兴的事时，反而表现伤感；或在描述他自己遭受迫害时，却表现为愉快。多见于精神分裂症。

**12. 情感矛盾（affective ambivalence）** 指患者在同一时间对同一个人或事物有着两种截然不同的情感反应，但患者并不感到两种情感的矛盾和对立，没有痛苦和不安。如患者怀疑家人迫害他而恨自己的家人，同时又与家人很亲近。多见于精神分裂症。

## 七、意志障碍

意志（will）是人在改造客观世界的过程中自觉地确定目标，并根据目的调整自己的行为，克服困难，以达到预定目标的心理过程。常见的意志障碍为有以下几种。

**1. 意志增强（hyperbulia）** 指在病态的动机和目的支配下，出现意志活动增多与意志力量的增强。为达到病态的目的，患者可以不顾一切地、长期顽固地进行某类行动。常见于精神分裂症偏执型、妄想性障碍和躁狂发作。

**2. 意志减退（hypobulia）** 指意志活动的减少。患者表现出动机不足，缺乏积极主动性及进取心，对周围一切事物无兴趣以致意志消沉，不愿活动，严重时日常生活都懒于料理。常见于抑郁发作及精神分裂症。

**3. 意志缺乏（abulia）** 指意志活动的缺乏。表现为对任何活动都缺乏动机、要求，生活处于被动状态，处处需要别人督促和管理。严重时本能要求缺乏，行为孤僻、退缩，且常伴有情感淡漠和思维贫乏。多见于精神分裂症残留期、衰退期及痴呆。

**4. 意向倒错（parabulia）** 指意向要求与一般常情相违背或为常人所不允许，以致患者的某些活动或行为使人感到难以理解。如患者自残行为，吃些正常人所不能吃、不敢吃或厌恶的东西。常见于精神分裂症。

**5. 矛盾意向（ambivalence）** 指对同一事物同时出现两种完全相反的意志和情感，但患者并不感到不妥。常见于精神分裂症。

## 八、动作行为障碍

动作（movement）指简单的随意和不随意行动。行为指为达到一定目的而进行的复杂随意运动，它是一系列动作的有机组合。动作行为障碍又称为精神运动性障碍，主要表现如下。

**1. 精神运动性兴奋（psychomotor excitement）** 指动作和言语活动的显著增加。其兴奋往往是精神活动普遍性增加，但在每一个患者和每一种疾病时具体表现却明显不同。可分为协调性和不协调性两类。

（1）协调性精神运动性兴奋（coherent psychomotor excitement） 动作和行为的增加与思维、情感、意志等精神活动协调一致，并和环境较密切联系。患者的整个精神活动比较协调，行为是有目的，可以被周围人理解。常见于躁狂发作。

（2）不协调性精神运动兴奋（incoherent psychomotor excitement） 动作和行为的增多与思维、情感、意志等精神活动不协调不一致，脱离周围现实环境。患者的整个精神活动不协调，行为缺乏动机及目的性，动作杂乱无章，使人难以理解。常见于精神分裂症、谵妄状态。

**2. 精神运动性抑制（psychomotor inhibition）** 指动作行为和言语活动的显著减少。包括木僵、蜡样屈曲、缄默症、违拗症。

（1）木僵（stupor） 指动作行为和言语活动的完全抑制或普遍减少，并常常保持一种固定姿势。患者表现整日睡卧于床，或长时间呆立呆坐，不语不动。若有偶尔的翻身、坐起、走动或少量的自发言语时称亚木僵状态。常见于精神分裂症、重度抑郁发作、应激障碍和脑器质性精神障碍。

（2）蜡样屈曲（waxy flexibility）　是在木僵的基础上，患者的肢体任人摆布某种位置，并维持较长时间而无自主改变，如同泥塑蜡铸一样。若在患者平卧时，抽走枕头，其头部保持悬空位置而无主动放下，称之为空气枕头（airpillow）。常见紧张症。

（3）缄默症（mutism）　指缄默不语，也不回答问题，有时以手示意。见于分离障碍和紧张症。

（4）违拗症（negativism）　指患者对别人提出的要求没有相应的行为反应，而且表现出无意的、不自主的对抗。若患者的行为反应与医生的要求完全相反时称之为主动违拗。如要求患者张开口检查时反而紧闭着口。若患者对医生的要求都加以拒绝而不作出行为反应，称之为被动违拗。常见于紧张症。

**3. 模仿动作（echopraxia）**　指无目的地模仿别人的动作。此症状常与模仿语言同在，多见于精神分裂症。

**4. 刻板动作（stereotyped act）**　指患者机械刻板地反复重复某一单调的动作。如患者把房门打开又关上，在草坪上兜圈子走，如此反复地进行数十分钟。常伴有刻板语言。多见于精神分裂症和孤独症。

**5. 作态（mannerism）**　指患者做些愚蠢而幼稚的动作和姿态，给人以装扮做作之感。多见于精神分裂症。

**6. 强迫动作（compulsive act）**　指患者明知不必要做，但却难以克制地去重复做某种动作行为，如不重复，则往往焦虑不安。常与强迫思维有关。常见于强迫障碍。

## 九、意识障碍

意识（consciousness）是指大脑皮质的觉醒程度。在精神病学领域，意识状态是指人们对客观环境以及自身主观状态的认识。其中对客观环境的认识称为环境意识（包括对环境中各种事物的内容、性质及其发生的时间、地点等方面的认识）。对自身主观状态的认识称为自我意识（包括对自己正在感知、注意、记忆、思维、体验以及自我评价和调整）。

意识障碍在精神科临床中较为常见，包括环境意识障碍和自我意识障碍，常见于器质性疾病所致精神障碍及中毒所致精神障碍。常见意识障碍包括以下几种。

### （一）对周围环境的意识障碍

包括对周围环境的清晰度、意识范围以及意识内容变化三种类型。

**1. 以意识清晰度降低为主的意识障碍**

（1）嗜睡状态（drowsiness）　此时意识的清晰度水平降低较轻微，患者在安静环境下，经常处于嗜睡状态，给予刺激可立即清醒，并且能简单应答，但刺激一消失就又入睡。此时，吞咽、瞳孔、角膜等反射均正常。

（2）意识混浊状态（confusion）　意识清晰度轻度受损。表现为患者反应迟钝、思维缓慢，注意、记忆、理解困难，对周围环境定向障碍，能回答简单问题，但对复杂问题则茫然不知所措。此时吞咽、角膜、对光反射尚存在，但可出现强握、吸吮等原始反射。

（3）昏睡状态（sopor state）　意识清晰度水平较前者更低，环境意识及自我意识均丧失，没有言语功能。以言语接近消失为特征，表现为患者对一般刺激没有反应，只有强痛刺激才引起防御反射，角膜和睫毛反射减弱，瞳孔对光的反射存在，深反射亢进，病理反射阳性。

（4）昏迷状态（coma）　意识完全丧失，以痛觉反应和随意运动消失为特征。任何刺激均不能引起反应，肌张力普遍增高或降低，腱反射尚存在，病理反射阳性。

**2. 以意识范围改变为主的意识障碍**　朦胧状态（twilight state）指患者意识清晰度降低的同时伴有

意识范围缩小或狭窄。在狭窄的意识范围内，患者可以正确感知外界刺激，并作出正确的反应，进行一些日常生活的习惯性动作，有时还可以简短地与人对话。当超出这一狭窄的意识范围以外，就不能正确地感知。表现为联想困难，计算、理解判断能力缺乏，可出现片段的错觉、幻觉和妄想观念及相应行为。常突然发生和中止，持续数分钟至数小时，事后遗忘或部分遗忘。

**3. 以意识内容改变为主的意识障碍**

（1）谵妄（delirium）　指在意识清晰程度降低的同时，出现大量恐惧性错觉、幻觉和不协调性精神运动性兴奋。可表现出感觉过敏，大量的生动鲜明的错觉和幻觉，以幻视多见。如看到蛇、昆虫、老虎等动物形象。思维不连贯，片断地妄想，情绪恐惧，焦虑，行为冲动，杂乱无章，有定向障碍，意识水平波动，昼轻夜重。一般持续数小时至数日，意识恢复后可有完全或部分遗忘。

（2）梦样状态（oneiroid state）　指在意识清晰度降低的同时伴有梦样体验。表现为完全沉湎于幻觉幻想中，与外界失去联系，但外表好像清醒。持续数日或数月，恢复后对梦样内容能够部分回忆。

### （二）自我意识障碍

自我意识（self consciousness）是指个体对自身精神状况和躯体状况的认识。自我意识障碍是指对自己主观状态不能正确的认识及体验障碍。多见于分离障碍和精神分裂症。主要表现如下。

**1. 人格解体（depersonalization）**　指患者对自身状况产生一种不真实的体验，属于存在意识障碍。如患者体验到自己的精神活动变得不真实了，不能产生正常的情绪和感受。有些患者感到世界变得不真实或不复存在（现实解体）。人格解体可以单独存在，但常伴随现实解体。

**2. 双重人格（dual personality）**　指患者在同一时间内表现完全不同的两种人格。如患者体验到两种不同的内心体验，一方面是甲的，而另一方面又是乙的。若同时体验到两种以上的人格特征时，称为多重人格。

**3. 交替人格（alternating personality）**　指患者在不同时间内表现为两种完全不同的人格。

**4. 人格转换（transformation of personality）**　患者否认了原来的自我，自称是另外一个人或动物。

**5. 其他自我意识的障碍**　一些感知、思维、情感和意志行为障碍，从另一角度来看，也有自我意识的障碍，如被控制感、思维中断、思维被夺、思维插入、被强加的情感、被强加的冲动、躯体被动体验等均属于自我能动意识障碍，变兽妄想属于自我同一性意识障碍，思维扩散、读心症等属于自我界限性意识障碍。

## 十、自知力障碍

自知力（insight）又称领悟力或内省力，是指对自己精神状态的认识和判断能力。即能否察觉或识辨自己有病和精神状态是否正常，能否正确分析和判断，并指出自己既往和现在的表现与体验中哪些是属于病态。有的把自知力归于自我意识障碍中。依据认识程度可以分为自知力完整、部分自知力和自知力丧失三种情况。

**1. 自知力完整（有自知力）**　指患者能认识到自己有病，知道哪些表现是病，并要求治疗，主动就医。

**2. 部分自知力**　对自己病态表现只有部分认识。见于精神病的各个阶段，随着病情的变化自知力的完整程度也随之变化。

**3. 自知力丧失（缺乏或无自知力）**　指患者完全否认自己有精神病，拒绝治疗。见于精神分裂症等重性精神障碍。

自知力的丧失是重性精神障碍的重要标志，自知力障碍的程度也是判断病情恶化、好转或治愈的一个标准，自知力对疗效、防止复发有极其重要的意义。

## 十一、定向力障碍

定向力（orientation）指一个人对时间、地点、人物以及自身状态的认识能力。

定向力障碍（disorientation）是指对环境或自身状况认识能力的丧失或认识错误。是意识障碍的一个重要标志，多见于意识障碍。但有定向力障碍者并不一定存在意识障碍，老年痴呆患者可出现定向力障碍，但意识清晰。精神分裂症患者也可在意识清晰状态下出现定向力障碍，通常表现为双重定向，即对周围环境的时间、地点、人物出现双重体验，其中一种体验是正确的，而另外一种体验则与妄想有关，是妄想性的判断或解释。如患者感到医院的工作人员既是医生又是迫害他的人，病房既是医院又是看守所等。

PPT

# 第三节　常见精神疾病综合征

精神疾病的症状并不是完全孤立的，很多时候是以综合征的形式出现的。判定精神症状综合征有助于我们做出正确的临床诊断。

**1. 幻觉妄想综合征（hallucinatory – paranoid syndrome）**　其特点是以幻觉为主，并在幻觉基础上产生相应的妄想，妄想一般无系统化倾向。主要特征在于幻觉和妄想彼此之间既密切结合而又相互依存，互相影响。多见于精神分裂症和脑器质性精神障碍及物质使用所用障碍等。

**2. 紧张症性综合征（catatonic syndrome）**　是以全身肌张力增高为特征，包括紧张症性木僵和紧张性的兴奋两种状态。前者表现木僵、违拗、刻板动作、模仿动作、蜡样屈曲、缄默等症状，可以持续数周至数月，可以突然转为紧张性兴奋状态。后者持续时间短暂，常常是突然爆发的兴奋和暴力行为。见于精神分裂症、重度抑郁发作和器质性精神障碍。

**3. 抑郁综合征（depressive syndrome）**　是以显著而持久的心境低落、思维迟缓和活动减少为特征。主要见于抑郁发作，部分脑器质性精神障碍或药物所致精神障碍。

**4. 躁狂综合征（manic syndrome）**　是以显著而持久的心境高涨、思维奔逸和意志行为增强（活动增多）为特征。主要见于躁狂发作，部分脑器质性精神障碍或药物所致精神障碍。

**5. 遗忘综合征（amnestic syndrome）**　又称科萨柯夫综合征（Korsakoff's syndrome）。主要临床特点：近事记忆障碍，定向力障碍和虚构，无意识障碍，智能相对完好。主要见于慢性酒精中毒所致精神障碍、脑器质性精神障碍。

**6. 精神自动综合征**　指患者出现大量的假性幻觉、强制性思维、思维化声、被控制感等症状，伴有体相障碍、运动觉障碍和妄想观念。多见于精神分裂症，也见于感染、中毒性精神障碍。

## 目标检测

答案解析

1. 简述精神症状的共同特点。
2. 简述错觉、幻觉和感知综合征的异同点。

3. 简述思维形式障碍的主要类型。

4. 简述妄想的定义及主要特征。

5. 试述情感高涨和情感低落的主要表现。

6. 简述自知力与精神障碍严重程度的关系。

（耿艳萌）

---

**书网融合……**

本章小结　　　　题库

# 第三章　精神障碍的分类与诊断标准

📖 **学习目标**

1. **掌握**　国际常用精神障碍的分类和国内精神障碍的分类系统。
2. **熟悉**　精神障碍诊断标准及主要指标。
3. **了解**　精神障碍的分类原则及意义。
4. 学会精神障碍分类的原则及精神障碍诊断依据的标准；具备对精神障碍分类应用的能力。

⇒ **案例引导**

　　**临床案例**　张某，男，25岁，公司职员，一年前因职称晋升受挫，经常生闷气，少语，后来又因为和女朋友闹意见，以后逐渐出现精神异常。怀疑别人说他坏话，怀疑别人对他不怀好意，认为路人故意冲他吐痰。有自语自笑等行为，与同事关系差。半年前因感觉有人要迫害自己，整日闭门不出，曾自杀一次，未遂，故家属将其送入医院治疗。

　　既往史、个人史无特殊，家族史阳性，其外祖母曾有精神病史，具体不详，已逝。病前性格：内向，胆小。

　　体格检查：躯体、神经系统无阳性体征发现。

　　精神检查：接触被动，意识清，暴露言语性听幻觉，诉近一年来常听到一些声音，有男有女，有时说"去死吧"，有时议论他"真没用"，有时命令他"跳楼去吧"。诉前次自杀是有人在命令他。有时觉得自己的身体一会儿变大，一会儿变小。谈话过程中自言自语、自笑，问他笑什么，他说："我没笑。"暴露妄想，患者坚信外界有某种"电波"在控制他的思维和行为。情感反应不协调。意志活动减退，对今后无打算。记忆、智能未见明显缺陷。否认有病，无自知力。

　　**讨论**　根据 ICD、DSM、CCMD 诊断系统，患者的诊断是什么？需要与哪些疾病相鉴别？

## 第一节　精神障碍的分类

PPT

### 一、分类的目的

　　按一定的分类学原则，将全部精神疾病分门别类地纳入一个分类系统之中，使每一个精神疾病都有一个位置，也只有一个位置，既无交叉重叠，又无遗漏缺位。

### 二、分类的意义

　　分类学是各门科学发展的基础，疾病的分类与疾病的命名、诊断和鉴别诊断密切相关。精神疾病诊断标准的制定与分类学原则的制定，对促进学科的发展，具有划时代的重大意义：可以促进不同学术流派相互交流，有助于教学方案与教学计划的趋同，有助于科研结果与发现的可比性，有利于制定正确的治疗方案，有利于预测疗效与预后以及探索疾病的病因。

## 三、分类的原则

**1. 病因学分类原则** 疾病按病因分类，是医学各科共同追求的理想原则。如传染病科肺炎划分为双球菌性、金黄色葡萄球菌性或病毒性。在精神疾病中，散发性病毒性脑炎所致精神障碍，多发梗死性痴呆（指明病因与病变部位）、慢性酒精中毒性幻觉症、苯丙酮尿症（包括遗传染色体与生化代谢障碍）等，均是按病因学原则命名与分类。应激反应、适应性障碍、心理生理障碍也是按病因学原则分类。但是，此类病因已明或比较确切的精神疾病，在临床所占比例非常低。

**2. 症状学分类原则** 按症状学分类是根据共同症状或综合征建立诊断。90% 左右的精神障碍尽管可能存在遗传因素和神经生理、神经生化等病理生理改变，但至今仍然没有确切的病因，往往是多因素综合的作用，而不能归因于单一因素，只能按临床表现的主要症状或症状群的不同进行分类，例如精神分裂症、偏执性精神病、双相障碍、抑郁障碍、注意缺陷冲动综合征、特殊技能发育障碍等，都是以主要症状或症状群进行命名与分类的。同一种以症状命名的疾病，可以是生物性的（以生化改变为基础），也可以是心因性的，或者是药源性的，还有器质性的（如脑动脉硬化），或物质成瘾所致的。这种诊断只能反映疾病当时的状态，若主要症状改变，也可能导致诊断改变。临床表现符合两种或多种疾病的诊断标准时，可以同时给予多个精神障碍的诊断，目前称之为"共病诊断"。

## 四、分类存在的问题与对策

虽然精神疾病发现明确的发病原因甚为渺茫，但是已经发现有明确发病原因的精神疾病，则根据病因学分类。精神疾病全部按病因学原则分类，只能是将来的远景目标。

没有发现明确发病原因的精神疾病，则依据症状学分类原则。若全部按症状学原则分类，如物质成瘾所致精神障碍、一般躯体疾患所致精神障碍等，则无法以症状学原则改变诊断命名与分类。因此，目前只能遵循病因学分类和症状学分类兼顾的原则。

但是，目前精神障碍分类存在下述问题。

第一，共病诊断过度，影响主要疾病治疗方案的制定。临床工作中，部分患者因为症状丰富、病情复杂，而且随着病程演变临床症状也不断变化，如果按照症状学做出疾病诊断，患者的症状就会符合多种精神疾病诊断，名曰"共病"。共病诊断，虽然有利于对症治疗，但是影响治疗方案原则的确定，会进一步影响如何制定维持治疗方案，以及如何抗复发等。

因为，症状学分类忽视了对主要因素、决定性因素与次要因素、诱发因素的区别对待，全盘否定传统的器质性与功能性、内源性与外源性、生物性与心因性等精神疾病的病因学命名与分类。

第二，诊断分类过于重新拆解与组合。目前世界上应用最广泛的版本是疾病及有关保健问题的国际分类系统（ICD 系统），也是我国官方指定临床分类与病案管理系统。世界卫生组织（WHO）于 2007 年启动并且已经发布了 ICD－11，ICD－11 与美国精神障碍诊断与统计手册系统（DSM－5）分类类别基本类似，但是都存在过度使用症状学分类，而且分类命名过于重新组合、重新命名，却无实质性的科学进步与临床指导意义。

精神障碍分类仍然属于科学谱系中的自然志。曾经盛行一时的自然志，又称博物学，包括观察记录描述自然的传统与百科全书式写作传统。前者就是精神疾病按照症状学分类的单一的分类原则，由分类学之父林奈首创；后者以布丰为代表，认为自然界万事万物是连续分布、无间断的，存在一个有等级结构、连续而且充满的链条，既符合充实原则，即应该存在的都实际存在，也符合连续原则，既自然无飞跃，相邻存在者之间连续过渡、没有跳跃。目前精神分裂症原有临床基本类型的取消、分裂情感障碍是情感障碍与精神分裂症不可分割的连续统一体中非同质部分的观点，甚至纵向研究发现综合征之间存在各种过渡形式、精神病是连续变异状态的观点，就是百科全书式分类的体现。

因此，以突出的临床症状命名的各种谱系障碍，将会解决过度共病诊断与过度重新拆解与组合的现象，而且有利于制定治疗方案，如孤独症谱系障碍、精神分裂症谱系障碍、双相谱系障碍、焦虑谱系障碍等等。

PPT

## 第二节 常用的精神障碍分类系统与诊断

### 一、疾病及有关保健问题的国际分类系统

ICD 是世界卫生组织编写的《疾病及有关保健问题的国际分类》（International l Statistical Classification of Diseases and Related Health Problems）英文书名的缩写，简称国际分类。

1889 年巴黎召开的国际精神病学会议通过的国际分类法划分 11 种精神疾病。20 世纪初，德国精神病学家 Kraepelin 划分早发痴呆（即精神分裂症）、躁郁症、妄想狂（Esquirol 最早提出单狂 monomania 的诊断名称），为精神疾病分类学做出了重大贡献，影响至今。

1948 年由 WHO 颁布了《国际疾病分类第 6 版》（ICD-6），首次列入精神疾病一章，共有 26 种精神疾病的病名。1992 年出版的 ICD-10，对每种精神疾病都列出了诊断指南和鉴别诊断要点。2019 年 5 月 25 日举行的第 72 届世界卫生大会审议通过了第 11 次修订版本（ICD-11），并决定从 2022 年 1 月 1 日开始在全球范围内投入使用。ICD-11 在疾病分类方面较前有很大变化，与 ICD-10 相比，精神、行为及神经发育障碍部分拆分 13 类疾病，整合与重组 3 类疾病，新增 3 类疾病，删除 2 节疾病。

ICD-11 第 6 章主要分类类别如下。

6A0　神经发育障碍

6A2　精神分裂症或其他原发性精神病性障碍

6A4　紧张症

6A6　心境障碍

6B0　焦虑或恐惧相关障碍

6B2　强迫性或相关障碍

6B4　应激相关障碍

6B6　分离障碍

6B8　喂食或进食障碍

6C0　排泄障碍

6C2　躯体不适或躯体体验障碍

6C4　物质使用或成瘾行为所致障碍

6C7　冲动控制障碍

6C9　破坏性行为或社会紊乱型障碍

6D1　人格障碍或相关人格特质

6D3　性欲倒错障碍

6D5　做作障碍

6D7　神经认知障碍

6D8　痴呆

6E2　未在他处归类的妊娠、分娩及产褥期伴发精神及行为障碍

6E6　与归类于他处疾病相关的继发性精神和行为综合征

### 二、美国精神障碍诊断与统计手册系统

1918 年，美国制订了第一个精神疾病分类学标准，形成了精神疾病诊断与统计手册（DSM）。美国

精神病学会认为 ICD-6（1948）不能满足临床需要，于 1952 年出版了《精神障碍诊断与统计手册》（Diagnostical and statistical manual of mental disorders, DSM）第 1 版，称为 DSM-Ⅰ。以后相继出版了 DSM-Ⅱ（1968）、DSM-Ⅲ（1980）、DSM-Ⅳ（1994）和 DSM-5（2013）。自 DSM-Ⅲ 开始，制订了描述性诊断标准，主张 5 轴诊断。但是 DSM-5 弃罗马数字"Ⅴ"改用阿拉伯数字"5"，取消了 5 轴诊断，分类与疾病的编码尽量与 ICD-11 保持一致，采用临床综合征及谱系障碍进行疾病诊断分类，将躯体疾病所致、物质/药物所致的某一精神障碍（临床综合征）放在各类障碍之中，使精神科医师和非精神科医师都方便使用。与 DSM-Ⅳ 相比，DSM-5 疾病诊断新增 15 个，删除 2 个，合并 28 个；强迫障碍及相关障碍、创伤和应激相关障碍作为新的疾病分类不再放在焦虑障碍类别之中；自闭症、亚斯伯格症及广泛性发育障碍综合为自闭症谱系障碍；简化双相和抑郁障碍的分类；提高重度和轻度神经认知障碍的特异性。放弃近 60 年使用"依赖"的传统，改用"成瘾"一词；特别是首次将近年来社会突出的网络成瘾现象，以"网络游戏障碍"放在第三部分"需要进一步研究的状况"中。

DSM-5 共包括 23 类疾病。

1. 神经发育障碍
2. 精神分裂症谱系及其他精神病性障碍
3. 双相及相关障碍
4. 抑郁障碍
5. 焦虑障碍
6. 强迫及相关障碍
7. 创伤及应激相关障碍
8. 分离障碍
9. 躯体症状及相关障碍
10. 喂食及进食障碍
11. 排泄障碍
12. 睡眠-觉醒障碍
14. 性功能障碍
15. 性别烦躁
16. 破坏性、冲动控制及品行障碍
17. 物质相关及成瘾障碍
18. 神经认知障碍
19. 人格障碍
20. 性欲倒错障碍
21. 其他精神障碍
22. 药物所致的运动障碍及其他不良反应
23. 可能成为临床关注焦点的其他状况

## 三、中国精神障碍分类与诊断标准

中华人民共和国成立之前，我国没有自己的精神疾病分类系统。1958 年 6 月卫生部在南京召开第一次全国精神病防治工作会议上，提出将精神疾病划分 14 类，1978 年 7 月中华医学会对其修订，并于次年正式公布，名为《精神疾病分类（试行草案）》，将精神疾病分为 10 类。精神疾病的十分法，为我国较先采用，沿用至今，后来 ICD-10 亦使用十分法。

受到 DSM-Ⅲ（1980）制定精神疾病诊断标准的启示，我国相继制定了《精神分裂症诊断标准》（1981）、《躁狂抑郁症临床工作诊断标准》（1984）和《神经症临床工作诊断标准》（1985），内容包括症状学标准、病程标准、严重程度标准和排除标准，虽然应可定为 CCMD-1 版《中国精神障碍分类与诊断标准》（Chinese Classification and Diagnostic Criteria of Mental Disorders，CCMD），但是没有制定全部精神疾病的分类系统。症状学标准需要症状肯定无疑症状至少符合几条，病程标准需要肯定无疑症状至少持续数月或多久，严重程度标准指患者疾病严重程度以及社会功能损害程度，排除标准指需要排除其他精神障碍。具体详见各章疾病诊断标准。

具有里程碑意义的首部《中国精神障碍分类与诊断标准》，是 1989 年杨德森教授主持制定的 CCMD-2。CCMD-2 在教科书与临床科研中广泛使用，并且同年 10 月出版了《CCMD-2 案例集》。以后修订形成《CCMD-2-R》（1994），2001 年公布了 CCMD-3。但是，因为 ICD 系统与 DSM 系统的使用，CCMD-3 颁布以后，临床与科研已经逐渐弃用。

CCMD-3 系统分类兼顾症状学分类和病因学分类，有条件按病因分类者应按此分类，例如器质性精神障碍等。其他病类目前主要用症状学分类。

CCMD-3 主要分类如下。

0 器质性精神障碍

1 精神活性物质与非成瘾物质所致精神障碍

2 精神分裂症和其他精神病性障碍

3 心境障碍

4 分离性障碍、应激相关障碍、神经症

5 心理因素相关的生理障碍

6 人格障碍、习惯和冲动控制障碍、性心理障碍

7 智力发育障碍、童年和少年期心理发育障碍

8 童年和少年期多动障碍、品行障碍、情绪障碍

9 其他精神障碍和心理卫生情况

目标检测

答案解析

1. 简述造成精神障碍诊断不一致的主要原因是什么？
2. 常用的精神障碍分类系统有哪些？
3. 诊断标准中主要包含哪些内容？

（刘炳伦 王盟）

书网融合……

本章小结

题库

# 第四章 精神障碍的检查、诊断、病史采集与病历书写

📓 **学习目标**

1. **掌握** 精神检查中的基本技能，晤谈技巧；精神障碍病史采集的内容。
2. **熟悉** 精神科病历的内容和书写。
3. **了解** 精神科医师的职业素质。
4. 学会如何精神检查、诊断思路和病史采集；具备完成病历书写的能力。

⇒ **案例引导**

　　**临床案例** 患者，女，16岁，汉族。因拒绝上学，闭门不出2月余前来就诊。经家属反映，患者2月来不愿意上学，整天待在家里看电视。父母劝说让其上学无效，前来就诊。患者既往史、个人史、家族史无特殊。精神状况检查：意识清，接触交谈被动，数问一答，谈话中引出评论性幻听，凭空听到同学们说她长得丑陋无比。存在明显的关系妄想，坚信同学们三五成群地议论她，学校许多同学都含沙射影地批评她。认为老师在路边吐痰是针对她的。出门后认为邻居大妈背后给她使坏，认为卖豆腐的喊叫声是针对她的，不怀好意。为回避同学及邻居不愿意上学，不愿意出门。情感反应欠协调，意志减退，对将来无明确打算，无自知力。

　　**讨论** 该患者的外在现象及症状本质是什么？

　　精神障碍的检查和诊断与其他临床学科并无本质区别，它同样是一门实践技能，需要在有经验的临床医师督导下，经过不断练习才能掌握。但是其有独特的两个方面需要强调：一是主观性发现及判断，精神检查中精神症状的发现是主观的，如患者的情绪体验；医师对精神症状的判断也是主观的，如患者的内向性。二是人文主义精神，要做好精神障碍的检查和诊断，不仅需要具备丰富的临床知识，同时需要建立良好的医患关系，对患者采取包容、接纳的人文关怀态度同样重要。

　　目前精神障碍的诊断主要通过病史采集和精神检查，发现有关精神症状，继而进行综合分析和判断。精神状况检查是精神障碍临床诊断最基本、最重要的手段之一。

PPT

## 第一节 精神科医师的职业素质

　　为了有效地对精神障碍患者进行检查，医务人员应该具备以下职业素质。

　　首先，在精神科诊疗过程中，建立良好的医患关系尤为重要。精神科医师是患者精神痛苦的间接感受者和行为异常的直接观察者。可以说，精神科医师本身就是最为可靠的诊断工具，也是最为有效的治疗工具，而发挥这一切均要建立在良好的医患关系上。

　　建立良好的医患关系的原则：①彼此信任，相信医患之间可以建立彼此信任的关系，患者是可以交流、沟通的；②尊重原则，不以医生本人的价值取向评判患者的价值观和生活态度，尊重患者的人格、信仰和文化；③整体观念，从生物－心理－社会的医学模式出发，充分理解患者的疾病行为和情绪反

应；④人文关怀，在诊断和治疗过程中，以人文关怀的态度给患者切实的医疗帮助；⑤动态调整，医患关系是一个动态的关系，医生应根据情况适时做出调整；⑥边界意识，医患关系是围绕着疾病的诊疗而形成的，也只应局限于求医和提供医疗帮助的过程，不能发展任何超出此范围的人际关系。

其次，精神科医师还需要具备对患者尊重、接纳的态度，自身具备敏锐的观察力、良好的内省能力以及丰富的经验、学识和得体的仪表与态度。

### ⊕ 知识链接

**中国精神科医师道德伦理规范对精神科医生的要求**

①重视每一个患者的基本人权和尊严；②不能使用自己特权在医疗活动及医疗活动之外的交往中利用和剥削患者；③为患者的临床资料保守秘密；④在采取任何处置或治疗前，应该征得患者的知情同意；⑤不应滥用自己的专业知识和技能为医疗之外的活动提供服务；⑥将患者作为一个整体，对其所有的医学问题负责；⑦如果从事研究工作，应该遵守公认的伦理学准则；⑧为患者提供可及范围内最好的服务；⑨不断追求提高自己的专业水平，并与同行分享；⑩致力于改善精神卫生服务的质量，提高可及性，促进卫生资源的公平分配，促进社区对精神卫生和精神疾病的认识。

## 第二节　精神检查的基本步骤与沟通技巧

PPT

精神检查是通过观察和交谈来检查患者精神状态的一种方法。精神状况检查一般采用面谈检查。与其他临床学科不同，精神科医师与患者面谈检查，不仅要收集信息以便明确诊断，同时也意味着治疗的开始。

精神科面谈检查的目的有：①建立良好的医患关系；②了解个人发展史和人格特点，包括重大生活事件，人际关系和应对方式等；③获取必要信息以便确立诊断；④从完整的人的角度了解患者；⑤向患者进行初步的精神卫生知识宣教，让患者了解自己的病情。

### 一、精神检查的基本步骤

**1. 开始**　面对初次见面的就诊者，医患双方存在不同的心理。患者可能观察医生的诚意与风度，若医生年轻、着装随便、不修边幅，或注意力不集中，患者就可能认为医生看病没经验、不认真，不愿谈出自己的内心感受。医生则主要观察患者是否合作，观察患者的一般情况，同时考虑如何把晤谈引向深入。开始时可询问一些一般性问题且容易回答的问题。值得注意的是，一次只问一个问题，等患者回答后再问第二个问题，避免"连珠炮式"的提问，给患者一种"被调查"或"被刑讯"的感觉。制造融洽的气氛，谈话时不要显得过分严肃。

**2. 深入**　是指精神检查的主要过程。经过初步寒暄之后，如果患者合作，就可进入此过程，很自然地提出问题，如"这次来就诊是您自己提出来的，还是家人或其他人建议您来的？""您谈谈近段的工作/在家的情况吧？"等。对于主动叙述的患者，要让其自然表达，即使啰嗦或散漫，也不要轻易地去打断。注意倾听和观察，了解患者是否存在精神活动方面的障碍。等患者叙述一段之后，对有疑问的或未暴露的问题可以进行有针对性的提问。如要了解是否存在关系妄想，可问："你有时到外面去吗？""在外面有什么感觉？"了解是否存在被害妄想，可询问，"您最近有不安全的感觉吗？"

在精神检查过程中，要认真对症状进行识别和澄清。检查者不要一听到患者暴露出许多症状，就认为患者诊断某疾病无疑。因为精神检查获取的信息受很多因素的影响，患者可能随口而答，或者内容不愿暴露。只有通过症状的核实与分析，才可能正确判断。

值得注意的是，当患者暴露出来某种妄想时，不要进行反驳或解释，也不要加以否定或肯定，医生的谈话重点在于进一步引导。

此阶段可通过采用开放性提问和封闭式提问进行精神状况检查。做好精神检查，需要掌握和熟练运用精神科晤谈技术和沟通技巧，也需要扎实的理论知识和丰富的临床经验。

**3. 结束**　精神检查结束时应对患者讲几句安慰的话，如"我会尽量想办法给您治疗"等，再做一个简短的小结。如果患者赘述，似有好多话要说，可以告诉他今天因为时间有限，以后会再找他交谈等。如果对患者的进一步治疗有安排，应向患者说明。最后同患者道别或安排下次就诊的时间。

## 二、精神检查的沟通技巧

有效的医患沟通是医疗行为的重要组成部分。它的重要性表现在以下几个方面：①是诊断中必不可少的组成部分；②可提高患者对治疗的依从性；③有助于提高医生的临床技能和自信心；④有助于提高患者的满意度；⑤可以提高卫生资源的使用效率和改进卫生服务的质量。因此，广义上讲，沟通技巧应该是所有临床医生的必修课。

具体沟通技巧包括：积极倾听、无条件地接受、肯定、澄清、重构、提问、充分地表达等。

# 第三节　精神状况检查

PPT

精神检查是诊断精神障碍的重要步骤之一。精神检查的成功与否对于确定诊断极为重要，不仅需要检查者具备丰富的理论知识、扎实的临床经验、细致入微的观察、对病史的了解，还取决于被检查者的合作程度。

## 一、合作患者的精神状况检查

**1. 一般表现**

（1）外表　包括体格、体质状况、发型、装束、衣饰、年龄和外貌是否相符等，这些反映一般健康状况，同时也反映其精神状态。

（2）面容和面部表情　从面部表情变化可以推测一个人目前所处的情绪状态，如紧锁的眉头、哀怨的眼神提示抑郁状态。

（3）接触情况　注意接触主动性，是主动接触还是被动接触。合作程度，对周围环境态度，是否关心周围的事物。

（4）动作和意志行为　应注意其动作和行为障碍的种类、性质、强度、出现时间、持续时间、出现频度、对社会功能的影响及与其他精神症状的关系等。还要注意意志活动的指向性、自觉性、坚定性、果断性等方面的障碍。

（5）意识状态　意识清晰度如何，是否有意识障碍及其性质与程度等。

（6）日常生活情况　包括饮食、大小便及睡眠等方面的情况，生活是否能自理；女性患者要询问月经史、月经周期心理生理变化。

**2. 言语和思维**

（1）言语的速度、数量和表达方式　要注意患者的语速和语量，有无思维奔逸、思维迟缓、思维贫乏和思维中断等。

（2）思维障碍　思维障碍主要从言语内容里反映出来。包括思维形式的障碍和思维内容的障碍、思维逻辑障碍。

（3）感知障碍　错觉、幻觉、感知觉综合障碍的种类、性质、强度、出现时间、持续时间、频度、对社会功能的影响及与其他精神症状的关系等。

（4）情感活动　情感活动检查是精神检查的难点，主要通过客观观察和主观询问两方面来评估。

**3. 客观表现**　可以根据患者的外在表现，如面部表情、言谈的语气语调、行为举止的姿势、自主神经反应来判定。

**4. 主观的体验**　可以通过交谈，设法了解患者的内心世界。可根据情感反应的强度、持续性和性质，确定占优势的情感；情感的诱发是否正常；有无与环境不适应的情感。如果发现患者存在抑郁情绪，一定要询问患者是否有自杀观念，以便启动紧急自杀风险干预。

**5. 认知功能**

（1）定向力　包括自我定向和周围环境的定向能力。

（2）注意力　评定是否存在注意减退或注意涣散，有无专注力方面的困难。

（3）记忆力　检查即刻记忆、近事记忆与远事记忆的完整程度，是否存在遗忘、错构、虚构等症状。

（4）智能　根据患者的文化教育水平适当提问。包括一般常识、专业知识、计算力、理解力、分析综合能力及抽象概括能力。必要时可进行专门的智能检查。

**6. 自知力**　判断自知力的完整性以及对诊断和治疗的态度。

## 二、不合作患者的精神状况检查

不合作的患者由于过度兴奋、过度抑制（如缄默或木僵）或敌意而不能配合医生的精神检查。对这类患者首先要通过知情人了解病史，了解不合作的原因；其次要仔细观察患者的表情、姿势及行为，这些都反映患者的精神活动，特别注意在不同时间和不同环境的变化。

## 三、精神障碍患者的风险评估

在精神科，当患者存在伤人行为或自伤危险时，需要进行紧急风险评估。

风险评估的目的是：①确定可能会出现的不良后果；②确定可能会诱发患者出现危险行为的因素；③确定可能会阻止患者出现危险行为的因素；④确定哪些措施可以立即采取。

准确的风险评估是建立在全面的病史采集和认真的精神检查基础之上。其他来源的信息，包括知情者提供的情况、既往的医疗记录、公安局档案等，都可作为重要的参考资料。一般说来，严重的抑郁障碍患者、老年男性、支持系统差、社会经济地位低、以往出现过自伤史等，都是自伤或自杀的高风险因素；而精神分裂症、命令性幻听、男性、有物质滥用史、既往暴力史等，提示暴力伤人风险性高。

可针对不同情况采取相应措施降低风险。如事先告知患者的监护人，对患者可能出现的行为采取防备；在人身安全受到威胁时通知警察；入院前严格检查患者随身携带的物品；在紧急情况下强制患者住院治疗等。

## 第四节　体格检查与特殊检查

PPT

**1. 躯体检查与神经系统检查**　许多躯体疾病可导致精神症状，而精神障碍患者也会共患躯体疾病。因此，对所有住院患者均应进行全面而系统的体格检查，对门诊患者则应根据病史有重点地进行体格检查。

**2. 实验室检查** 在躯体疾病所致精神障碍、物质使用所用障碍及中毒所致精神障碍中，实验室检查可以提供确诊的依据。

**3. 脑影像学检查** 现代技术不仅提供了大脑形态学的检查手段，也可以对大脑不同区域的功能活动水平进行检查。CT、MRI 等可以了解大脑的结构改变，fMRI、SPEC、PET 等可以对脑组织的功能水平进行定性甚至定量分析。

**4. 神经心理学评估** 神经心理学评估需要由经过专门训练的神经心理学家完成。评估内容包括对怀疑存在智能障碍的患者进行的智能检查，对学习困难儿童进行的阅读、书写方面的评估，以及对人格的评估。精心设计的神经心理学测验可对大脑的某些部位的功能进行专门评估，如评定额叶功能的测验。这些测验可以与神经影像学检查相结合，追踪大脑病变的演变。

# 第五节 标准化精神检查和评定量表的应用

PPT

精神障碍的诊断主要依靠病史、精神检查以及临床辅助检查。临床工作中，不同国家地区的临床医生之间在疾病诊断上存在极大的差异。如所搜集的资料来源不同，医生所使用的术语和对术语含义的理解不同，交谈检查的方法不同以及所采用的疾病分类法和诊断标准不同，这些原因都会造成临床诊断的差异。

为提高疾病诊断水平和可靠性，国内外精神病专家在制定诊断标准的同时，还编制了标准化精神检查工具和计算机诊断系统用于临床诊断和研究。这是一种定式或半定式的面谈检查工具，医生或研究者严格按照检查程序进行询问，遵循词条定义对所获结果进行评分编码，确定症状是否存在并判断其严重度。不同医生使用此种标准化检查工具检查患者，可以获得同样的诊断结果，大大提高了诊断的一致性。

## 一、标准化诊断性精神检查工具

精神检查的方式有定式检查、半定式检查和不定式检查 3 种。

目前常用的诊断性精神检查工具有复合性国际诊断交谈检查表（composite international diagnostic interview，CIDI）和神经精神病学临床评定表（schedules for clinical assessment in neuropsychiatry，SCAN）。两者与现行的分类诊断标准如 ICD - 10 和 DSM - 5 相匹配，区别点在于前者可由非精神科医师操作，而后者必须由经过训练的精神科医师使用。

**1. 定式精神检查** 量表不但规定了精神检查的具体内容，同时规定了明确的检查顺序，甚至连提问用词都进行了严格规定，要求检查者完全遵照执行。采用这类量表所进行的精神检查，就称为定式精神检查。

CIDI 是临床常用的定式精神检查表，适用于流行病学调查及临床研究。CIDI 不仅规定了检查范围、方法、顺序、连提问词也做出规定。并且对每一个阳性回答通过设定的追问句式，能查清重要的相关因素，提高了评定的信息质量。CIDI 适用于现行 ICD - 10 及 DSM - 5 两类诊断系统。

**2. 半定式精神检查** 有些量表对以上要素虽作出了相应的规定，也同时给检查者留下一定发挥空间，采用这类量表所进行的精神检查，也称为"半定式精神检查"。现应用较多的半定式精神检查量表有 SCAN。

SCAN 是目前最新的半定式检查量表，由于项目覆盖面广，并对有关症状的病因病理予以识别，在我国的测试中获得较满意的信度与效度，并已作为 ICD - 11 的配套文本，适于精神科医师的临床使用。

## 二、精神症状评定量表

精神症状评定量表在精神病学评定量表中数量最多，使用最为广泛，是精神病学临床和研究常用的检查方法之一。精神症状评定量表在精神障碍的诊断和鉴别诊断中发挥重要的作用。临床中可参考评定量表提供的临床症状的特征进行临床诊断和疾病严重程度的判断，可以提高诊断的全面性。精神症状评定量表也可对各种治疗效果进行量化评估，如评估治疗前后或采用不同治疗方法时症状改善的程度。常用的精神症状评定量表有以下几种。

**1. 简明精神病评定量表（brief psychiatric rating scale，BPRS）** 主要用于评定精神病患者尤其是精神分裂症患者的临床症状和治疗前后的变化。

**2. 阳性与阴性症状量表（positive and negative symptoms，PANSS）** 在 BPRS 基础上发展而来。PANSS 主要用于评定精神病性症状的有无及各项症状的严重程度，并可区分以阳性症状为主的Ⅰ型和以阴性症状为主的Ⅱ型精神分裂症。

**3. Hamilton 抑郁量表（Hamilton rating scale for depression）** 主要用于评定抑郁患者的病情严重程度。

**4. Hamilton 焦虑量表（Hamilton rating scale for anxiety）** 主要用于评定焦虑障碍及其他患者的焦虑症状的严重程度。

## 三、心理测查量表

精神科常用的心理测查量表有以下几种。

**1. 症状自评量表（symptoms checklist 90，SCL-90）** 此表包括 90 个项目，可以全面评定被试的精神状态，如思维、情感、行为、人际关系、生活习惯及精神病性症状等。有 9 个因子，包括躯体化、强迫症状、人际关系敏感、抑郁、焦虑、敌对、恐怖、偏执、精神病性因子。该量表被广泛用于评定不同群体的心理卫生水平。

**2. 生活质量综合评定问卷（generic quality of life inventory-74）** 共有 74 个条目，从躯体功能、心理功能、社会功能、物质生活状态四个维度来评定被试的生活质量，为自评量表。

**3. 明尼苏达多相个性调查表（Minnesota multiphasic personality inventory，MMPI）** 是世界上应用最为广泛的心理测验，共有 566 道题，包含 13 个分量表，包括疑病（Hs）、抑郁（D）、癔病（Hy）、病态人格（Pd）、男性-女性倾向（Mf）、妄想（Pa）、精神衰弱（Pt）、精神分裂症（Sc）、轻躁狂（Ma）、社会内向（Si）等，既可以了解被试的个性特征，也对精神障碍的诊断起到一定的辅助作用。

**4. 认知活动评定量表** 用于评定婴幼儿发育水平、儿童及成人智力水平、老年人记忆及智能状况等。常用的量表有儿童韦氏智力量表、临床记忆量表、简易精神状况检查（mini-mental state examination，MMSE）等。

# 第六节　精神科诊断过程

PPT

## 一、诊断原则

诊断是一种基本的医疗思维活动，包括晤谈—形成初步诊断—通过临床观察与修正—再次判断等多个环节。对疾病的诊断过程是一个严谨的思维论证过程，常涉及一系列的诊断行为。所谓诊断行为是指医生在对疾病认识、判断、决策和验证等过程中所采取的一些活动。在诊断过程中常采用的原则有以下几项。

**1. 一元论原则** 最好能用一个诊断来解释全部临床现象。如有两种或几种疾病同时存在，则不应受此限制，但需将所患疾病分清主次，先后排列。要实事求是，如实反映客观存在的疾病。

**2. 先考虑常见病、多发病原则** 诊疗疾病时应首先考虑常见病、多发病或流行病，再考虑少见病、罕见病。当然也不能忽略少见病、罕见病。

**3. 先考虑器质，后考虑功能原则** 当器质性疾病与功能性疾病鉴别有困难时，应首先考虑器质性疾病，在未能完全排除器质性疾病以前，不可轻易做出神经症性疾病的诊断，以免造成误诊或漏诊。

## 二、临床诊断步骤

正确的诊断是治疗疾病的基础。对疾病的临床诊断通常包括以下 3 个步骤。

**1. 收集资料** 是临床诊断的第一步，分为三个方面：一是收集完整准确的病史；二是系统的体格检查及精神状况检查；三是实验室检查以及其他特殊辅助检查。

**2. 分析资料** 是指对所收集到的各类临床资料进行归纳、整理，去伪存真，抓住主要矛盾，加以综合、分析和推理。通过现象来探讨其本质，从而得出初步诊断印象。

**3. 在实践中验证诊断** 是根据疾病的发展规律及病理特征对初步诊断进行修正的过程。疾病是一个不断演变、发展的过程，一些症状可能在初步诊断时尚未充分表现出来，而另一些症状可能迅速消失了，或由于客观技术条件所限，还可能由于临床医生的主观性和片面性，使得初步诊断可能不够完善，需在临床实践中不断补充或更正。

在诊断过程中，注意临床表现的现象和症状的本质。现象和本质的关系反映了人们对事物认知的深度和认识的过程。就精神疾病而言，临床疾病的症状、体征、辅助检查的阳性发现属于疾病的现象，是疾病本质的外部表现。临床医生要通过这些外部表现分析和总结疾病的复杂现象，去认识疾病内部的、本质的变化，把握疾病的发展规律。

## 三、精神障碍的诊断思路

精神科诊断行为的基本方法包括采集病史、精神状况检查、体格检查、实验室检查、特殊检查。由于精神疾病存在"同病异症""异病同症"的情况，临床表现复杂、多样，故对精神疾病作出诊断是一个复杂的过程。在临床实际工作中，并不是每个患者的临床表现都如书本上描述的那样典型，并非所有的临床表现均完全符合诊断标准，可有不吻合甚至矛盾之处。需认真甄别，缜密思考，才能作出正确的诊断。到目前为止，精神科的诊断主要依赖于病史采集和精神状况检查所收集到的信息，经过对这些信息进行加工整理，梳理整合，去伪存真，综合分析，才能建立正确诊断。因此，精神科的诊断思维过程对疾病的诊断非常重要。

精神障碍的诊断遵循"梯级诊断"的原则。对于精神疾病的诊断，一定要形成良好的诊断思路，一般可以分为三步。第一步确定是否患病，第二步确定是否为其他科的疾病，第三步确定患哪种精神科疾病。临床上要避免来一个就诊者就考虑是精神科的什么疾病的思维方式。

根据上述的三步，应该首先考虑是否有病，而这一步骤的工作常常被知情人所"代劳"或认定识别的，因为当就诊者初始出现异常现象或症状时，医生很少有机会在现场，因此很少能够给予精神科的诊断。只有被家属或知情人初步认定或筛查认为有病时，才会就诊，若家属不能很好地识别，就不能及时地给予诊疗。

有一不容忽视的现实，临床上经常遇到罹患精神疾病的患者长期多次就诊于综合医院的现象，最后带着大量的辅助检查结果就诊于精神疾病专科医院，该过程就是典型的排除器质性疾病的过程。大量而翔实的佐证资料为精神科疾病的诊断提供依据。

就精神障碍的患者而言，要给其下一个确切的诊断，首先考虑是否为器质性精神障碍，再考虑"功能性精神障碍"如精神分裂症、心境障碍、神经症等。在诊断功能性精神障碍的过程中，首先要考虑精神病性的精神分裂症、心境障碍，再考虑非精神病性的，如神经症。

精神科的诊断过程强调"选择推理"的思维方法，即强调按照等级进行"排除法"的诊断。可供作出诊断的实验室检查指标很少，正确的逻辑思维显得尤其重要。

总而言之，大脑损害的范围越广、程度越重的状况下较大脑损害的范围小、程度轻所产生的症状等级要高，越高等级的症状越具有特异性；相反越是低等级的症状越具有普遍性，特异性越差。

PPT

# 第七节　病史采集

## 一、病史采集的途径

精神科病史主要来源于患者和知情人（包括家人、亲属、同事、同学、朋友、邻居以及以前为之诊疗过的医务人员等）。临床一般从如下途径采集病史。

**1. 从患者本人采集"主观病史"**　主观病史主要指仅由患者本人提供的病史内容。对于门诊患者，尤其是心理咨询门诊者采用与患者本人直接面谈，是收集相关资料的主要方式；而对于一些重性精神障碍患者，在发病期间，可能"客观病史"比"主观病史"更可靠，但精神科的大多数症状只能是主观的，因为这些症状是一个人内心的体验，只有本人才可能描述。

**2. 从知情者采集"客观病史"**　知情者可以补充我们无法从患者处得到的信息。尤其是我们可以通过知情者了解患者的既往史、个人史和家族史等。

具体到家庭成员，在一般情况下，医生应首先同患者谈话，其次才是家属，而且同家属交谈前应先征得患者的同意，使患者感到自己是受尊重的。同家属谈话时，患者是否在场，可由患者自己决定。

同家属沟通可以帮助医生更好地理解患者与家属之间的关系。同时，医生应该争取与患者家属建立战略联盟，使家属成为治疗的正性因素。

## 二、病史采集的注意事项

**1. 病史采集应尽量客观、全面和准确**　可从不同的知情者处了解患者不同时期、不同侧面的情况，相互核实，相互补充。检查者事先应向知情者说明病史准确与否关系到诊治结果，提醒病史提供者注意资料的真实性，并应了解病史提供者与患者接触是否密切，对病情了解程度，是否掺杂了个人的感情成分，或因种种原因有意无意地隐瞒了或夸大了一些重要情况，对可靠程度应给予适当的估计。有些症状，如 Schneider 首级症状只能以封闭式的问题提出，如果患者随口应答，或根本没有听懂问题，检查者应该及时发现，以免出现假阳性的结果。如家属与单位对病情的看法有严重分歧，则应分别加以询问，了解分歧的原因何在。如提供病史者对情况不了解，还应请知情者补充病史。并应收集患者的日记、信件、图画等材料以了解病情。

**2. 采集病史**　对初学者来说如何收集有关人格特点的资料是比较难以掌握的问题。一般可以从以下几个方面加以询问：人际关系、习惯、兴趣爱好、占优势的心境、是否过分自信或自卑、是否害羞或依赖、对外界事物的态度和评价、询问患者对自己的看法和别人对他的评价，患者在特定情景下的行为和在工作与社会活动中的表现。

**3. 采集病史时询问的顺序**　在门诊由于患者和家属最关心的是现病史，且受时间限制，一般先从现病史问起。住院病史的采集则多从家族史、个人史、既往史谈起，在对发病背景有充分了解的情况下更有利于现病史的收集。具体情况可以灵活掌握。

**4. 记录病史** 应如实描述，但应进行整理加工使条理清楚、简明扼要，更能清楚反映疾病的发生发展过程以及各种精神症状特点。对一些重要症状可记录患者原话。记录时要避免用医学术语。对病史资料医护人员应保密，切勿作为闲谈资料，这也是医德的重要内容。

### 三、病史采集的基本内容

病史采集的内容包括一般资料、主诉、现病史、既往史、个人史、家族史。

**1. 一般资料** 包括姓名、性别、年龄、婚姻、民族、籍贯、职业、文化程度、住址、电话号码或E-mail、入院日期、病史提供者及对病史资料可靠性的估计。

**2. 主诉** 主要精神症状及病程。

**3. 现病史** 是病史中的重要部分。按发病时间先后描述疾病的起始及其发展的临床表现。主要包括以下内容。

（1）发病条件及原因 询问患者发病的背景及与之有关的生物、心理社会因素。如有心理社会因素，应了解其与精神症状的关系，是诱因还是发病原因。生物因素方面有无感染、中毒、躯体疾病等作用。

（2）起病时间与发病形式、病程 精神障碍的发生或急或缓，急者可能以天或小时计算，甚至表现为突然发作，而有些起病隐匿者往往难以确定具体的发病日期，但应确定其大致的时间。临床上将精神状态从正常到出现明显精神症状，时间在2周之内者称为急性起病，2周到1个月者为亚急性起病，1个月以上者为慢性起病。有些疾病，早期症状可能是性格改变，发病应从性格改变的时间算起。

（3）疾病发生、发展与演变过程 可按时间先后逐年、逐月甚至逐日地分段做纵向描述。内容包括：发病前的正常精神活动状况；疾病的首发症状；症状的具体表现及持续的时程；症状间的相互关系；症状的演变及其与生活事件、心理冲突、所用药物之间的关系；与既往社会功能比较所发生的功能变化；病程特点，为进行性、发作性还是迁延性等。如病程较长，可重点对近一年社会功能、生活自理的情况进行详细了解。

（4）既往诊疗经过 既往就诊的时间、地点、医师的诊断（有变化者应了解诊断变化的原因）与处理，特别是药物治疗的药名、剂量、服用时间、治疗后的疗效、毒副反应情况以及症状的发作缓解形式等，应详细了解并记录，以供诊治参考。

（5）发病时的一般情况 包括工作、学习、睡眠、饮食的情况，生活自理情况，与周围环境接触的情况，对疾病的认识态度等，都对疾病诊断有重大意义。病中有无消极厌世观念以及自伤、自杀、伤人、冲动行为等，以便护理防范。

**4. 既往史** 专指过去疾病史，包括各器官疾病、神经系统疾病等。询问发热、抽搐昏迷、药物过敏、感染、中毒、躯体疾病史，特别是有无神经系统疾病如脑炎、脑外伤。应注意这些疾病与精神障碍之间在时间上有无关联，是否存在因果关系。有无酗酒、吸毒、性病、自杀史及其他精神病史。

**5. 个人史** 指从母亲妊娠到发病前的整个生活经历，应反映患者的生活经历、健康状况及人格特点和目前社会地位等。包括母亲怀孕时健康状况及分娩史，患者身体、精神发育史，家庭教养方式等；受教育的状况，学业成绩；工作情况及工作表现；重大生活事件；婚姻情况，配偶的个性，夫妻生活情况等；性格特点、兴趣爱好、交友范围、宗教信仰；女性的月经、分娩、绝经期状况等。

**6. 家族史** 包括双亲的一般情况；家庭结构、经济状况、社会地位、家庭成员之间的关系特别是双亲相互关系。亲子关系以及家庭中发生过的特殊事件等，对患者的人格形成及疾病发生发展均有重要影响。精神病家族史，包括父母二系三代有类似精神疾病史。

# 第八节　精神科病历书写

PPT

在病历书写时，应尽量避免使用症状学术语，尽可能地采用描述的方式勾画患者的精神状况。一份好的精神科病历应该使人产生如见其人、呼之欲出之感，即使多年之后重读病历，医生也会据此想象患者的临床状况。

精神科专科病历精神检查可分为合作与不合作患者两大类。

合作患者的精神状况书写如下。

**1. 一般表现**　描述患者的意识状态、定向力、接触情况、日常生活。

**2. 知觉障碍**　描述患者有无知觉障碍，包括错觉、幻觉、感知综合障碍。

**3. 注意力**　是否集中，是否涣散，可能的影响因素有哪些。

**4. 思维障碍**　包括思维联想及思维形式障碍、思维内容障碍。

**5. 记忆力**　描述患者是否存在记忆力减退、记忆增强，有无遗忘、错构及虚构。

**6. 智能**　包括一般常识、专业知识、计算力、理解力、分析综合及抽象概括能力等。

**7. 自知力**　是指对疾病症状的分析、批判认识能力及对治疗的态度。包括自知力缺如，有部分自知力及自知力基本完整。

**8. 情感障碍**　包括情感高涨，情感低落，焦虑，情感淡漠，情感倒错，情感迟钝等。观察时应注意患者的表情、姿势、声调、内心体验及情感强度、稳定性，情感与其他精神活动是否配合，对周围事物是否有相应的情感反应等。

**9. 意志与行为活动**　包括意志减退或增强，本能活动的减退或增强，有无兴奋、木僵及怪异的动作行为。注意其稳定性及冲动性，与其他精神活动的配合程度等。

## 目标检测

答案解析

1. 请你思考一下精神状况检查的重要性。
2. 简述常用的沟通技巧。
3. 简述精神障碍的诊断过程。
4. 简述病史采集、精神检查的内容。

（田文豪　杨世昌）

书网融合……

本章小结

题库

# 第五章  神经认知障碍及相关疾病

📖 **学习目标**

1. **掌握**  谵妄、痴呆、遗忘等常见的临床综合征，阿尔茨海默病的临床表现、诊断及治疗。

2. **熟悉**  颅内感染、脑外伤、颅内肿瘤、梅毒、癫痫、艾滋病等导致的精神障碍。

3. **了解**  各种躯体疾病如肺炎、细菌性心内膜炎、内分泌障碍、结缔组织病、内脏器官疾病伴发的精神障碍。

4. 学会脑器质性疾病所致精神障碍的共同特点及治疗原则；具备鉴别器质性疾病所致精神障碍与功能性精神障碍的能力。

## 第一节  概  述

PPT

### 一、基本概念

神经认知障碍（neurocognitive disorders，NCDs）是一组获得性的，以谵妄、痴呆、遗忘等认知功能缺损为主要临床表现的综合征，该病的不同亚型和不同阶段伴或不伴日常生活功能减退及精神症状。具有相对明确的病理与病理生理机制，涉及多种脑部和躯体疾病。

### 二、常见的临床综合征

#### （一）谵妄

谵妄（delirium）是一种发生突然、变化急速而且可逆的，以意识障碍、注意障碍以及广泛认知障碍为主要临床表现的异常精神状态。因起病急、病程短、病情发展快、病情波动大，故又称为急性脑综合征（acute brain syndrome）。

**1. 病因**  引起谵妄的因素有很多，包括：感染，外伤，肿瘤，急性代谢及内分泌紊乱，内脏功能衰竭，急性脑血管病变，药物过量，中毒或成瘾物质的戒断症状，营养物质缺乏，缺氧、脑变性疾病等。

**2. 临床表现**

（1）意识障碍  主要表现为意识清晰度的轻度下降。患者神情茫然，对各种刺激反应迟钝，对环境的定向力丧失或不完整。

（2）注意障碍  患者反应迟缓，任何新奇的刺激均很难引起患者的注意；注意涣散，无法集中注意力，以致交谈过程中经常离题。

（3）认知障碍  包括感知觉障碍、思维障碍以及记忆障碍等。常见的感觉障碍包括感觉减退、感觉迟钝、感觉过敏。知觉障碍表现为片段的错觉、幻觉，其中以视幻觉尤为常见。思维形式障碍主要表现为思维不连贯；思维内容障碍主要表现为妄想，其中以被害妄想、关系妄想尤为常见。记忆障碍一般以瞬时记忆及近事记忆障碍为主，而远事记忆大多不受影响。

（4）情感障碍　无特定的模式，即可表现为情感淡漠，也可表现为激越、惊慌、恐惧，还可表现为易激惹、敌对等。

（5）行为障碍　可表现为不协调性精神运动性兴奋或精神运动性抑制。

（6）睡眠障碍　主要表现为睡眠节律紊乱，患者睡无定时，经常白天嗜睡，夜间活跃。

上述临床表现常常突然发生，变化急剧，往往具有晨轻暮重的节律改变，即白天症状比较轻，晚上症状加重。

**3. 诊断**　根据起病急骤，有意识、注意、知觉、思维、记忆、情感和行为障碍，以及睡眠－觉醒周期紊乱，病程短暂易变，特别是症状呈晨轻暮重等特点，一般可以作出诊断。伴有躯体疾病或脑部疾病以及有中毒或药物依赖史者，有助诊断。

**4. 治疗**　谵妄的治疗包括病因治疗、支持治疗和对症治疗。病因治疗指治疗脑部或躯体疾病等病因。对症治疗指针对精神症状给予精神药物治疗。应用小剂量氟哌啶醇口服或注射，能有效地控制兴奋躁动。非典型抗精神病药物如利培酮、奥氮平和喹硫平等可以控制谵妄患者的急性精神运动性紊乱，目前在临床上应用日渐广泛。无论选择何种抗精神病药物，均应低剂量起始，缓慢滴定，谨慎使用。

支持性治疗包括维持水、电解质平衡、适当给予维生素及营养治疗。将患者置于安静、昼夜光线变化鲜明、陈设简单的病室中，最好有亲属陪伴，以减少其焦虑和紧张。良好的护理是治疗中的重要环节。应预防因幻觉、错觉产生的不良事件发生。

## （二）痴呆

痴呆（dementia）是一组较严重的、持续的认知障碍，以缓慢出现、进行性发展的智能减退为主要特征，同时伴有不同程度的人格改变和社会功能下降，一般无意识障碍，病程迁延，病情大多不可逆，又称"慢性脑综合征"（chronic brain syndrome）。

**1. 病因**　任何能导致大脑病理生理改变的生物、化学、物理因素均可导致痴呆。其中最常见的是阿尔茨海默病，其次为脑血管疾病。其他病因包括脑外伤、颅内占位性病变、颅内感染、内分泌障碍和代谢障碍、营养障碍、中毒、缺氧等。

**2. 临床表现**　痴呆大多缓慢起病，临床表现主要包括认知功能缺损、日常生活能力减退和行为精神症状三个方面。

（1）认知功能缺损　记忆障碍是痴呆最早出现的症状。轻度痴呆者出现近事记忆障碍，远事记忆的缺损不明显，对日常生活虽有影响但不很严重。中度痴呆者则近事记忆障碍非常严重，物品放在何处瞬间即忘，外出不记得回家的路，明显影响日常生活，学习新知识的能力明显下降，尚保留片段的远事记忆。严重痴呆患者则近事记忆完全丧失，甚至不认识自己的亲人，远事记忆障碍也越来越明显，记不起个人重要的生活事件，生活完全需人照顾，不知饥饱，大小便不能自理。

（2）日常生活能力减退　痴呆患者的日常生活能力减退程度与其认知功能缺损严重程度密切相关。痴呆早期，患者认知功能缺损较轻，仅表现为近事记忆障碍，患者的日常生活能力一般无明显损害，但职业能力有明显下降，工作效率下降，对事物缺乏兴趣，容易疲劳，回避复杂的工作和任务。随着痴呆的进展，记忆障碍日益严重，智能进一步衰退，可出现定向障碍，大小便失禁，日常生活不能自理等。

（3）行为和精神症状　痴呆早期患者对自己认知功能的减退有一定的自知力，常出现焦虑、抑郁和情绪不稳等。后期患者则出现情感淡漠、幼稚、欣快和哭笑无常等。甚至出现片段的妄想观念，如被偷窃、嫉妒和被迫害妄想。也可有片段的幻觉，以幻听多见。受幻觉妄想的影响，可出现冲动攻击性行为或自杀行为。有些患者外出乱跑，捡拾废物垃圾藏于屋内，部分患者出现丧失伦理道德的行为或反社会行为，如性犯罪或偷窃等。人格障碍常出现在痴呆的早期，表现为原有人格特征的极端化发展，或相反方向的改变。如多疑、固执、斤斤计较等，甚至会有违反道德准则的行为。

**3. 诊断与鉴别诊断** 痴呆是一类综合征，其诊断需要根据病史、一般及神经系统体格检查、神经心理评估、实验室和影像学检查结果综合分析。

根据 ICD-11 中有关痴呆的诊断标准明确是否为痴呆：①认知功能从先前的水平持续下降，伴有两个或以上的认知领域的损害（例如，记忆、执行功能、注意、语言、社交认知及判断、精神运动性的速度、视觉感知能力、视觉空间能力的损害）。②这些认知损害不能完全归因于正常的衰老，且显著影响个体独立进行日常生活的能力。③基于可获得的证据，这种认知损害可归因或推定为某种神经系统疾病或其他可能影响脑功能的医疗情况、创伤、营养缺乏、长期使用特定物质或药物的、暴露于重金属或其他毒素。

根据临床表现、日常能力受损情况或认知评估等确定痴呆的严重程度。根据蒙特利尔认知评估量表（MoCA）、简易智力状态检查量表（MMSE）评估患者的认知功能；根据日常生活能力量表（ADL）评定患者的日常生活能力；根据临床痴呆评定量表（CDR）或总体衰退量表（GDS）评估痴呆的总体严重程度。

痴呆需要与谵妄、抑郁相鉴别。

**4. 治疗** 治疗原则是提高患者的生活质量。痴呆的治疗首先为及早治疗病因，如肿瘤、药物、中毒等。目前尚缺乏治疗认知功能障碍的特效药物。虽然部分益智药短期内能改善患者接受新事物的能力，延缓痴呆的进一步加重，但其长期疗效仍有待观察。抗精神病药物可用于控制精神病症状、激越行为或攻击行为。由于老年人对药物更为敏感，用药前要权衡风险收益，谨慎使用；用药应从低剂量开始，缓慢加量，症状改善后需逐渐减量或停止用药。

除了药物治疗外，维持患者躯体健康，提供安全、舒适的生活环境是提高患者生活质量的重要环节。

### （三）遗忘综合征

遗忘综合征（amnestic syndrome）又称柯萨可夫综合征（Korsakoff syndrome），是由脑器质性病理改变所导致的一种选择性或局灶性认知功能障碍，以近事记忆障碍为主要特征，无意识障碍，智能相对完好。

**1. 病因** 长期大量酒精滥用导致维生素 $B_1$ 缺乏是遗忘障碍的最常见病因，但胃癌以及严重营养不良所致维生素 $B_1$ 缺乏亦可导致本症，其他原因包括脑外伤、外科手术、血管性病变、缺氧、一氧化碳中毒、第三脑室肿瘤等。

**2. 临床表现** 主要表现为近事记忆障碍，特别是近期接触过的人名、地名和数字最易遗忘，为了弥补这些记忆缺陷，常产生错构和虚构。患者意识清晰，其他认知功能可保持完好，常伴有情感迟钝和缺乏主动性。严重记忆缺陷的患者常有定向障碍，特别是对时间、地点定向不能辨别，但罕有自我定向障碍。患者学习新知识的能力明显下降，也难以回忆新知识，明显影响社交和职业功能。

**3. 诊断主要根据** ①近事记忆障碍；②无即刻回忆损害、无意识障碍及注意障碍；③躯体、神经系统、实验室检查发现有相关脑损伤或脑部疾病史；④虚构、自知力缺乏、情绪改变、意志减退等有助于诊断。

**4. 治疗** 治疗主要针对病因治疗；其次制订个体化康复训练计划，如强调每天坚持读报、看新闻，训练记忆电话号码等，帮助患者恢复记忆。由于本病已发生大脑局限性器质性病理改变，尽管发现与治疗及时，但预后仍欠佳。

PPT

# 第二节 与神经认知障碍有关的常见脑部疾病

## 一、阿尔茨海默病

⇒ **案例引导**

> **临床案例** 患者，女，75岁，因进行性记忆和生活自理能力下降5年，近3个月来表现乱语，行为怪异。门诊收治入院。
>
> **现病史：**患者5年前开始出现记忆减退，表现为丢三落四，记不住他人的名字等。记忆力下降逐渐明显，以至于重复购买相同的东西，烧水忘了关火而把水壶烧干，遗失贵重物品包括钱包和存折。甚至出现找不到回家的路的现象，以致家人四处寻找。近3个月来，经常为了一些莫名其妙的事情和家里人发生矛盾，怀疑有人偷了她的存折，在家里乱扔东西，甚至和邻居发生争吵。基本生活需家人照料。
>
> **专科检查：**神志清楚，说话颠三倒四、反应迟钝、记忆力及理解能力差、判断及定向能力明显减退，回答问题简单或错误、记不起早餐吃了什么东西，神经系统检查无异常。
>
> **辅助检查：**CT头颅提示皮质性脑萎缩和脑室扩大。
>
> **讨论** 1. 此患者的诊断是什么？
>
> 　　　2. 应与哪些疾病鉴别？

阿尔茨海默病（Alzheimer's disease，AD）是最常见的痴呆类型，是一种病因未明的原发性退行性脑变性疾病，主要临床表现为痴呆综合征。本病起缓慢，呈进行性不可逆，以智能损害为主，最终常因营养不良、褥疮、肺炎等并发症或因衰竭而死亡。

### （一）流行病学

AD是老年期最常见疾病之一，世界卫生组织（WHO）估计全球65岁以上老年人群AD的患病率为4%~7%，女性AD的患病率约为男性的1倍~2倍。AD患病率与年龄密切相关，年龄平均每增加6.1岁，患病率升高1倍；在85岁以上老年人群中，AD患病率可高达20%~30%。《中国阿尔茨海默病报告2022》报道2019年我国阿尔茨海默病及相关痴呆的患病率为0.788%，目前我国AD患者已经超过980万，是世界上AD患者最多、增长速度最快的地区。AD的发病危险因素包括年老、女性、痴呆家族史、脑外伤史、抑郁症史、低教育水平等。

### （二）神经病理改变

AD患者大脑病理改变主要为大脑半球皮质弥漫性萎缩，脑回变窄，脑沟增宽，脑室扩大，尤以颞顶叶和海马最明显。特征性病理改变为：老年斑、神经元纤维缠结、神经元减少和神经元颗粒空泡变性及血管壁淀粉样蛋白变性等。

### （三）病因及发病机制

**1. 遗传因素** 近年来发现，三种早发型家族性常染色体显性遗传的AD致病基因分别为Aβ前体蛋白（β-amyloid precursor protein，APP）基因（位于第21号染色体）、早老素蛋白1（presenilin 1，PS1）基因（位于第14号染色体）和早老素蛋白2（presenilin 2，PS2）基因（位于第1号染色体）。此外，位于19号染色体上的载脂蛋白E（APOE）基因是晚发型AD的重要危险基因。

**2. 淀粉样蛋白沉积学说**　患者大脑皮质、海马、某些皮层下核团如杏仁核等中有大量的 SP 形成，SP 中心就是 $\beta$ 淀粉样蛋白。

**3. Tau 蛋白异常修饰学说**　大脑皮质、海马及皮质下神经元存在大量 NFT。NFT 是由双股螺旋丝构成的，其主要成分是高度磷酸化的 tau 蛋白。

**4. 胆碱功能低下假说**　AD 患者脑部 Ach 明显缺乏，乙酰胆碱酯酶和胆碱乙酰转移酶活性降低，特别是海马和新皮质部位。

**5. 氧化应激假说**　老年斑和神经元纤维缠结的主要成分 A$\beta$ 和 tau 蛋白是过度糖化的蛋白质，影响大脑能量代谢。

### （四）临床表现

AD 通常起病隐匿，进行性加重，无缓解，由发病至死亡平均病程 8～10 年。其临床表现包括：认知损害症状、非认知性神经精神症状及日常生活能力减退 3 个方面。根据疾病的发展和认知功能缺损的严重程度，可分为轻度、中度和重度。

**1. 轻度**　首发及最明显症状常为近记忆障碍，如经常遗落物品，忘记重要的事；学习新事物困难。常有时间定向障碍、计算力减退、思维迟缓等。早期患者对自己记忆问题有一定的自知力，力求弥补和掩饰，如经常做记录，避免因记忆障碍对工作和生活带来不良影响，可伴有轻度的焦虑和抑郁。患者的个人生活基本能自理。人格改变往往出现在疾病的早期，如缺乏主动性、孤独、自私，对周围环境兴趣减少，对周围人漠不关心，情绪不稳，易激惹等。

**2. 中度**　表现为日益严重的记忆障碍，患者不能独自生活，用过的物品随手即忘，丢三落四，忘记自己亲友的姓名及家庭住址。有时因记忆减退而出现错构和虚构。远记忆力也受损，不能回忆自己的工作经历，甚至不知道自己的出生年月。除时间定向障碍外，地点定向也出现障碍，容易迷路走失。言语功能障碍明显，讲话无序，内容空洞，命名困难。不认识自己的亲人和朋友，甚至不认识镜子中自己的影像。到此阶段，患者不能独立生活，甚至洗漱、穿衣等基础的生活料理也需家人督促或帮助。

患者的精神和行为障碍也比较突出，情绪波动不稳。有时片段的妄想或幻觉。最常见的妄想是被窃妄想，其次是嫉妒妄想。幻觉中以视幻觉较多见。睡眠障碍，部分患者白天思睡、夜间不宁。行为紊乱，常拾捡破烂、乱拿他人之物，亦可表现本能活动亢进，当众裸体，有时出现攻击行为。

**3. 重度**　记忆力、思维及其他认知功能皆严重受损。语言表达能力进一步退化，最终丧失语言功能。患者逐渐丧失行走能力，最终只能终日卧床，大、小便失禁。晚期患者可出现原始反射等。

### （五）诊断与鉴别诊断

ICD - 11 中对 AD 的诊断是描述性的介绍，没有可操作性的标准。AD 诊断目前多依据 1984 年美国国立神经病、语言障碍和卒中研究所 - 阿尔茨海默病及相关疾病协会（NINCDS - ADRDA）或 2011 版美国国立老化研究所和阿尔茨海默病协会（NIA - AA）提出的 AD 诊断标准进行：①首先符合痴呆的标准；②痴呆的发生和发展符合 AD 的特征：隐匿起病、缓慢进行性恶化，且有 PET 或脑脊液检查出 A$\beta$ 或 tau 蛋白的病理学依据；③需排除其他原因导致的痴呆。

鉴别诊断方面，应注意与血管性痴呆以及其他脑原发性退行性病变如匹克（Pick）病和帕金森病所引起的痴呆、额颞叶痴呆、路易体痴呆相鉴别。此外，还要注意与谵妄、抑郁障碍导致的假性痴呆相鉴别。

### （六）治疗

目前尚无特效疗法逆转或阻止阿尔茨海默病的病情进展，但早期在支持、对症治疗策略基础上进行针对病因的干预治疗，可延缓患者日常生活质量减退。主要治疗原则为：改善 AD 认知功能，减慢疾病的进展速度，延缓疾病的发生。

**1. 改善认知功能的药物治疗**

（1）胆碱酯酶抑制剂　此类药物包括多奈哌齐（donepezil）、卡巴拉汀（rivastigmine）、加兰他敏（galanthamine）、石杉碱甲（huperzine A）等，用于治疗轻、中度 AD。

（2）NMDA 受体拮抗剂　美金刚（memantine）是低亲和力、非竞争性 NMDA 受体拮抗剂，被推荐用于中、重度 AD。

（3）甘露特钠胶囊（九期一）　是我国原创首个脑 - 肠轴靶向的 AD 治疗新药，突破了传统药物单一靶点，其可能通过减轻肠道菌群的失调和神经性炎症从而改善认知功能障碍，用于轻度至中度 AD 患者。

（4）针对 Aβ 蛋白的单克隆抗体　Aducanumab（Aduhelm）是特异性靶向 Aβ 的单克隆抗体，也是迄今为止首个精准清除 Aβ 蛋白的治疗方法。

**2. 对症治疗**　对于伴发的精神行为症状，在使用促认知药物后精神症状无改善时可酌情使用抗精神病药物，用药原则是低剂量起始，缓慢增量。

**3. 心理社会治疗及康复保健**　对轻症患者鼓励患者尽可能地参加各种社会活动，处理自己的日常生活。对重症患者调整环境，防止摔伤、自伤、外出不归等意外发生；有效的护理能延长患者的生命及改善生活质量。

---

⊕ **知识链接**

**AD 痴呆前阶段的概念**

2011 年在美国国立老化研究所和阿尔茨海默病协会（NIA - AA）制定的 AD 新的诊断标准中明确提出了 AD 临床前阶段的概念。AD 痴呆阶段是指 AD 病理生理发展到一定程度而出现临床症状的时期，相当于传统意义上的 AD，而 AD 痴呆前阶段（pre - dementia stage）是一个新的概念，此阶段可有 AD 病理生理改变，无或有临床症状，包括临床前 AD（preclinical stages of AD）和 AD 源性轻度认知功能障碍（mild cognitive impairment due to AD, MCI due to AD）。将临床前 AD 和 AD 源性轻度认知障碍合称为 AD 痴呆前阶段的意义在于：①与临床前 AD 和 AD 源性轻度认知障碍的概念相比，AD 痴呆前阶段的概念更容易理解，有利于唤起研究人员和公众对这一阶段的重视；②目前对 AD 的干预研究主要是前移至临床前 AD 和 AD 源性轻度认知障碍阶段，而这两个阶段都包含在 AD 痴呆前阶段的概念中。需要指出的是，目前临床前 AD 的概念和框架主要用于科研和药物临床试验，不宜用于临床诊断。

---

## 二、血管性痴呆

血管性痴呆（vascular dementia，VD）是由于脑血管病变（脑梗死、脑出血、脑静脉病变等）导致的痴呆。通常以突然起病、波动或阶梯样病程和局灶神经功能缺失为主。

VD 潜伏期较长，早期不易发现，临床表现亦很大程度上取决于脑损伤的部位，随着病情的进展会出现明显的认知功能受损和精神行为症状。VD 患者的认知功能受损主要表现为注意、执行、语言、视空间能力、记忆和学习等方面的受损等。VD 患者的精神行为异常多表现为抑郁、淡漠、人格改变、精神运动迟缓、幻听、幻视、情感脆弱易激惹和苦笑无常等，其中以抑郁最为常见。VD 患者的日常生活自理能力、理解力、判断力以及待人接物的能力均能较长时间保持良好状态，人格也保持较好。

除了预防和治疗原发脑血管疾病外，VD 的治疗原则为：改善血流、预防再发脑梗死、促进大脑代谢，以阻止疾病进展、改善和缓解症状。

## 三、其他痴呆

**1. 额颞叶痴呆（frontotemporal dementia，FTD）** 是一组以进行性精神行为异常、执行功能障碍和语言损害为主要特征的痴呆症候群，其病理特征为选择性的额叶和（或）颞叶进行性萎缩。治疗上无有效的药物推荐，目前主要是针对行为、运动和认知障碍等的对症治疗。

**2. 路易体痴呆（dementia with Lewy body，DLB）** 该病是以波动的认知功能障碍、鲜明生动的视幻觉以及帕金森综合征为主要临床表现，以路易小体（Lewy bodies，LBs）为主要病理特征的神经系统变性疾病。本病多为散发，虽然偶有家族性发病，但是并无明确的遗传倾向。目前无有效治愈的药物，但可采用对症治疗，以期延缓病程进展，改善患者生活质量。

**3. 帕金森病性痴呆（dementia with Parkinson's disease，PDD）** PDD 主要表现为皮层下认知损害的特征，表现为执行功能障碍、注意缺陷、视空间功能障碍、语言障碍、学习能力减退。治疗上使用胆碱酯酶抑制剂治疗帕金森，病情缓解后认知症状和精神症状可在一定程度上得到改善。PDD 伴随的精神症状持续存在时，可考虑使用小剂量抗精神病药物。

# 第三节  脑器质性精神障碍

PPT

## 一、概述

脑器质性精神障碍是指脑部有明显的病理形态或病理生理改变所导致的精神障碍。

### （一）脑器质性精神障碍的共同特点

1. 有引起精神综合征的脑部疾病、脑损害或脑功能不全的证据。

2. 精神综合征发作和脑部病变的进展有时间上的关系（几周或几个月）。

3. 精神障碍随着原发性脑疾病的缓解而恢复。

4. 没有证据显示精神综合征是由其他病因引起（如明显的家族遗传史或应激）。

### （二）脑器质性精神障碍的治疗原则

**1. 积极治疗原发病** 略。

**2. 一般支持治疗** 积极纠正水、电解质紊乱和酸碱平衡失调；补充营养、能量、维生素和水分；加强脑保护治疗。护理重点为保证患者的饮食出入量、睡眠和休息，防止患者自伤、伤人，躯体情况严重者应观察患者的生命体征。

**3. 针对精神障碍对症治疗** 根据不同症状选用合适的精神药物：①对兴奋躁动者可选用地西泮、氟哌啶醇等；②对幻觉妄想者，可选用新型抗精神病药物，如利培酮、奥氮平等，或传统抗精神病药物等；③对抑郁状态者可选用选择性 5-HT 再摄取抑制药，如氟西汀、帕罗西汀等；或 5-HT-NE 再摄取抑制药，如文拉法辛、度洛西汀等；④对意识障碍者，可选用甲氯酚酯、胞磷胆碱等，禁用镇静药和抗精神病药；⑤在应用抗精神病药时，应遵循选用速效而不良反应较小的药物，小剂量开始，缓慢递增，症状改善则予减量的原则。

## 二、颅内感染所致的精神障碍

颅内感染所致精神障碍是由于病毒、细菌、螺旋体、真菌、原虫或其他微生物、寄生虫等直接侵犯脑组织而引起的精神障碍。

### （一）急性病毒性脑炎所致精神障碍

患者多急性或亚急性起病，表现为头痛、呕吐、易激惹、怕光、颈部强直及视盘水肿等，轻中度发热，表现为不同程度的意识障碍。精神症状可以是首发或唯一症状。可表现为精神运动性抑制或精神运动性兴奋，可有视幻觉、听幻觉、各种妄想等。这些症状主要包括意识障碍、精神分裂样症状、智能障碍、记忆障碍，疾病恢复阶段可出现脑衰弱综合征。

早期抗病毒治疗是关键。另外，积极的对症治疗亦十分重要。对兴奋躁动、幻觉妄想等症状可给予适当抗精神病药物。

### （二）梅毒所致精神障碍

是由梅毒螺旋体侵犯大脑实质而引起的，导致大脑萎缩，额叶的病理改变最突出，主要表现为脑萎缩，神经细胞变性，脱失皮质结构紊乱。大约10%未经治疗的梅毒患者发展为神经梅毒，严重者可出现重度神经认知障碍即麻痹性痴呆（general paresis of insane）。典型病程常隐匿起病，起初出现构音障碍、反射亢进和癫痫样发作，伴有记忆障碍、易激惹以及情绪波动。发生痴呆的同时，也可出现精神症状，如欣快、幼稚的自夸和夸大妄想等。治疗以青霉素或其他抗生素为核心，抗精神病药和抗抑郁药可用于对症治疗。

### （三）人类免疫缺陷病毒感染所致精神障碍

人类免疫缺陷病毒（human immunodeficiency virus，HIV）感染所致疾病又称获得性免疫缺陷综合征或艾滋病（AIDS），是一种由反转录病毒引起的传染病。本病神经精神并发症较为突出，呈多样性，主要有以下表现。

**1. 痴呆**　表现为记忆力明显减退，可出现错构及虚构，阅读困难，计算、分析及判断力减退，行为退缩，呈痴呆状。

**2. 情感障碍**　患病初期，患者通常反应为否认、愤怒、恐惧、焦虑和抑郁。抑郁是最常见的精神症状，表现为情绪低落，睡眠节律改变，食欲下降，体重减轻、疲乏、激越、自卑、自责、反复出现自杀观念等。患者还可以表现为焦躁不安、易激惹、心悸、多汗、周身不适，有时可出现恐惧及强迫现象。

**3. 精神病性症状**　常发生在疾病中、晚期，类似功能性精神病。

**4. 意识障碍**　多在疾病的晚期发生谵妄，可表现为意识模糊、定向障碍、言语杂乱、兴奋躁动，可伴有幻觉，如幻听、幻视等。

对于HIV所致精神障碍，临床上可使用抗反转录病毒药物治疗原发病。有精神症状者可予抗精神病药物对症处理。

## 三、脑外伤所致的精神障碍

在脑外伤的急性期患者会出现意识障碍，严重者会表现为谵妄甚至昏迷。部分患者会出现脑外伤后遗忘（post-traumatic amnesia，PTA），又称顺行性遗忘，患者忘记脑外伤发生当时及其后一段时间的经历。PTA的长度指由受伤一刻开始，直至正常的连续性记忆恢复为止，通常由数分钟至数星期不等。PTA可作为临床评估脑外伤严重程度的一个指标，即PTA愈长，脑损伤便愈严重。

脑外伤的慢性精神障碍有智能障碍、人格改变及精神病性症状。智能障碍以反应迟钝、记忆力减退为主，很少出现痴呆。患者的人格改变一般以"兴奋"为突出表现，患者兴奋、冲动、易激惹甚至阵发暴怒；另一类以"淡漠"为突出表现，患者变得孤僻、冷漠、退缩、自我中心或丧失进取心。头部外伤后部分患者经过一段时间会出现重性精神病症状，如精神分裂样症状与偏执性精神病症状。脑外伤与精神病之间的因果关系很难确定。

脑震荡后综合征（postconcussional syndrome）是各种脑外伤的慢性后遗症中最普遍的。主要表现为头痛、头晕、疲乏、耳鸣、焦虑、失眠、注意力不集中、记忆减退、对声光敏感、情绪不稳等。部分患者在求医过程中表现出疑病倾向。CNS 和神经影像检查无明显异常。此综合征与心理社会因素有很大关系。

颅脑外伤急性阶段的治疗主要由神经外科处理。危险期过后，应积极治疗精神症状。处理外伤性谵妄的原则与其他谵妄相同，但对尚有意识障碍者应慎用精神药物。对人格改变的患者可尝试行为治疗，并帮助患者家属及同事正确认识及接纳患者的行为。对于伴发的精神病性症状，可采用抗精神病药物治疗，其用法、剂量与治疗功能性精神障碍的原则相同。

## 四、颅内肿瘤所致的精神障碍

有 20%～40% 的颅内肿瘤患者出现精神症状，部分颅内肿瘤患者早期只有精神症状，容易导致误诊。

肿瘤发生的部位与精神症状有关。额叶肿瘤在早期少有神经系统定位体征，而精神障碍较多见。有智力广泛受损、情感易激惹、人格障碍等。颞叶肿瘤患者约一半会出现颞叶癫痫，多伴有智力缺损和与额叶受损类似的人格改变。枕叶肿瘤最特定的症状是视幻觉，通常是原始性视幻觉，也可有比较复杂的视幻觉。第三脑室附近的肿瘤导致的典型症状是遗忘综合征，间脑肿瘤的特征性症状是嗜睡。垂体肿瘤可造成内分泌障碍（如库兴氏病等），继而出现相关的精神症状。胼胝体肿瘤与额叶肿瘤的精神症状相似，但引起精神运动性抑制症状更常见。

详细准确的病史采集，仔细的躯体及神经系统检查，脑脊液检查、脑电图、CT、MRI、PET 等辅助检查，可有助于明确诊断。患者在被诊断为颅内肿瘤后，常出现焦虑、抑郁等心理反应。在临床处置时应鉴别精神症状是继发于肿瘤还是对肿瘤的心理反应。

确诊颅内肿瘤的患者以手术、化疗和放疗为基础治疗方法。若出现精神症状可给予小剂量精神药物对症治疗。

## 五、癫痫所致的精神障碍

癫痫是神经科的常见病和多发病。癫痫患者中精神障碍的患病率远高于正常人群。约 1/4 的癫痫患者具有躁狂、抑郁、人格障碍以及性欲低下等问题，难治性癫痫更易出现精神障碍。

### （一）临床表现

根据精神障碍与癫痫发作有无直接关系，癫痫性精神障碍可以分为发作相关的精神障碍和与发作无关的发作间歇期精神障碍。前者包括发作期和发作前后的精神障碍。

**1. 发作前精神障碍**  表现为前驱症状和先兆。部分患者在癫痫发作前数分钟、数小时或数天，出现易激惹、紧张、失眠、坐立不安，甚至极度抑郁，症状通常随着癫痫发作而终止。

**2. 发作时精神障碍**

（1）知觉障碍  表现为历时仅数秒钟的幻视、视物显大、显小、视物变形、内容单调的幻听或片段的音乐、歌曲以及上腹不适、恶心、恐惧、感觉异常等先兆。

（2）记忆障碍  患者可体验到一种记忆障碍，如突然不能回忆某些特别熟悉的名字，似曾相识感、旧事如新感。

（3）思维障碍  可有思维中断，患者感觉自己的思潮突然停止；或有强迫性思维，患者的思维不受自己意愿支配，强制性地涌现在脑内，并常互相缺乏联系，但意识保存。这种症状可能是由于额叶病灶所致。

（4）情感障碍　可有发作性的恐怖、情感高涨、抑郁及愤怒表现。发作性恐怖是情绪发作中最常见的一种。有时发作常与错觉、幻觉同时存在。

（5）自动症　最常见于复杂部分性发作。核心症状为意识障碍，患者常在意识模糊的情况下做出一些无目的、无意义的动作。患者的意识逐渐恢复后，对发生的事情无记忆。整个过程一般长达半分钟到数分钟。

（6）神游症（fugue）　比自动症少见，历时可达数小时、数天甚至数周。意识障碍程度较轻，异常行为较为复杂，对周围环境有一定感知能力，亦能做出相应的反应。表现为无目的地外出漫游，可出远门，亦能从事协调的活动，如购物、简单交谈。发作后遗忘或回忆困难。

（7）朦胧状态（twilight state）　发作突然，通常持续1至数小时，有时可长至1周以上。患者表现为意识障碍，伴有情感和感知觉障碍，如恐怖、愤怒等，也可表现情感淡漠和思维、动作迟缓等。

**3. 发作后精神障碍**　在发作后常出现意识模糊、定向障碍、幻觉、妄想、情感暴发，也可有兴奋躁动或狂暴行为。通常历时数分钟至数小时或更长，醒后不能回忆。

**4. 发作间歇期精神障碍**

（1）类精神分裂样症状　是指慢性癫痫患者尤其是颞叶癫痫患者出现的慢性幻觉妄想性类精神分裂样症状。这类患者区别于精神分裂症患者在于视幻觉多于听幻觉，情感表达和社会接触相对保持较好，常伴有器质性病变的一些临床特征，如迟钝、思维刻板和记忆障碍等。

（2）情感障碍　以焦虑和抑郁为主，也有周期性心境恶劣，患者在无明显诱因的情况下突然出现情绪低落、苦闷、紧张、易激惹，甚至出现攻击行为，癫痫伴发躁狂状态较罕见。

（3）人格改变　人格改变较为常见，以左颞叶病灶和大发作的患者较多，与脑器质性损害、社会心理因素、癫痫发作类型、长期使用抗癫痫药及患者原来人格特征等因素相关，表现为敏感多疑、思维黏滞等。

（4）智能障碍　少数癫痫患者会出现智力减退、注意力不集中和判断能力下降，常伴有人格障碍和行为问题。

### （二）诊断和治疗

除详细收集病史外，躯体和神经系统与脑电图检查十分重要，必要时可做头部CT、MRI等检查。注意与分离障碍、发作性睡病、晕厥和低血糖症鉴别。

治疗癫痫的一般原则是：尽可能单一用药，鼓励患者遵医嘱服药，定期进行血药浓度监测。依据癫痫的类型来选择药物并严密观察不良反应。

癫痫性精神障碍的治疗，应在治疗癫痫的基础上根据精神症状选用药物，注意选择致癫痫作用较弱的药物。

# 第四节　躯体疾病所致精神障碍

PPT

## 一、概述

躯体疾病所致精神障碍（mental disorder due to medical condition）是指由脑以外的各种躯体疾病，如躯体感染、内脏器官疾病、内分泌疾病、营养代谢疾病等引起脑功能紊乱而产生的一类精神障碍。

## 二、躯体感染疾病所致精神障碍

躯体感染所致精神障碍是指由病毒、细菌、螺旋体、原虫或其他微生物引起的全身感染而伴发的精神障碍，感染病原体没有直接感染颅内。精神症状的产生与病毒、细菌毒素引起机体功能和代谢紊乱，直接或间接损坏脑细胞，最终导致脑功能障碍有关。多数躯体感染者出现的精神症状轻微且短暂，如难以集中注意力，轻度意识障碍、焦虑、抑郁、失眠、精神疲乏等，仅少数患者出现比较严重的精神障碍。

躯体感染所致的精神障碍有其共同点：急性期以意识障碍最常见；慢性感染多见类躁狂状态、抑郁状态、类分裂样状态、人格改变、行为异常及智能障碍。精神症状通常与感染密切相关，感染性疾病好转后，精神症状也会随之好转。以下列举几种常见的感染疾病所致的精神障碍。

**1. 流行性感冒所致精神障碍**　流行性感冒患者早期可出现失眠或嗜睡，同时伴有头痛、易疲劳等；高热期可出现焦虑或抑郁样症状，少数患者可出现意识障碍或是谵妄状态；恢复期可出现残留睡眠问题以及抑郁焦虑样症状。

**2. 肺炎所致精神障碍**　肺炎出现精神症状相对在高热期多见，以意识障碍为主，表现为意识模糊，严重时出现谵妄状态。意识障碍持续时间不长，随肺炎的控制而好转。

**3. 感染性心内膜炎所致精神障碍**　感染性心内膜炎是心脏内膜表面的微生物感染，伴赘生物形成，常由链球菌、金黄色葡萄球菌感染所引起。发热期多数患者有轻微的精神症状，严重者可出现谵妄。如心内膜炎并发脑膜炎时，常会出现激越、行为改变、意识障碍等，亦可伴有局部神经系统体征。

## 三、内脏器官疾病所致精神障碍

### （一）呼吸系统疾病所致精神障碍

几乎所有严重的呼吸系统疾病都可产生精神症状。临床主要表现为焦虑、抑郁、认知功能障碍，甚至木僵、谵妄、昏迷。

**1. 慢性阻塞性肺部疾病（chronic obstructive pulmonary disease，COPD）**　是呼吸系统疾病中的常见病和多发病。患者焦虑、抑郁症状常见，部分重度患者或病情急性加重时可出现惊恐障碍。对COPD患者进行抗焦虑治疗时要避免药物对呼吸中枢的抑制，新一代抗抑郁剂安全性和耐受性较好，可从小剂量开始应用。

**2. 肺性脑病（pulmonary encephalopathy）**　又称肺脑综合征，是严重肺部疾病所导致精神障碍的总称。其基本的病理生理变化为缺氧和 $CO_2$ 潴留。随 $PaCO_2$ 升高，病情加重，患者可表现为先兴奋后抑制现象。发生肺性脑病时主要表现意识障碍，神志淡漠、嗜睡、昏睡，并可出现肌肉震颤或扑翼样震颤、间隙抽搐，随着病情进展可出现昏睡、昏迷。

在治疗方面，积极治疗原发疾病，包括控制感染，改善心功能，纠正酸中毒等。对意识障碍者不可应用镇静或催眠药，以免加重 $CO_2$ 潴留。对精神病性症状可给予小剂量抗精神病药物，禁用麻醉剂及催眠剂，均应从小剂量开始，以不产生严重嗜睡为宜。

### （二）消化系统疾病所致精神障碍

**1. 肝性脑病（hepatic encephalopathy）**　又称肝性昏迷，是指严重肝病引起的，以代谢紊乱为基础的 CNS 功能失调综合征。

临床上根据意识障碍程度、神经系统表现和脑电图改变将肝性脑病从轻微的精神异常到深昏迷分为前驱期、昏迷前期、昏睡期和昏迷期。前驱期精神障碍以情绪障碍和行为异常为主，患者可表现欣快激动或情感淡漠两种主症，少数患者可出现嗜睡；昏迷前期主要表现为明显的嗜睡，并伴有定向障碍和认知功能减退，随着病情的加重可出现谵妄等；昏睡期患者主要表现为意识清晰度明显下降，不能被完全唤醒；若病情不能控制，即进入昏迷期。

在治疗方面，应以原发躯体疾病治疗为主。由于肝功能损坏，对药物的代谢功能减弱，原则上不使用抗精神病药物，需要使用时也当十分慎重。

**2. 胰腺疾病** 急性胰腺炎、慢性胰腺炎和胰腺癌均可导致精神障碍。临床表现为抑郁、谵妄、幻觉、妄想、智能障碍及意识障碍、定向障碍等。精神障碍的治疗以对症为主，出现意识障碍时要慎重用药。

### （三）肾脏疾病所致精神障碍

**1. 肾性脑病（renal encephalopathy）** 又称尿毒症性脑病，是指各种原因引起的急性、慢性肾功能衰竭时所致的精神障碍。精神障碍一般出现在慢性肾衰竭的氮质血症期、肾衰竭期和尿毒症期，特别是尿毒症期。发病原因可能与尿素氮等代谢产物的潴留及血肌酐的明显增高有关。慢性肾衰竭患者早期可出现疲乏、记忆力下降、注意力不集中以及各种睡眠障碍，也常出现抑郁和焦虑等情绪障碍，严重者可出现自杀倾向；随着肾功能损害程度进一步加重，患者可出现人格改变，表现为敏感多疑、易冲动等，在尿毒症期患者也可出现错觉、幻觉、妄想等精神病性症状，以及兴奋、躁动、谵妄，直至出现昏睡、昏迷等。在治疗上以处理原发疾病为主；在精神症状治疗中，要注意选择肾毒性小的药物。

**2. 肾透析所致精神障碍** 部分透析患者会出现透析性脑病或"透析失衡"综合征，是由于透析时血和脑脊液中的尿素比例失调，脑脊液渗透压升高，引起颅内压升高与脑细胞肿胀所致，表现为头晕、头痛、呕吐、情绪波动、兴奋、躁动、烦躁不安、抽搐及意识障碍等。透析的慢性作用可造成持久的神经系统症状和智能的进行性下降，可表现为透析性痴呆（dialysis dementia），这一综合征通常出现在长期透析的患者中，其确切机制尚不清楚，可能与透析液铝含量增高有关。

## 四、内分泌及代谢障碍所致精神障碍

### （一）甲状腺功能障碍

**1. 甲状腺功能亢进（hyperthyroidism）** 简称甲亢，是由于甲状腺激素分泌过多所致，20～30岁左右的青年女性多发。

甲亢的主要精神症状为：①脑衰弱综合征，多发生在疾病的早期，表现为失眠、注意力不集中、疲倦等。②躁狂或抑郁状态，表现为情绪高涨、活动过度、兴奋性增高，老年患者表现为悲观抑郁等。③人格改变，部分患者有易怒、冲动、敏感多疑、情绪不稳定等。④精神运动性兴奋：可出现片段妄想和幻觉。⑤意识障碍，多发生在甲状腺危象（thyroid crisis）之时，呈谵妄状态，伴严重的精神运动性兴奋，随后迅速进入昏迷。

治疗时首先要控制甲状腺功能，当患者的甲状腺功能正常时，抑郁和焦虑症状常不需要治疗即可消失。对精神症状持续者予精神药物对症处理，对于焦虑、烦躁等症状可给予苯二氮䓬类等抗焦虑药物，同时也需注意心理治疗对患者的作用，对患者进行健康教育，解除其疑虑，增强其对治疗的信心。

**2. 甲状腺功能减退症（hypothyroidism）** 简称甲减，是由于甲状腺激素合成、分泌不足所致。甲减所致精神障碍临床常表现为抑郁，出现思维迟缓、言语缓慢、反应迟钝、记忆力减退和注意力不集中等症状。严重的患者出现淡漠、退缩和痴呆表现，甚至幻觉和妄想等精神病性症状。在甲状腺功能减退危象时可出现短暂的意识模糊。在寒冷的环境和季节可发生昏迷，称为黏液水肿性昏迷。

治疗时应首先治疗甲减，躯体和精神症状经甲状腺素替代治疗后均可以缓解。对精神症状严重者，可采用低剂量抗精神病药物控制妄想及幻觉，采用抗抑郁剂消除抑郁情绪。该病若长期得不到治疗，认知损害会持久存在。

### （二）肾上腺功能异常

**1. 肾上腺皮质醇增多症**　又称 Cushing 综合征，是指糖皮质激素分泌过多所致的一组疾病。患者半数以上存在精神症状，常见的认知功能损害有注意损害和记忆减退，部分患者可以出现幻觉、妄想和人格解体。通常治疗后症状会随病情好转，但认知损害恢复较慢，可加强认知训练以促其好转。

**2. 肾上腺皮质功能减退症（adrenocortical insufficiency）**　是由于肾上腺分泌的三种类固醇激素（糖皮质激素、盐皮质激素和雄性激素）不足所致。急性肾上腺皮质功能减退常威胁生命，可发展为谵妄、木僵或昏迷。慢性肾上腺皮质功能减退症起病隐袭，类似抑郁症状，注意和记忆障碍、人格改变、幻觉、妄想少见。积极治疗原发病，替代疗法可快速缓解躯体和精神症状。

### （三）甲状旁腺功能异常

**1. 甲状旁腺功能亢进症（hyperparathyroidism）**　常见精神症状为抑郁焦虑状态，以抑郁为主，情绪低落、乏力、意志减退、缺乏主动性和焦虑不安，也可出现记忆减退和思维迟缓。甲状旁腺危象时可出现急性器质性精神障碍，表现为意识浑浊、幻觉、妄想和攻击行为等，患者可反复抽搐，出现昏睡和昏迷。

**2. 甲状旁腺功能减退症（hypoparathyroidism）**　通常发生是由于切除或是损害甲状旁腺，血钙下降而导致谵妄。在特发性患者中，起病隐袭，可表现为注意力难以集中，智能损害，严重病例可有记忆力严重减退、人格衰退等。补充钙剂对躯体和精神症状均有效果，但已出现智力减退者治疗后很难恢复。

### （四）糖尿病所致精神障碍

糖尿病所致精神障碍是最常见的营养代谢疾病所致精神障碍。其主要发病机制是由于胰岛素分泌不足和（或）靶细胞对胰岛素敏感性降低而引起的血糖、脂肪、蛋白质和水电解质代谢紊乱而伴发的精神障碍。糖尿病认知功能障碍的发生风险随年龄增加而升高。糖尿病所致精神障碍最常见的是焦虑和抑郁。慢性糖尿病可见轻度认知障碍或轻度痴呆。在发生糖尿病严重并发症的前驱期，患者可出现急性认知损害，临床表现为行为紊乱，病情加重后患者可出现意识障碍，包括谵妄状态。

治疗上积极控制血糖，针对不同的精神症状可给予抗精神病药物对症处理。

## 五、结缔组织病所致精神障碍

风湿性疾病又称结缔组织病（connective tissue disease，CTD），目前认为是一组自身免疫性疾病，以血管和结缔组织慢性炎症的病理改变为基础，病变常累及多系统和多脏器，临床症状复杂多变，可伴有精神症状，甚至一些患者以精神症状为首发表现。

### （一）系统性红斑狼疮

系统性红斑狼疮（systemic lupus erythematosus，SLE）是一种临床表现有多系统损害症状的慢性系统性自身免疫病。当本病累及中枢神经系统（CNS）时，可产生神经精神症状，并称之为神经精神狼疮（neuropsychiatry lopus，NP 狼疮）。精神症状常见于病程后期，症状缺乏特异性且多样化，很容易引起误诊。常见的精神症状有：类神经样状态、类分裂样状态、类躁狂状态或出现抑郁状态。

治疗主要为肾上腺皮质激素治疗。此外，针对不同的精神症状，可采用抗焦虑、抗抑郁、抗精神病药物治疗，但要注意治疗 SLE 药物引起的精神症状，遇有意识障碍时则应禁用或慎用。

### （二）类风湿性关节炎

类风湿性关节炎（rheumatoid arthritis，RA）是一种累及周围关节为主的慢性、进行性、多系统性的炎症性自身免疫病。相关精神症状可见于下面两种情况。

**1. 躯体疾病引起的功能障碍**　使患者工作、家庭生活受限，引起焦虑、抑郁等情绪障碍和治疗不合作，对此心理治疗有效。

**2. 药物治疗可以引起一些精神症状**　如非甾体类抗炎药可引起认知功能损害，甚至出现躁狂、谵妄和精神病性症状，且老年人更容易发生精神症状。糖皮质激素可引起情绪不稳、睡眠障碍、谵妄和精神病性症状，且症状与剂量相关。

类风湿性关节炎所致精神障碍的药物治疗中，必须避免使用可能引起锥体外系副作用的抗精神病药；三环类抗抑郁剂的抗胆碱副作用可加重眼干和口干，也应特别注意。

答案解析

## 目标检测

1. 什么是神经认知障碍？
2. 试述神经认知障碍的常见临床综合征？
3. 简述痴呆的临床特点？
4. 试述阿尔茨海默病神经病理改变有哪些？
5. 简述脑器质性精神障碍临床表现的共同特点。

（刘　亮　孙娇娇）

**书网融合……**

本章小结

题库

# 第六章　物质使用或成瘾行为所致障碍

📖 学习目标

**1. 掌握**　精神活性物质、依赖、耐受性及戒断症状等基本概念；酒精急性中毒、戒断的诊断及治疗原则。

**2. 熟悉**　精神活性物质滥用的原因；阿片类物质脱毒治疗原则。

**3. 了解**　了解精神活性物质的分类；中枢神经系统兴奋剂及氯胺酮滥用的临床表现及治疗原则；游戏障碍及赌博障碍的临床表现。

**4. 学会**　物质使用或成瘾行为所致障碍的共同特点及治疗原则；具备鉴别常见相关障碍的能力。

## 第一节　概　述

PPT

## 一、基本概念

**1. 精神活性物质（psychoactive substances）**　又称物质（substances）、成瘾物质或药物（drug），指能够影响人类情绪、行为、改变意识状态，并有致依赖作用的一类化学物质，人们使用这些物质的目的在于取得或保持某些特殊的心理、生理状态。

**2. 有害使用（harmful use）**　指反复使用药物，偏离了社会规范与医疗允许，导致明显不良后果，如损害了躯体、心理健康及职业功能，导致法律上的问题等。为了强调物质使用持续性特点，ICD-11提出有害使用模式的概念，主要关注生理与心理伤害，并根据持续时间和特点进一步分为发作性有害使用和持续性有害使用。有害使用一般不具备明显的耐受性增加或戒断综合征，反之就是依赖综合征。

**3. 依赖（dependence）**　是一组认知、行为和生理症状群，使用者尽管明白滥用成瘾物质会带来问题，但仍然继续使用。自我用药导致了耐受性增加、戒断症状和强制性觅药行为。所谓强制性觅药行为是指使用者冲动性使用药物，不顾一切后果，是自我失去控制的表现。

传统上将依赖分为躯体依赖和心理依赖。躯体依赖也称生理依赖，主要表现为耐受性增加和戒断症状。心理依赖又称精神依赖，主要表现为在渴求支配下的强制性觅药行为。精神依赖是依赖综合征的根本特征，诊断依赖综合征必须存在精神依赖。

**4. 成瘾（addiction）**　被广泛使用在日常生活中，与依赖基本同义。主要具有以下特征：①对物质使用或成瘾行为难以控制，通常伴有强烈渴求感；②控制能力受损，对物质使用或成瘾行为的开始、过程及结束难以控制；③对物质使用或成瘾行为在日常生活中处于优先地位，即使出现负面后果仍在继续；④耐受性增加；⑤停止或减少使用可出现戒断症状。

**5. 耐受性（tolerance）**　是指反复使用精神活性物质后，使用者必须增加剂量方能获得所需效果，或使用原来剂量达不到所需效果。机制是长期反复使用成瘾物质后，机体 CNS 受体数量和敏感性出现适应性现象。

**6. 戒断状态（withdrawal state）**　指停止使用药物或减少使用剂量或使用拮抗剂占据受体后所出现的特殊的心理生理症状群，其机制是由于长期用药后，突然停药引起的适应性的反跳（rebound）。不同药物的戒断综合征不同，一般表现为与所使用药物药理作用相反的症状和体征，强度与药物品种、剂量、使用时间、途径及停药速度等有关。

## 二、物质使用或成瘾行为的分类

### （一）物质使用分类

主要根据精神活性物质的药理特性，可分以下几种。

**1. CNS 抑制剂**　能抑制 CNS，如酒精、苯二氮䓬类、巴比妥类等。

**2. CNS 兴奋剂**　能兴奋 CNS，如苯丙胺类药物、可卡因、咖啡因等。

**3. 大麻**　作为世界上最古老、最有名的致幻剂，其主要成分为四氢大麻酚。

**4. 致幻剂**　能改变意识状态或感知觉，如麦角酸二乙酰胺（LSD）、苯环己哌啶（PCP）、氯胺酮等。

**5. 阿片类**　包括天然、人工合成或半合成的阿片类物质，如海洛因、吗啡、鸦片、美沙酮、二氢埃托啡、哌替啶、丁丙诺啡等。

**6. 挥发性溶剂**　如丙酮、汽油、稀料、甲苯、嗅胶等。

**7. 烟草**

### （二）行为成瘾分类

**1. 游戏障碍**　持续或反复的游戏行为，即在线和线下"电子游戏"。

**2. 赌博成瘾**　包括线下赌博，如购买彩票、打麻将、六合彩、老虎机、赌球和赌赛马等，以及线上通过互联网进行赌博行为。

## 三、物质使用或成瘾行为的相关因素

与其他疾病一样，精神活性物质的滥用与社会因素、心理因素及生物学因素相关。

### （一）社会因素

包括：①可获得性；②家庭因素，如家庭功能不良、单亲家庭等，其中家庭成员吸毒是青少年吸毒的重要危险因素之一；③同伴影响、同伴压力等；④文化背景、宗教信仰、社会环境等因素。

### （二）心理因素

多数精神活性物质一方面具有增强正性情绪的作用，如"酒逢知己千杯少"，吸毒后的"飘飘然"之类快感等；另一方面也能减轻负性情绪的作用，如"一醉解千愁""何以解忧，唯有杜康"，尤其是形成物质依赖后，由于戒断症状的出现，让依赖者痛苦不堪，必须反复使用成瘾物质才能缓解戒断症状，这是成瘾者复发的最主要的原因。

### （三）生物学因素

**1. 脑内的"犒赏系统"与成瘾**　已有证明，人脑及动物脑内存在一种"犒赏系统（reward system）"，其中腹侧被盖区（ventral tegmental area，VTA）和伏隔核（nucleus accumbens，NAc）是研究者较为感兴趣的部位。因此，VTA–NAc 中脑边缘 DA 系统常被称为犒赏中枢。

DA 是一种与愉快情绪有关的神经递质。某些本能有关的行为（饮食、性、哺乳等）及成瘾物质通过激活犒赏中枢通路上的神经细胞，发出较多的兴奋性冲动，并释放出一定量的 DA，从而产生愉悦体验。正常情况下释放的 DA 很快被重新摄取。

研究发现，尽管成瘾物质有不同的药理作用，但最后共同通路均是作用于中脑边缘系统的犒赏系统。苯丙胺类和可卡因药物是通过抑制突触间隙 DA 重吸收而增加 DA 释放，而阿片类可能是通过激动 $\mu$、$\delta$ 受体及解除 GABA 神经元对 DA 的抑制作用，间接促进 DA 的释放，使突触间隙中 DA 增加。过多的 DA 使得大脑犒赏中枢发出愉悦信号，使吸食者主观上产生某种陶醉感和欣快感。

由此可见，成瘾的结构基础是位于中脑边缘系统的犒赏系统，而成瘾物质或行为作用的直接后果是导致单胺类等递质的变化。成瘾物质或行为对犒赏系统的作用是产生精神依赖及觅药行为的根本动因。

**2. 代谢速度** 代谢速度的不同，对物质的耐受性就不同，依赖的易感性也不同。

**3. 遗传学因素** 家系研究显示成瘾障碍有家族聚集性，双生子研究和寄养子研究进一步证明了遗传在成瘾障碍发病中的作用。药物依赖或滥用家系成员中，药物滥用、酒精滥用、反社会人格、单相抑郁的相对危险性分别为对照家系的 6.7、3.5、7.6 和 5.1 倍。

总之，物质使用及成瘾行为的病因和发病机制非常复杂，一般认为是生物因素（遗传、代谢、生化等）、心理社会（包括文化、环境）等多种因素相互作用的结果。

# 第二节　物质使用所致精神障碍

PPT

## 一、阿片类

### （一）概述

阿片类药物（opiates）是指任何天然的或合成的、对机体产生类似吗啡效应的一类药物。阿片是从罂粟果中提取的粗制脂状渗出物，吗啡是阿片中镇痛的主要成分，大约占粗制品的 10%。

阿片类物质可以分为三大类：①天然的阿片生物碱，如吗啡、可待因；②半合成的衍生物，如海洛因、丁丙诺啡；③合成的阿片类镇痛剂，按化学结构又可以分为苯基哌啶类、二苯丙胺类、吗啡喃类和苯吗啡喃类四类。

### （二）阿片类药物的吸收与代谢

阿片类药物可通过不同的途径给药，如口服、注射或吸入等。阿片类药物口服时以非脂溶性形式存在于胃内，很少从胃部吸收，大部分通过肠道吸收。由于阿片制剂口服给药吸收不完全，所以口服的血药浓度一般相当于同剂量注射给药的一半或更少。

阿片类制剂以非脂溶性形式存在于血液中，这种形式的药物相当难以透过血脑屏障。但当吗啡被乙酰化成为海洛因后，则容易透过血脑屏障，这也许是为什么静脉注射海洛因所体验到的瞬间快感比注射吗啡更为强烈的原因。

阿片类物质可分布到全身所有的组织器官，并可通过胎盘屏障。阿片类物质依赖的母亲所生下的婴儿对阿片类具有依赖性，如果在出生后不给予阿片类物质，也可以出现戒断症状。

阿片类药物大部分由肝脏代谢，以原形或代谢产物经肾脏排泄出体外。大多数阿片类药物的代谢较为迅速，平均代谢时间是 4~5 小时，故依赖者必须定期给药，否则会发生戒断症状。

### （三）阿片类药物的药理作用

自 1973 年以来，存在于脑内和脊髓内的阿片受体相继被发现。这些受体分布在痛觉传导区及与情绪和行为相关的区域，集中于脑室周围灰质、中脑边缘系统和脊髓罗氏胶质区（substantia gelatinosa）等区域。

阿片受体已知有 $\mu$、$\delta$、$\kappa$ 等多型，其中以 $\mu$ 受体与阿片类的镇痛与欣快作用关系最密切，在 CNS

分布也最广。1975年以后几种内源性阿片肽，如 $\beta$ - 内啡肽（$\beta$ - endorphin）、脑啡肽（enkephalin）、强啡肽（dynorphin）被发现，这些肽类均能作用于阿片受体。

阿片类药物通过上述受体产生主要的药理作用：具有镇痛、镇静作用，能抑制呼吸、咳嗽中枢，并抑制胃肠蠕动，同时能兴奋呕吐中枢，具有缩瞳作用，并能产生强烈的快感。

### （四）诊断与治疗

根据病史、体格检查和实验室检查，阿片类药物所致精神障碍的诊断并不困难。就诊前要详细询问病史，了解使用时间和使用方式，确定是否存在急性中毒、耐受性、戒断症状及强制性觅药行为。体格检查注意一般情况、注射痕迹、瘢痕、皮肤的各种感染、立毛肌竖起、瞳孔扩大、流泪、流涕等。在实验室检查方面，除完成常规检查外，需进行血液尿液毒品检验，还应注意性病检查、HIV 试验、肝炎病毒检测等。

**1. 急性中毒** 阿片类药物急性中毒往往发生在剂量及纯度控制失误的情况下，临床症状与其药理作用相关，通过激动中枢内阿片类受体对 CNS 产生兴奋和抑制作用。兴奋作用主要表现为瞳孔缩小、呕吐等，抑制作用首先表现为抑制大脑皮质的高级中枢，出现镇静及镇痛作用，之后抑制作用延及延脑、延髓，可出现呼吸抑制、低血压、心动过缓，甚至死亡。

根据患者药物滥用史、中毒的临床表现，皮肤注射瘢痕并结合毒品监测结果，方可进行诊断。一旦确诊，应保持呼吸道通畅，给氧，必要时气管插管；监测生命体征；注意维持水、电解质及酸碱平衡，防治继发感染等其他对症支持治疗。经口中毒者尽快催吐、洗胃，并用 50% 的硫酸钠导泻。禁用阿扑吗啡催吐。使用特异性阿片受体拮抗剂纳洛酮治疗。首次剂量为 0.4~0.8mg，肌肉或静脉注射，20 分钟未见苏醒，可重复注射，如果症状仍无改善，应考虑其他问题，如缺氧、脑水肿等。

**2. 戒断症状** 由于阿片类药物的种类、剂量、使用时间的长短、使用途径、停药的速度等的不同，出现戒断症状强烈程度也有不同。阿片类药物的急性戒断是一个自限性过程，一般在停止使用海洛因后6~8 小时后出现，急剧加重，1~3 天达到高峰，一周内症状基本消除。

典型的戒断症状可分为两大类：客观体征，如血压升高、脉搏增加、体温升高、鸡皮疙瘩、瞳孔扩大、流涕、震颤、腹泻、呕吐、喷嚏、失眠等；主观症状，如恶心、肌肉疼痛、骨头疼痛、腹痛、不安、食欲差、无力、疲乏、发冷、发热、渴求药物等。

阿片类药物急性戒断症状的治疗包括以下几项。

（1）替代治疗 替代治疗的理论基础是使用与毒品药理作用相类似的药物来替代毒品，以减轻戒断症状。然后在一定的时间（如14~21 天）内将替代药物逐渐减少，最后停用。目前常用的替代药物有美沙酮（methadone）和丁丙诺啡（buprenorphine），使用剂量视患者病情而定。首日剂量美沙酮为20~40mg，丁丙诺啡为 0.9~2.1mg，然后根据患者的情况逐渐减量。治疗原则是只减不加、先快后慢、限时减完。

（2）非替代治疗 ①可乐定：为 $\alpha_2$ 受体激动剂，剂量必须个体化。首次剂量为 0.1~0.3mg，每天3 次，常见副作用为直立性低血压、口干和思睡。可乐定对于渴求、肌肉疼痛等效果较差，主要用于脱毒治疗的辅助治疗。②中医学，中药制剂在控制患者前3 天戒断症状方面不如美沙酮，但能有效促进机体的康复、促进食欲，副作用相对较少；针灸治疗也有一定的疗效。③其他，如镇静催眠药、东莨菪碱类。

**3. 预防复发**

（1）阿片受体拮抗剂 此类药物主要为纳洛酮和纳屈酮。作为阿片类受体拮抗剂，其主要是通过阻断大脑中的阿片受体，从而阻滞阿片类的强化效应而发挥作用。一些证据表明，渴求感强烈，以及依从性良好往往提示效果较好。然而有研究显示坚持使用此类药物戒毒的患者不足40%。

（2）美沙酮维持治疗　美沙酮维持治疗是使用美沙酮补充海洛因成瘾者体内内源性阿片肽量的不足，并改变其功能低下，使海洛因成瘾者恢复其正常的生理及心理功能，像正常人一样地生活。该治疗是基于减少危害的考虑，其主要目的包括减少毒品使用、减少共用注射针具、减少违法犯罪行为等。

（3）社会心理治疗　多数研究表明，心理社会干预，如认知行为治疗、复吸预防、群体治疗及家庭治疗等，能针对某些问题如复发等起到良好的治疗效果。

## 二、镇静催眠类药物

此类药物包括范围较广，在化学结构上差异也较大，但都能抑制 CNS 的活动。镇静催眠类药物包括第一代巴比妥类、第二代苯二氮䓬类以及第三代非苯二氮䓬类药物。

第一代巴比妥类是较早的镇静催眠药，根据半衰期的长短可分为超短效、短效、中效及长效巴比妥类药物。短效及中效巴比妥类药物主要包括司可巴比妥和戊巴比妥，临床上主要用于失眠，滥用可能性最大。

人体对巴比妥类药物耐受性发生较快。目前认为巴比妥类能增加微粒体酶的活性，使之增加对巴比妥类药物的代谢。也有研究证明，CNS 对这类药物的适应性增强，也是耐受性产生的机制之一。值得注意的是，巴比妥类药物的治疗剂量会较快出现耐受，但其致死量并没有改变。因此患者为了追求同样的治疗效果逐渐提高剂量的过程中，会增加发生过量致死的风险。

第二代苯二氮䓬类药物的主要药理作用是抗焦虑、松弛肌肉、抗癫痫、催眠等。不同的苯二氮䓬类药物的作用时间差异较大，如地西泮为 20～80 小时，而劳拉西泮仅为 10～20 小时。由于这类药物安全性好，即使过量，也不致有生命危险，目前应用范围已远远超过巴比妥类药物。

镇静催眠药中毒症状与醉酒状态类似，表现为冲动或攻击行为、情绪不稳、判断失误、说话含糊不清、共济失调、站立不稳、眼球震颤、记忆受损，甚至昏迷。巴比妥类的戒断症状较严重，如呕吐、体重锐减、心动过速、血压下降、四肢震颤加重、全身肌肉抽搐或出现癫痫大发作，有的出现高热谵妄，甚至有生命危险。苯二氮䓬类戒断症状虽不像巴比妥类那样严重，但易感素质者（如既往依赖者或有家族史者）在服用治疗剂量的药物 3 个月以后，如突然停药，可能出现严重的戒断反应，甚至抽搐。

对于巴比妥类的戒断症状应予充分注意，在脱瘾时减量要缓慢。以戊巴比妥为例，每日减量不超过 0.1g，递减时间一般需要 2～4 周，甚至更长。国外常用替代治疗，即用长效的巴比妥类药物，来替代短效巴比妥类药物。苯二氮䓬类的脱瘾治疗同巴比妥类类似，可采取逐渐减少剂量，或用长效制剂替代，然后再逐渐减少长效制剂的剂量。

第三代非苯二氮䓬类药物，通常被称为"Z 药物"，是选择性 GABA 受体激动剂，包括唑吡坦、扎来普隆、佐匹克隆、右佐匹克隆等。这类药物与经典的苯二氮䓬类药物存在许多共同的药理作用，包括镇静催眠、抗焦虑、肌肉松弛、抗惊厥效应，只是作用的选择性不同。与经典的苯二氮䓬类药物相比，"Z 药物"的遗忘作用可能不太明显，且药物耐受性更少发生。不同"Z 药物"之间，或与经典的苯二氮䓬类药物之间可能存在不同的活性，部分原因是这些药物与 GABAA 受体不同亚型的亲和力不同所致。

## 三、CNS 兴奋剂

CNS 兴奋剂，或称精神兴奋剂（psychostimulants），包括咖啡因、可卡因及苯丙胺类药物。我国可卡因滥用的情况较少，而苯丙胺类药物在我国滥用有日益严重的趋势，且可卡因与苯丙胺类药物具有类似的药理作用，故本节主要讨论苯丙胺类药物的问题。

苯丙胺类兴奋剂（amphetamine－type stimulants，ATS）是苯丙胺及其衍生物的统称，具有多种兴奋作用。目前，ATS 在医疗上主要用于减肥（如芬氟拉明、曲布西明）、儿童多动症（如哌甲酯、匹莫林、右旋苯丙胺等）和发作性睡病（如苯丙胺）。由于该类物质具有较强的成瘾性，滥用潜力大，可导致一系列不良的机体和社会后果。

### （一）苯丙胺类药物的药理作用

ATS 具有药物依赖性（主要是精神依赖性）、中枢神经兴奋、致幻、食欲抑制和拟交感效应等药理、毒理学特性，是联合国精神药品公约管制的精神活性物质。ATS 的毒性作用在很大程度上可认为是药理学作用的加剧。

ATS 类药物主要作用于儿茶酚胺神经细胞的突触前膜，通过促进突触前膜内单胺类递质（如 NE、DA 和 5 - HT 等）的释放、阻止递质再摄取、抑制单胺氧化酶的活性而发挥药理作用。并在数分钟内产生中枢和外周作用。

ATS 的致欣快、愉悦作用主要通过影响中枢边缘犒赏通路，与促进 DA 释放、阻止重吸收有关。ATS 的外周作用是由于促进去甲肾上腺释放而引起的拟交感作用，包括觉醒度增加、支气管扩张、心率加快、心输出量增加、血压增高等。一般认为，ATS 的使用更容易产生精神依赖，而不易出现躯体依赖。

### （二）临床表现

一次大量滥用 ATS 类兴奋剂可导致急性中毒，临床表现为拟交感综合征、5 - HT 综合征、谵妄综合征及精神活动障碍。拟交感综合征包括暴发性高热、瞳孔扩大、血压升高、心率加快、大汗、口渴、呼吸困难等，严重时可出现心律失常、循环衰竭、出血或凝血、高热、胸痛、昏迷甚至死亡。精神活动障碍表现为焦虑情绪，情感脆弱，思维联想松散，可出现偏执观念或妄想。言语不连贯或持续言语，伴刻板动作等。

由于 ATS 类兴奋剂具有神经毒性作用，长期滥用对神经系统造成损害。典型慢性中毒症状包括幻觉、偏执观念、妄想，伴有情感不稳定、学习和记忆方面等的认知功能损害，还可出现明显的暴力、伤害和杀人犯罪倾向。

### （三）治疗

ATS 滥用可以产生精神依赖，但躯体戒断症状不明显。对于 ATS 的戒断症状，无需特殊治疗，大部分患者几日后症状可逐渐消失。

**1. 精神症状的治疗**　ATS 服用者可出现意识障碍、幻觉、妄想、伤人行为等精神症状，绝大部分患者在停止吸食后的 2~3 天内上述症状即可消失。

对于症状严重者一般选用 $D_2$ 受体阻断剂氟哌啶醇。常用量 2~5mg 肌注，视病情轻重调整剂量。同时使用地西泮等苯二氮䓬类药物能起到协同作用，并发挥镇静效应。

**2. 躯体症状的治疗**　急性 ATS 中毒治疗首先酸化尿液以促进 ATS 排泄治疗。对于恶性高热可用物理降温（冰敷、醇浴），肌肉松弛是控制高体温的有效方法，可静脉缓注硫喷妥钠 0.1~0.2g 或用肌肉松弛剂琥珀酰胆碱，需注意呼吸和肌肉松弛情况，畅通呼吸道，给氧，气管插管，止痉，有条件者可行透析治疗。

β 受体阻滞剂对甲基苯丙胺引起的心血管症状亦有良好作用。高血压危象时可用酚妥拉明等。吡拉西坦等促智药物可促使记忆力的改善。

## 四、氯胺酮

氯胺酮（ketamine）为一种分离性麻醉药，临床上用于手术麻醉剂或者麻醉诱导剂。20 世纪 90 年代以来，氯胺酮作为一种主要合成毒品在世界范围内流行，蔓延至亚洲地区。氯胺酮滥用可导致多种临床问题，如急性中毒、成瘾、引起精神病性症状及各种躯体并发症等，具有致幻作用、躯体戒断症状轻的特点，已成为我国药物滥用的主要问题之一。

### （一）氯胺酮的药理作用

氯胺酮可抑制丘脑－新皮层系统，选择性地阻断痛觉。静注后约30秒（肌注后3~4分钟）即产生麻醉作用，其特点为痛觉消失，意识模糊，呈浅睡眠状态，对刺激反应迟钝，呈意识和感觉分离状态，故称为"分离性麻醉"。氯胺酮作用于边缘系统，有致快感作用。服用氯胺酮后常会"去人格化""去真实感"、体象障碍、"愉悦性"或不愉快的梦境、幻觉以及恶心、呕吐。

### （二）临床表现

**1. 急性中毒**　临床上，氯胺酮为脂溶性，即使尿中、血液中不能检出氯胺酮，仍可能有急性中毒症状。急性中毒时常出现谵妄状态，症状消失后患者往往不能回忆当时状况。患者意识模糊，同时还有明显的错觉、幻觉、妄想等精神症状，以及冲动、攻击、自伤等行为紊乱症状。

**2. 精神病性症状**　以幻觉、妄想、行为紊乱为主要临床表现。与精神分裂症相比，与氯胺酮滥用有关的幻觉、妄想生动鲜明，且往往伴有明显情绪症状。氯胺酮所致精神障碍一般在末次使用4~6周后消失，也可持续长达6周以上。反复使用可导致精神病性症状复发与迁延。

**3. 认知功能损害**　较常见，主要表现为记忆力、理解力下降，注意力不集中，新知识学习困难，抽象思维较差等。慢性使用者持续时间较长，较难逆转。

**4. 泌尿系统损害**　较为常见，原因不明，临床表现以尿频、尿急、尿痛、血尿等下尿路症状为主，影像学检查发现膀胱挛缩，容量变小，膀胱壁不均匀增厚时，应考虑本病。

### （三）治疗

对于急性中毒病情危重者主要采取内科治疗，及时抢救生命。氯胺酮有害使用应早期发现与早期干预，主要采用心理行为干预措施防止发展到依赖。对氯胺酮依赖的治疗应遵循慢性复发性疾病治疗原则，是一个长期康复的过程，需要进行躯体戒断治疗，然后采取药物、心理、社会综合治疗，促进躯体、心理、社会的全面康复，重建健康的生活方式，预防复发。氯胺酮所致精神病性障碍，推荐使用非典型抗精神病药物，必要时应住院治疗。

## 五、大麻

大麻（hemp）属一年生草本植物，生长迅速。至今，大麻约占全球缴获的非法成瘾物质的一半，几乎涉及全球所有国家。

大麻中含有400种以上化合物，主要精神活性成分是Δ9－四氢大麻酚（Δ9tetrahydrocannabinol，Δ9－THC），其作用可导致大脑中毒时的精神状态改变。大麻与其他精神活性物质一样，通过激活大脑犒赏系统，刺激脑细胞释放DA，使得使用者产生愉悦感。另外使用者由于视觉和判断力的改变，可导致时间和空间定向障碍。

急性中毒可引起幻视、焦虑、抑郁、情绪突变、妄想狂样的反应等精神症状。大麻中毒时有两个特征性生理征兆：脉搏加快和结膜变红。经常使用可成瘾。国际性组织肯定药品的危险性，并将其置于法律控制之下。

## 六、酒精

### ⇒ 案例引导

　　**临床案例**　患者，男，48岁，工人。以"饮酒20年，脾气大，疑妻外遇，记忆减退10年"为主诉入院。患者20年前开始饮酒，刚开始为社交性饮酒，每次饮52度高度白酒150~200ml，经常醉酒，尚能坚持工作。10年前患者饮酒量增加，每天都要饮酒，每天饮52度高度白酒500ml以上，空腹饮酒，独饮，并出现晨饮现象，从早晨喝到晚上，经常醉酒，醉酒后有断片现象。逐渐出现脾气大，容易发火，在家经常无故吵闹，砸东西；疑心重，怀疑妻子有外遇，经常打骂妻子；记忆力减退，做事丢三落四，饮酒后重复言语多。饮食不好，进食少；入睡困难，容易醒，以酒助眠。

　　入院查体：慢性酒精样面容，体格消瘦，巩膜及皮肤黄染，神经系统检查双上肢静止性震颤，闭目难立（＋）。精神检查：意识清，交谈接触合作，问答尚切题，对饮酒有强烈渴求，查及嫉妒妄想，坚信妻子与多名异性有染，但拿不出证据；记忆力减退，以近事记忆减退为主；情绪不稳，容易激动，病理性意志活动增强，千方百计找酒喝，自知力部分存在，知道自己可能酒精成瘾了。

　　**讨论**　该患者存在什么症状？目前考虑诊断是什么？

　　随着中国经济的发展，国内酒精饮料的生产稳步增长，酒精相关的伤害进一步加剧。目前中国饮酒者超过6亿，人均饮酒量每年递增13%，其增长速度位居世界第一。在中国6%的男性和1%的女性居民死于酒精相关疾病。在2019年柳叶刀发布的中国精神卫生显示，在中国各类精神障碍中，酒精药物使用障碍患病率第三，终生患病率为4.67%。与发达国家相比，尽管我国的人均饮酒量、酒相关问题发生率相对较低，而与此趋势相反，我国酒消耗量及与之相关的疾病却有明显的增加，应引起充分的重视。

### （一）酒精的吸收与代谢

　　酒精中具有精神活性的共同成分是乙醇。乙醇作为一种中枢神经抑制剂，是一种对人体各个器官都有损害的原生质毒物。饮酒后乙醇10%~20%经胃吸收，80%~90%经小肠吸收，饮酒2~5分钟后乙醇开始进入血液，30~90分钟达到高峰。95%的乙醇通过肝脏代谢。2%~10%的乙醇经呼吸道、尿液和汗液以原型排泄，亦可转入唾液或乳汁中。

　　酒精代谢在肝脏中首先通过乙醇脱氢酶（ADH）转化为乙醛，再通过乙醛脱氢酶（ALDH）代谢为乙酸和水，其中乙醛脱氢酶的活性决定了个体的饮酒量。有些人乙醛脱氢酶缺乏，饮酒后更容易出现"酒精红晕"反应，表现为血管扩张、面红发热、心动过速、头痛、头晕、嗜睡、恶心呕吐等不愉快体验。

### （二）酒精的药理作用

　　乙醇是一种亲神经性物质，经血液循环进入全身脏器，并易通过血脑屏障达到大脑，对CNS具有抑制作用。饮酒后随着酒精血液浓度的增加，不同个体出现不同反应，个体差异较大。大多数人饮酒后的表现为先兴奋继而抑制，但也有少数人饮酒后即表现为抑制状态。

　　饮酒后大脑皮层首先受到抑制，皮层下神经核团去抑制，而表现出精神运动性兴奋症状；随着饮酒量增多和时间推移，抑制可由皮层扩展至皮层下神经核团，皮层下神经核团功能受到不同程度的抑制，表现出相应的精神运动性障碍；饮酒量过大时，抑制作用可累及延髓，造成延髓呼吸中枢和心血管中枢损害，引起昏迷、呼吸衰竭甚至死亡。

### （三）临床类型与临床表现

**1. 急性酒精中毒**  急性酒精中毒症状的严重程度与血中酒精浓度有关，血中酒精浓度上升越快、浓度越高，症状就越严重，但也存在个体差异。一般而言，急性酒精中毒初期患者表现出兴奋话多、言行轻佻、冲动等类似轻躁狂的兴奋症状；随后出现言语凌乱、步态不稳、困倦嗜睡等麻痹期症状。可伴有轻度意识障碍，但记忆力和定向力多保持完整，多数经数小时或睡眠后恢复正常。

**2. 酒精戒断综合征**  长期饮酒形成酒精成瘾的患者突然停酒或减量后出现一系列神经精神症状，如谵妄、肢体震颤或抖动、幻觉妄想等，称为酒精戒断综合征（alcohol withdrawal syndrome，AWS）

（1）单纯性戒断反应（uncomplicated alcohol withdrawal）  长期大量饮酒后停止或减少饮酒量，在数小时后出现手、舌或眼睑震颤，并有恶心或呕吐、失眠、头痛、焦虑、情绪不稳和自主神经功能亢进，如心跳加快、出汗、血压增高等，少数患者可有短暂性幻觉或错觉。

（2）震颤谵妄（alcohol withdrawal delirium）  是指长期酒精成瘾患者在突然停酒或减少酒量后48小时后出现，表现为短暂的、伴有躯体症状的急性短暂意识障碍状态。发作时患者呈谵妄状态，存在时间和地点定向障碍以及生动而鲜明的幻觉或错觉、全身肌肉震颤和行为紊乱三联征。症状具有昼轻夜重的特点。幻觉以恐怖性幻视多见，伴精神运动性兴奋及自主神经功能亢进症状。严重时可危及生命，如不及时治疗，死亡率可达到25%~50%。

（3）戒断性癫痫发作（epileptic attack）  通常于末次饮酒后12~48小时发生，往往表现为强直阵挛性发作。癫痫发作频度不一，多数为单次发作，但也可在一段时间内连续多次发作。

**3. 记忆及智力障碍**  酒精成瘾者神经系统的特有症状之一是记忆障碍，称之为 Korsakoff 综合征，又称遗忘综合征，是一种选择性或局限性认知功能障碍，以部分逆行性遗忘、完全顺行性遗忘、错构、虚构症状为特征。

威尼克脑病（Wernicke's encephalopathy）是最严重的酒精中毒性脑病，起病急骤，临床表现以精神错乱、眼球运动异常、共济失调三联征为特征，常常与硫胺（即维生素 $B_1$）缺乏有关。大量补充维生素 $B_1$ 可使眼球的症状很快消失。此病预后较差，80%的幸存者可能发展为柯萨可夫综合征。

酒精所致痴呆症（alcoholic dementia）是酒精对脑组织长期直接作用导致以智能损害为主的综合征，表现为人格改变、智力障碍，记忆力损害等。酒精性痴呆一般不可逆。

**4. 其他精神障碍**

（1）酒精性幻觉症（alcohol hallucinosis）  为酒精依赖患者习惯性饮酒或大量饮酒后出现以幻觉为主的症状，也可能是酒精依赖者突然停饮后（一般在48小时后）出现器质性幻觉，表现在意识清晰状态下出现生动、持续性的视听幻觉。

（2）酒精所致嫉妒症（alcoholic delusion of jealousy）  主要表现为在意识清晰的情况下，患者坚信配偶对自己不贞。以男性患者多见。

（3）酒精所致人格改变（alcoholic personality change）  由于长期饮酒，患者的人格特征发生持久性改变，行为模式明显偏离常态，导致环境适应不良，给自己或社会造成严重后果。

### （四）治疗

首先要建立良好的医患关系，激发患者戒酒的动机，取得患者的合作。其次，要积极治疗原发病以及并发症，如情感症状、精神病性障碍以及人格障碍等。

**1. 戒断症状的处理**

（1）单纯戒断症状  苯二氮䓬类（BZD）是目前公认酒精戒断治疗中最有效、最安全的药物。及时、足量给予 BZD 不仅可有效控制一般的 AWS，且可显著降低惊厥及震颤谵妄的发生率。同时，作用时效长的 BZD（如地西泮）对预防惊厥更有效，因此戒断更顺利。以地西泮为例，剂量一般为 10mg/次，3 次/日，首次剂量可更大些，口服即可，2~3 日后逐渐减量，不必加用抗精神病药物。如果在戒断后期有焦虑、睡眠障碍，可试用曲唑酮等抗抑郁药物。

（2）震颤谵妄　DT 属于临床急诊，需要密切监测，如条件许可，应在重症监护病房治疗。

一般注意事项：患者应被安置在安静的环境内，密切动态监控患者生命体征，如呼吸、血压、脉搏、氧饱和度的变化并及时处理。必要时可采用保护性约束措施。由于机体处于应激状态、免疫功能受损，易致感染，应注意预防各种感染，特别是肺部感染。

镇静：BZD 应为首选，地西泮静注的剂量为每 5~10 分钟给予 5~10mg，直至达到适度的镇静作用。之后可以每小时给药一次，直到戒断症状控制平稳后可每 4~6 小时给药一次，一般持续 1 周以上。对于重度戒断症状，部分患者需要大剂量 BZD 静注才能有效控制症状。

控制精神症状：可选用氟哌啶醇注射液，5mg/次，1~3 次/日，肌内注射，根据患者的反应调整剂量。注意不能使用降低癫痫阈值的药物如氯丙嗪、氯氮平等。

其他：包括纠正脱水、电解质紊乱等症状，特别是对低血钾症、低血镁症的纠正。必须给予维生素 $B_1$（至少每日 300mg，肌内注射）。

（3）酒精性幻觉症、妄想症　大部分的戒断性幻觉、妄想症状持续时间不长，可选用氟哌啶醇或奋乃静口服或注射，也可以使用新型抗精神病药物，如利培酮、喹硫平等，剂量不宜太大，使用时间不宜过长。

（4）酒精性癫痫发作　在戒断初期就应使用大剂量的苯二氮䓬类或预防性使用抗癫痫药物。也可选用丙戊酸类等抗癫痫药物。

**2. 预防复发的治疗**

（1）酒精增敏药物　戒酒硫（tetraethylthiuram disulfide，TETD），当其进入人体后，通过阻断二个重要的酶系统而发生作用。其主要作用发生在肝脏内，可抑制醛脱氢酶的活性，阻止乙醛变为乙酸，使体内乙醛蓄积，出现乙醇 - 戒酒硫反应，主要表现为面部潮红、胸闷、疼痛、头痛、出汗、恶心、呕吐、低血压、眩晕、口渴等。通常使用剂量为每日 250mg/日，口服，一般在晚上服用，使用初次剂量后 12 小时即可产生药效。治疗期间严禁饮酒，以防止乙醇 - 戒酒硫反应。连续使用戒酒硫不能超过 3~6 个月。

（2）抗酒渴求药　阿片受体拮抗剂纳屈酮和纳美芬能有效地降低酒依赖患者的心理渴求，降低酒精消耗量，降低酒依赖患者复饮的风险。纳屈酮每日剂量为 25~50mg，纳美芬每日 18mg。另外，GABA 受体激动剂乙酰高牛磺酸钙（阿坎酸钙，acamprosate）也能显著降低饮酒风险，且可增加患者累计操守的时间。

**3. 精神障碍共病的治疗**　当酒精成瘾患者共患焦虑、抑郁及精神病性障碍时，除了针对酒精成瘾的药物治疗之外，常常需要合并使用其他的精神科药物，以达到更好的疗效。

## 七、烟草

我国是烟草（tobacco）大国，目前中国烟草产量位居全世界第一。吸烟人数高达 3.5 亿人，占全世界的三分之一。我国每年 100 多万人因烟草失去生命，如果不采取有效行动，预计到 2030 年将增至每年 200 万人，到 2050 年增至每年 300 万人。

### （一）尼古丁的药理作用

尼古丁（烟碱，nicotine）是烟草中的依赖性成分。研究证明，尼古丁通过直接诱导 DA 的释放或间接刺激烟碱型 Ach 受体以及谷氨酸受体、抑制 GABA 能神经元，最终导致腹侧被盖区的 DA 输入端向伏隔核释放 DA 的持续增强。

当吸食香烟后，尼古丁以烟为载体，进入体内，其中 90% 在肺部吸收，继而快速进入大脑，激活 DA，使人产生愉悦感。之后随着尼古丁含量的减少，DA 神经递质的水平也迅速下降，欣快感降低，吸烟者则出现烦躁、头痛、疲倦，并对香烟产生渴求。

### （二）吸烟的危害

有关吸烟对健康影响主要为致癌作用、对心脑血管的影响、对呼吸道的影响及对消化道的影响等。吸烟是肺癌的重要致病因素之一。吸烟者的高血压、冠心病、脑血管病的发病率均明显升高。吸烟还可导致慢性阻塞性肺部疾患、消化道溃疡等。此外，吸烟对妇女的危害更甚于男性，增加胎儿出生前后的死亡率和先天性心脏病的发生率。研究还发现，吸烟致癌患者中的 50% 是被动吸烟者。

### （三）吸烟问题的处理

从群体的角度看，提高控烟意识，制定法律限制烟草广告，特别是开展针对青少年的戒烟教育，规范烟草工业的行为、提高烟税等都非常必要。从个体的角度看，可以通过改变行为与认知的综合方法，如松弛训练、提升自我效能等减少烟草使用。

尼古丁依赖的药物治疗有以下几种。

**1. 尼古丁替代（NRT）** 使用 NRT 进行替代或部分替代治疗，从而减轻尼古丁戒断症状，如注意力不集中、焦虑、易怒、情绪低落等。NRT 疗程应持续 8 ~ 12 周，而 5% 可能需要继续疗程长达一年。目前我国主要是尼古丁咀嚼胶，为非处方药。

**2. 盐酸安非他酮（缓释剂）** 是一种抗抑郁剂，作用机制可能包括抑制 DA 及 NE 的重摄取以及阻断尼古丁 Ach 受体。在戒烟前 1 周开始服用，每天 150mg，疗程为 7 ~ 12 周。主要不良反应为失眠、口干、头痛和眩晕等。癫痫患者、严重脑外伤及精神障碍患者急性期禁用。

**3. 伐尼克兰** 是一种新型非尼古丁戒烟药物，可缓解停止吸烟后对烟草的渴求和各种戒断症状，并减少吸烟的快感，降低对吸烟的渴求，从而减少复吸率。FDA 推荐的伐尼克兰使用剂量为 1mg，每日两次，在戒烟日之前 1 至 2 周开始治疗，疗程 12 周，也可以再治疗 12 周后才考虑减量。伐尼克兰常见的不良反应为消化道症状和神经系统症状，恶心最常见，但程度一般较轻。严重肾功能不全的患者（肌苷清除率每分钟 <30mg）应慎重使用。由于伐尼克兰具有部分拮抗尼古丁作用，因此不推荐与 NRT 药物联合使用。

# 第三节  行为成瘾

PPT

## 一、游戏障碍

据中国互联网中心 2022 年发布的《第 49 次中国互联网络发展状况统计报告》，截至 2021 年 12 月，我国网络游戏用户规模达到 5.54 亿。随着网络游戏的普及率大大提高，过度参与游戏带来的多重问题受到社会各界重视。

2019 年 5 月游戏障碍被正式纳入 ICD - 11，归为"成瘾行为所致障碍"的单元中。游戏障碍（gaming disorder，GD）为持续或反复使用电子或视频游戏的行为模式，表现为对游戏行为失去控制，以致其他兴趣和日常活动都须让位于游戏，即使出现负面后果，游戏仍然继续下去或不断升级，这种行为模式具有足够的严重性，足以导致个人、家庭、社会、教育、职业或其他重要功能领域的严重损害，并通常明显持续了至少 12 个月且游戏导致了明显的重要社会功能损害。如果满足所有诊断要求并且症状严重，则病程标准可以缩短。

全球游戏障碍患病率为3.05%；若考虑符合更严格抽样标准的研究（例如分层随机抽样）时，游戏障碍患病率为1.96%。由于文化因素不同，游戏障碍也表现出地域差异。据报道，中国、日本、韩国等东亚国家的游戏障碍患病率较高。

游戏障碍的性别差异较为明显，通常来说，男性的患病率要高于女性。欧洲、美国、韩国的男性患病率分别为9.0%、4.7%、14.7%，而女性患病率分别为3.8%、1.9%、11.5%。游戏障碍常常在青春期达到高峰，30岁左右逐渐消退，呈现出倒U形。

游戏障碍的治疗缺乏国际公认的诊疗指南，强调以预防为主。在游戏障碍的治疗，主要有物理治疗、心理治疗、药物治疗三大干预措施。目前尚没有获批准的游戏障碍的治疗药物，SSRIs、安非他酮、哌醋甲酯或托莫西汀对于游戏障碍共病其他精神障碍有积极的影响。心理治疗中以认知行为治疗（CBT）治疗游戏障碍支持证据更多。近年来从神经生物学角度，提高前额叶抑制控制等物理治疗成为游戏障碍干预的一大热点，如重复经颅磁刺激（rTMS）、经颅直流电刺激（tDCS）技术等。此外，中医学中针刺、电针及体育锻炼、运动干预物理治疗可以一定程度上增强游戏障碍患者对大脑的控制，减轻成瘾程度，但疗效还需进一步验证。

### ⊕ 知识链接

#### DSM-5到ICD-11游戏障碍的诊断变迁

2013年DSM-5在第三节"需要进一步研究的临床现象中"列出了"网络游戏障碍"（internet gaming disorder，IGD）的诊断标准其中包括了9个条目，即要求在12个月内满足下述5个（或更多）症状标准：①沉湎于游戏；②耐受性增加；③戒断症状；④对上网行为失控；⑤即使知道后果仍过度游戏；⑥因游戏减少了其他兴趣；⑦用游戏来回避现实或缓解负性情绪；⑧为游戏而欺骗（家人，朋友，医生）；⑨玩游戏危害到或丧失了友谊、工作、教育或就业机会。

虽然DSM-5的标准具有一定的共识意义，但其在一些方面仍有缺陷。可能存在的问题有：①其中一些条目在普通玩家身上也会出现，尚缺乏足够的临床证据和诊断特异性来区分游戏障碍和游戏高参与度；②戒断条目可能与因突然停止游戏而导致的负面情绪相混淆；③网络游戏障碍诊断的严重性维度没有被包括在诊断条目内，并且也没有区分主要和次要标准；④没有考虑将功能损害作为必备的诊断标准，可能会导致超过5%的假阳性率。

各国专家经过了多次的讨论修订，2019年5月游戏障碍被正式纳入ICD-11，归为"成瘾行为所致障碍"的单元中。ICD-11中将"网络游戏障碍"的诊断名称更为"游戏障碍"，包含了线上、离线和其他特定形式的游戏，增添了功能损害这一诊断标准，并且规定了病程标准为12个月。此外ICD-11也进一步说明，在症状足够严重且满足其他诊断要点时持续时间可短于12个月，但未规定最短病程时间。

另外，诊断指南还包含了其他补充特征以及游戏障碍与正常游戏状态、危害性游戏使用、物质使用障碍、心境障碍、注意缺陷多动障碍、强迫障碍等精神障碍之间的鉴别。

## 二、赌博障碍

赌博障碍是一种以持续或反复发作、无法自控的赌博行为为特征的精神行为障碍，该行为不仅严重影响个体的生活、社交、教育、工作等多方面，而且还给家庭及社会带来沉重负担。ICD-11将赌博障碍归属于"成瘾行为所致障碍"，DSM-5中将"赌博障碍"归类于"物质相关及成瘾障碍"。

赌博障碍分为线上为主型和线下为主型两个亚型。赌博障碍的患病率全球差异性较大，可能与调查方法、使用的诊断标准不同等有关。在美国普通人群中赌博障碍的终生患病率为 0.4% ~ 1.0%，新加坡和中国香港现患病率分别为 1.2%、1.8%。

赌博障碍男性患者赌博行为多开始于青春期，而女性开始赌博行为多见于中年以后，而且进程比男性更快，更容易成为赌博障碍。赌博障碍患者大都开始于一般普通赌博，起初是经常与家人或朋友一起赌博，渐渐发展为问题赌博，数年后发展为赌博障碍。

赌博障碍的临床表现如下。

（1）在赌博的起始、频率、强度、持续时间、终止及场合等方面失去控制。

（2）相对其他生活兴趣及日常活动，赌博行为的优先程度不断提高。

（3）赌博在经济、人际、职业、社会等多方面导致了不良后果，但是仍然继续甚至增加赌博。

这种赌博行为模式具有足够的严重性，足以导致个人、家庭、社会、教育、职业或其他重要功能领域的严重损害，并通常明显持续了至少 12 个月。

赌博障碍的治疗重在早期发现，良好的医患关系是治疗的前提。提升戒赌动机及预防复发相结合的综合心理干预是赌博障碍重要的治疗手段。由于赌博障碍容易共病其他精神障碍，可以根据症状选择合适的药物。在获得患者及家属的知情同意的前提下，可考虑选用阿片类受体拮抗剂、抗抑郁药及心境稳定剂等。

## 目标检测

答案解析

1. 物质使用或成瘾行为的发生发展与哪些因素相关？
2. 简述苯丙胺类药物的药理作用。
3. 简述酒精成瘾戒断综合征的临床类型和各类型的临床表现。
4. 作为精神科急症的酒精震颤谵妄，如何制定治疗方案？
5. 简述尼古丁依赖的药物治疗。

（周旭辉）

书网融合……

本章小结

题库

# 第七章　精神分裂症及其他原发性精神病性障碍

📖 **学习目标**

1. **掌握**　精神分裂症的临床表现、临床分型、诊断及治疗原则。
2. **熟悉**　妄想性障碍、急性短暂性精神病的临床表现及诊断。
3. **了解**　精神分裂症的病因、发病机制及流行病学。
4. 学会常见精神分裂症和其他原发性精神病性障碍的诊断与治疗原则；具备临床处理精神分裂症的能力。

　　精神分裂症和其他原发性精神病性障碍的特征是显著现实检验能力受损和行为改变，临床症状表现为妄想、幻觉、思维形式障碍（典型表现是言语紊乱）、行为紊乱、精神运动障碍以及阴性症状如情感迟钝或情感平淡。这些症状的发生并非继发于物质使用或不属于精神和行为障碍中的其他医学情况。分裂型障碍症状可能明显弱化，表现为一种怪异或奇特特征，而不是明显的精神病性特征。精神病性症状也可发生于精神和行为障碍分类中的其他障碍。本章节所描述的精神障碍呈现出连续谱的特征，可以在整个人群中发现，但是其行为模式，明显偏离可以预期的文化或亚文化规范，并伴有足够的频率和强度。

## 第一节　精神分裂症

PPT

➡ **案例引导**

　　**临床案例**　患者，男，28岁，已婚，一直在家务农，初中学历，病前性格内向，无精神疾病的家族史，总病程2个月。患者无明显诱因缓起出现无故发呆，常呆坐呆立，家人叫之不应，吃饭亦日趋缓慢，常将饭菜或汤水含在口中，不能自行穿好衣裤，在家人帮助下穿衣亦非常迟缓，一个动作需停顿许久，发病一周后患者开始卧床不动，表情呆滞，对周围的人和事无任何反应，不吃不喝，连口水都顺口角流出，家属反映曾有一个晚上，患者突然起床，在家里不同的房间跑来跑去，不断叫喊着"跑啊！跑啊！"家人阻止后则多次砸东西，冲撞房门等，持续约一天一夜后又卧床不动，故由家人抬至医院治疗。

　　入院后患者仍卧床不动，问话不答，表情呆板，对周围刺激无任何反应，检查时肌张力增高，如将其头部或四肢抬高，患者保持此姿势很久不变，以针刺其手臂和面部，患者无任何反应，唾液总含在嘴里，有时顺口角流出，无法进食与沟通，住院治疗数天后患者肌张力恢复正常，但检查时有抵抗、违拗，让患者张口或睁眼，则闭得更紧，通过输液和鼻饲维持营养。经过20余天的治疗，患者逐步恢复正常，个人生活完全自理，交谈接触良好，对病中的症状能记忆，自知力恢复。

　　**讨论**　该患者的精神综合征是什么，其表现和诊断是什么？

## 一、概述

精神分裂症（schizophrenia）是一组病因未明的重性精神疾病，具有感知觉、思维、情感、意志行为等多方面的障碍和精神活动的不协调。多起病于青壮年，一般无意识障碍及智能障碍，病程多迁延。

1896年德国精神病学家Kraepelin最先提出了精神分裂症的初始概念——早发性痴呆（包括偏执症、青春型痴呆和紧张症三种类型）。1911年瑞士精神病学家E. Bleuler正式提出精神分裂症的概念。他指出情感、联想和意志障碍是本病的原发性症状，而核心问题是人格的分裂。他认为"4A"症状即联想障碍、情感淡漠、矛盾意向及内向性是本病的基本症状，而幻觉、妄想等症状是附加症状，这些观点被其后的多数精神病学家所接受。

⊕ **知识链接**

### 精神分裂症谱系及其他精神病性障碍

在2013年美国发布的DSM-5精神障碍诊断分类与标准中，首次将精神分裂症等疾病以谱系障碍进行分类，称为精神分裂症谱系及其他精神病性障碍，包括分裂型障碍、妄想障碍、短暂精神病性障碍、精神分裂症样障碍、精神分裂症、分裂情感性障碍、物质/药物所致的精神病性障碍、由于其他躯体疾病所致的精神病性障碍、紧张症、其他特定的精神分裂症谱系及其他精神病性障碍、未特定的精神分裂症谱系及其他精神病性障碍。

## 二、流行病学

精神分裂症的患病率是精神疾病中患病率最高的一种。据世界卫生组织（WHO）估计，全球精神分裂症的终生患病率为3.8‰~8.4‰。每年的新发病例即年发病率为0.22‰左右。1982年我国开展了12个地区精神疾病流行病学调查，其中精神分裂症的终生患病率为5.69‰（1985年发表），1994年进行的12年随访，上升为6.55‰（1998年发表）；15岁以上人口中，城市患病率7.11‰，农村4.26‰，城市明显高于农村。精神分裂症的患病率与家庭经济水平呈负相关，两性患病率大致相等，男性的平均发病年龄约比女性早5年。

精神分裂症多在青壮年发病，最常见于15岁至45岁，成年人口的终身患病率是1%左右（0.5%~1.6%），估算我国目前有700万~800万精神分裂症患者，占精神残疾人数的70%，是导致精神残疾的最主要的疾病。此外精神分裂症患者遭受躯体疾病（尤其是糖尿病、高血压及心脏疾病）和意外伤害的概率也高于常人，平均寿命缩短8~16年。

WTO联合世界银行和哈佛大学公共卫生学院采用残疾调整生命年（DALYs）来估算，2000年在15~44岁年龄组人群中常见的135种疾病和健康状况中，精神分裂症位列总的疾病负担的第八位，占总疾病负担的2.6%。如果以因残疾而丧失的生命年计算，精神分裂症位列第三，占总疾病负担的4.9%。

## 三、病因与发病机制

精神分裂症的病因至今未明，实验室和心理学检测均未达到能肯定协助诊断的特异性水平。围绕病因的研究，国内外学者积累了不少有参考价值的资料。从现有资料分析，本症是一种具有遗传基础的脑部疾病，外界环境中的生物、心理社会以及环境因素对发病都可有一定影响，部分患者具有脑结构形态和发生学上的改变。

## （一）遗传因素

家系调查、双生子及寄养子的研究均发现遗传因素在本病的发生中起着重要的作用。单卵双生子的同病率（约为50%）至少为双卵双生子的3倍，为普通人群的40~60倍；寄养子的研究亦提示遗传因素在本病的发生中起主导作用。本病患者近亲中的患病率比普通人群高数倍，与患者血缘关系越近，亲属中患病的人数越多，预期发病率越高。

在人类基因组中有100多个遗传区域与精神分裂症有关，目前认为该病是一种复杂的多基因遗传疾病，其遗传度为0.70~0.85。全基因组遗传连锁分析研究表明，精神分裂症并不是单基因遗传病，而可能是由多个微效或中效基因共同作用，并在很大程度上受环境因素的影响。已证实6号染色体与精神分裂症关系密切。在多项大样本分析中初步证实与精神分裂症可能相关而备受关注的易感基因主要有DA受体基因DRD2、NRG1、DISC1、DTNPB1和锌指蛋白804（ZNF804A）等。精神分裂症的表观遗传学研究也显示，DNA甲基化、组蛋白修饰和MicroRNA等的异常均可能与精神分裂症的发病有关。

## （二）神经发育假说

精神分裂症是神经发育障碍的大脑疾病。有观点认为，在脑内神经元及神经通路发育和成熟过程中出现的紊乱导致发病，有可能存在大脑神经环路的病理改变。神经病理学证据认为患者存在脑室扩大和皮质体积减小，存在神经细胞构筑异常和其他神经变性特征，缺乏神经胶质细胞增生，异常透明隔的发生率增加等。其他证据还表明产科并发症是常见的环境危险因素。在儿童期存在神经运动、行为和智力损害，这些提示精神分裂症患者在其儿童期发育过程中就具有某些功能不足的征象，支持神经发育异常假说的证据还包括：患者异常皮纹和躯体微小异常发生率增加等。

在青春期晚期或成年早期才出现精神病性症状的原因可能是发育早期的病变直到发育较晚期无法代偿时才表现出来。由于发育的病变能影响神经通路形成或调控过程，如额前区皮质突触兴奋性—抑制性的精细调节过程，而这一过程在发育早期对全脑功能影响不明显，直到青春期的晚期才需要达到精确的平衡，才显示失衡与发病。

## （三）神经生化病理假说

自20世纪60年代以来，发现中枢神经单胺类等递质在保持和调节正常精神活动中起重要作用。某些精神药物或抗精神病药物的治疗作用，与某些递质或受体的功能有密切关系，因此提出种种假说：如中枢5-HT假说、GABA假说和谷氨酸假说等，其中以中枢DA功能亢进假说受到较大的重视。

**1. DA假说**　该假说认为纹状体D2系统的高DA能状态诱发阳性症状，而额前区D1系统的低DA能状态与较高级别的认知功能缺陷有关。儿童期DA神经突触发育不全，如某些DA神经通路发育障碍或额前区皮质受体原发性低下，到青春期后DA神经尤其是中脑皮质通路的负荷加大，逐渐表现出该通路的DA功能不足，通过启动反馈机制，中脑DA神经元代偿性释放增加，导致中脑边缘通路过度激活，出现幻觉、妄想等阳性症状，而中脑皮质通路功能不足则表现为认知缺陷、阴性症状和情感症状。额前区DA功能低下可能与患者的阴性症状和认知缺陷有关。

**2. 5-HT假说**　该假说认为额前区皮质5-HT功能不足，提示大脑皮质无法对皮层下进行适度抑制，从而出现皮层下DA能神经元活动的亢进，阴性症状是由于边缘系统DA能神经元的激活点受到抑制。研究显示5-HT2A受体可能与情感、行为控制及DA调节释放有关。5-HT2A受体激动剂可促进DA的合成和释放，而5-HT2A受体拮抗剂可使DA神经元放电减少，并能减少中脑皮层及中脑边缘系统DA的释放。这与第二代抗精神病药物的抗精神病作用及阴性症状的改善、锥体外系反应的减少均有关系。

**3. 谷氨酸假说**　谷氨酸系统功能异常增加假说则认为脑内 N-甲基-D-天冬氨酸（N-methyl-

D－aspartic acid，NMDA）受体功能原发性低下（或者应用 NMDA 受体拮抗剂时作用于 GABA 神经上的 NMDA 受体）抑制了 GABA 神经的活性；GABA 释放减少导致 GABA 能神经元对谷氨酸神经抑制减弱；由于 GABA 系统抑制减弱导致谷氨酸能神经系统脱抑制性大量释放，最终导致精神症状的发生。

**4. GABA 假说**  认为由于脑发育障碍，GABA 中间神经元受损，但青春期以前这种缺损还可以通过上一级的谷氨酸能神经纤维数量和功效增加所代偿。随着神经系统发育成熟，该机制不足以代偿时就表现为对皮质的兴奋性神经元和边缘系统抑制的降低，导致脱抑制性兴奋引发精神症状。

GABA 是脑内主要的抑制性神经递质，GABA 与精神分裂症有关的理由如下：首先，患者大脑皮质 GABA 合成酶（谷氨酸脱羧酶）水平下降。其次，一种特殊类型的 GABA 能神经元（其中包含微清蛋白）的密度及其突触末梢均减少。第三，患者 GABA 受体表达异常。此外 NMDA 受体拮抗剂的致精神病效应可能与 GABA 的释放增加有关。

### （四）神经影像学及神经病理学

结构和功能性影像学研究中都显示大脑存在很多的神经缺陷。如侧脑室和第三脑室增大、皮质体积缩小、不成比例的颞叶体积减小（包括海马）、背侧丘脑体积缩小、皮质体积减小（影响灰质而不是白质），以及使用抗精神病药物相关的基底节神经节增大等。而组织学研究发现精神分裂症患者的脑组织以神经胶质增生为本质特征，代之以较小的皮质和海马神经元、较少的背侧丘脑基部神经元以及海马突触及树突指标的降低等。

### （五）社会心理因素

目前的观点认为心理社会因素可以诱发精神分裂症，但最终的病程演变不受先前的心理因素所左右。某些应激源确实导致了精神异常，但这种异常更多的是应激相关障碍。可能与精神分裂症发生有关的常见社会心理因素包括文化、职业、社会阶层、移民、孕期饥饿、社会隔离等应激源。

## 四、临床表现

精神分裂症的临床表现复杂多样，不同类型、不同阶段、不同患者的表现可有很大的差别，但这类患者均具有感知、思维、情感、意志行为、认知等方面的障碍。

### （一）前驱期症状

前驱期症状是指在明显的精神病性症状出现前，患者所出现的一些非特异性的症状。情绪的改变，如焦虑、抑郁、烦躁，易激惹等；认知的改变，常感注意力不集中，反应迟钝，甚至出现一些古怪的观念和想法等；行为改变，如孤僻、社交退缩、行为怪异、冲动、攻击行为；躯体改变，如饮食和睡眠的改变，乏力、身体不适等。由于这些症状特异性较低，其他疾病也可以见到，且常常被予以合理化的解释，故前驱期的这些症状常不被家人重视。

### （二）显症期症状

**1. 思维联想障碍**  思维联想过程缺乏连贯性和逻辑性，是精神分裂症最具有特征性的障碍。其特点是患者在意识清楚的情况下，思维联想散漫或破裂，缺乏具体性和现实性。可以出现思维松弛、逻辑倒错性思维、诡辩症，严重时出现破裂性思维。思维障碍在疾病的早期阶段可仅表现为思维联想过程在内容意义上的关联不紧密。此时患者对问题的回答叙述不中肯、不切题，使医生感到与患者交流困难，称联想松弛。

思维障碍的另一类形式，是出现病理性象征性思维或语词新作。

还可以出现思维中断、思维云集，这类联想障碍往往伴有较明显的不自主感，患者感到难以控制自己的思想，并常常作出妄想性判断，如认为自己的思维受外力的控制或操纵。

**2. 情感障碍**　情感淡漠、情感反应与思维内容以及外界刺激不协调，是精神分裂症的重要特征。最早涉及的是较细腻的情感，如对周围人的关怀、同情，对亲人的体贴，患者对周围事物的情感反应变得迟钝或平淡，对生活、学习的要求减退，兴趣爱好减少。随着疾病的发展出现情感淡漠。此外，情感倒错或情感矛盾也常见。

**3. 意志行为障碍**　部分患者表现基本正常，部分患者会出现意志活动缺乏，甚至丧失。一些会出现意向倒错、矛盾意向；一些会出现亚木僵或木僵状态，有违拗、被动服从、蜡样屈曲、模仿言语、模仿动作；一些精神运动抑制者偶尔会出现短暂的精神运动性兴奋。

上述思维、情感、意志活动三方面的障碍使患者精神活动与环境脱离，行为孤僻离群，加之大多不暴露自己的病态想法，沉醉在自己的病态体验中，自哭自笑，周围人无法了解其内心的喜怒哀乐，称之为内向性（autism）。

**4. 其他常见症状**

（1）**幻觉和感知综合障碍**　幻觉见于半数以上的患者，有时可相当顽固，其特点是内容荒谬，脱离现实，最常见的是言语性幻听。患者常听见邻居、亲人、同事或陌生人说话，内容往往使患者不愉快；具有特征性的是评论性幻听、命令性幻听、思维鸣响、思维被广播。患者的行为常受幻听支配，如与声音作长时间对话、甚至发怒、大笑、恐惧等；或沉醉于幻听之中，自笑、自语、哭泣等；幻听可以是真性的，也可以是假性幻听。

幻视也不少见，精神分裂症幻视的形象往往很逼真，颜色、大小、形状清晰可见，内容多单调离奇，如看见一只手、半边脸、没有头的影子，灯泡里有一个小人等；幻视的形象也可在脑内出现，患者说是用"内眼"看见的，即假性幻视，幻视常常与其他幻觉一起存在。

人格解体在精神分裂症有一定的特点，如患者感到脑袋离开了自己的躯干，丧失了体重，身体轻得好像风能吹得起来，走路时感觉不到下肢的存在等，有时此类体验较复杂抽象，如患者诉说丧失了完整"我"的感觉，"我"分裂成为2个或3个，自己是其中的一个，只有部分精神活动和肉体活动受自己支配等。

（2）**妄想**　妄想是精神分裂症最常见的症状之一。内容以关系妄想、被害妄想和影响妄想最为常见。主要特点是：①内容离奇，逻辑荒谬，发生突然。②妄想所涉及的范围有不断扩大和泛化趋势，或具有特殊意义。③患者对妄想的内容多不愿主动暴露，并往往企图掩饰，患者不愿回答与妄想有关的问题，包括对自己的亲人。

（3）**精神自动症**　患者坚信有外力在控制、干扰和支配自己的行动和思想，而自己则完全不能自主，甚至有某种特殊的仪器、电波、电子计算机或一种莫名其妙的力量在控制自己；有的患者则坚信自己的内心体验或所想的事已尽人皆知，搞得满城风雨了，即内心被揭露感。如被控制感、强制性思维与假性幻觉、内心被洞悉感相结合出现，即所谓康金斯基-克拉伦波精神自动症综合征。

（4）**紧张综合征**　此综合征最明显的表现是紧张性木僵。有时可突然出现短暂的冲动行为，即紧张性兴奋，很快又转为紧张性木僵。

（5）**自知力**　自知力缺乏。患者认识不到异常的体验是由疾病引起，而归咎于别人的恶意行为，导致拒绝治疗。

（6）**认知功能障碍**　精神分裂症患者往往有认知功能的缺损，主要涉及注意、记忆、抽象思维、信息整合、执行功能等方面。

关于精神分裂症的认知障碍目前主要有两个观点：一种认为认知功能是在病因的作用下进行性减退的；另一种观点认为精神分裂症是由于先天遗传的缺陷和环境因素作用下神经异常发育的结果，因此认知功能的损害在出现临床症状之前就已经存在。

### 6 种精神病理维度

在 DSM-5 中，界定的 6 种精神病理维度：阳性症状（幻觉和妄想）、思维言语的紊乱、明显的紊乱行为、阴性症状、情绪情感（抑郁和躁狂）和认知。然后每个维度的评估采用严重性评估量表（0~4，5 点计分），达到 2 分或 2 分以上的诊断为符合症状标准。

## 五、临床分型

当疾病发展到一定阶段，可按其临床占主导的症状分为若干类型。在临床上虽可见到部分病例从一种类型转变至另一类型，或数种临床类型的特点结合在一起，但不同类型的发病形式、临床特点、病程经过和结局有一定差别，对治疗的选择和预后估计和病因学研究有一定指导意义，因此临床分型有一定意义和必要性。

在 DSM-5 中已经革除亚型，采取维度的方法来界定精神分裂症症状，且紧张症型精神分裂症已取消，用一种新的诊断——紧张症取代。精神分裂症的分型有以下几种。

**1. 单纯型** 本型占精神分裂症患者的 2% 左右。多为青少年期起病，起病缓慢，持续进行，临床特点为逐渐加重的孤僻、被动、活动减少、生活懒散，情感逐渐淡漠，对生活学习的兴趣愈来愈减少，对亲友表现冷淡，行为退缩，日益脱离现实生活。逐渐发展的人格衰退，幻觉和妄想不明显，以阴性症状为主，此型患者在发病早期常不被注意，往往经数年病情发展较严重时才被发现。治疗效果较差。

**2. 青春型** 多在青春期急性或亚急性起病，临床主要表现是：言语增多，内容荒诞离奇，想入非非，思维凌乱，甚至破裂，情感喜怒无常，变化莫测，表情做作，好扮弄鬼脸，行为幼稚、愚蠢、奇特，常有兴奋冲动。患者的本能活动（性欲、食欲）亢进，也可有意向倒错，如吃脏东西、吃痰、吃大小便等，幻觉生动，妄想片段，常凌乱不固定，内容荒诞与患者的愚蠢行为相一致。此型病程发展较快，虽可有自发缓解，但维持不久易再发。

**3. 紧张型** 大多数起病于青年或中年，起病较急，病程多呈发作性。主要表现为紧张性兴奋和紧张性木僵，两者交替出现，或单独发生。临床上以紧张性木僵多见。

（1）**紧张性木僵** 突出的表现是运动性抑制。轻者动作缓慢，少语少动，或长时期保持某一姿势不动。重者终日卧床，不食不动，缄默不语，对周围环境刺激（言语、冷热、疼痛等）没有反应，以致唾液留在口内也不咽不吐，顺口角流下。肌张力增高，可出现蜡样屈曲、被动性服从，有时则相反，出现主动性违拗，此时可出现模仿动作、模仿言语。偶可伴有幻觉和妄想。患者呈运动性抑制，但对周围事物的感知仍存在，病后对所经历事件均能回忆。一般持续数周至数月。文献记载木僵状态有持续数年或十数年者。

（2）**紧张性兴奋** 以突然发生的运动性兴奋为特点。患者行为冲动，不可理解，言语内容单调刻板。如患者突然起床，砸东西，伤人毁物，无目的地在室内徘徊，不停地在原地踏步。可持续数天或数周，转入木僵状态。此型自发缓解，较其他类型常见。

**4. 偏执型** 又称妄想型。发病年龄较晚，多在青壮年或中年，起病较缓慢，病初表现为敏感多疑，逐渐发展为妄想，妄想的范围可逐渐扩大，有泛化趋势，妄想内容以关系妄想、被害妄想最多见，其次是自罪、中毒和嫉妒妄想。绝大多数患者有数种妄想同时存在，偏执型一般不伴有感知障碍，或虽伴有幻觉，但在整个病程中仍以妄想为主者占多数。幻觉中以言语性幻听最常见，内容多使人不愉快：如讽刺、批评、评议、威胁、命令等。患者的妄想和幻觉内容多较离奇、抽象、脱离现实，大多数患者沉湎于幻觉或妄想体验之中，行为孤僻，不与周围接触，表现为闭门不出、恐惧不安、报复、跟踪等，部分患者由于起病缓慢隐蔽，部分工作能力尚能保存，往往不易早期发现。此型自发缓解者少见，治疗后预后较好。

**5. 未分化型**　精神分裂症未分化型，系指患者的精神症状符合精神分裂症的诊断标准，有明显的精神病性症状，如妄想、幻觉、破裂性思维或严重的行为紊乱，但又不符合上述论及的任何类型的一组患者。

**6. 残留型**　过去符合精神分裂症诊断标准，早期的阳性症状基本消失，临床症状以阴性症状为主，病程一年以上，呈慢性迁延的精神分裂症。

**7. 精神分裂症后抑郁**　精神分裂症后抑郁，是指患者在过去一年内曾符合精神分裂症的诊断，当患者症状部分或大部分控制后出现抑郁症状，且抑郁情绪持续 2 周以上，这种抑郁状态可能是本病症状的组成部分，也可能是患者在症状控制后出现的心理反应，亦可能由药物的副反应引起。抑郁一般不达到重性抑郁程度，但存在自杀的危险性，临床上应予以重视。

## 六、诊断与鉴别诊断

ICD‑11 精神分裂症的诊断标准如下。

### （一）诊断要点

精神分裂症的诊断应结合病史、临床症状、病程特征、躯体检查和实验室检查的结果作出。

**1. 症状特点**　主要表现为多种精神心理过程的紊乱，包括思维（例如，妄想、思维形式障碍），感知觉（例如，幻觉），自我体验的（例如，体验到感觉、冲动、思想、行为被外在力量控制），认知（例如，注意力、言语记忆和社会认知受损），意志（例如，动机缺乏），情感（例如，情感表达迟钝）及行为（例如，行为显得凌乱、漫无目的、无法预期，或不适当的情感反应干扰行为的组织条理性）。可存在精神运动性紊乱，包括紧张症。持续性的妄想、幻觉，思维障碍，被影响体验，被动体验，被控制体验可以是精神分裂症的核心表现。

**2. 病程特点**　大多为持续性病程，仅少数患者在发作间歇期精神状态可基本恢复到病前水平，既往有类似发作者对诊断有帮助。诊断要求症状必须持续至少 1 个月。

**3. 其他特点**　精神症状非继发于意识障碍、智能障碍、躯体疾病、情感障碍和药物、物质依赖或中毒等，故躯体及神经系统检查和实验室检查一般无阳性发现，脑影像学检查和神经生化检查结果可供参考，家族中特别是一级亲属中有较高的同类疾病的阳性家族史，有自知力障碍，且社会功能严重受损或无法进行有效的交谈。如精神分裂症症状与情感性症状同时发生，症状同样突出，应诊断为分裂情感性障碍。

### （二）鉴别诊断

**1. 脑器质性疾病、躯体疾病所致精神障碍**　脑器质性病变如癫痫、颅内感染、神经性梅毒、脑肿瘤和某些躯体疾病可以引起类似精神分裂样表现。这类疾病的躯体、神经系统检查和实验室检查结果均可发现相应的阳性证据，往往同时伴有意识障碍或智能障碍，症状呈现昼轻夜重的波动性，幻觉多以幻视为主，精神症状的出现与躯体疾病在时间上相关，一般随着原发疾病的恶化而加重，随着原发疾病的改善会而好转。

**2. 物质使用所致障碍**　某些精神活性物质及药物的滥用可导致精神病性症状的出现。可通过几方面予以鉴别：有明确的药物或物质使用史，精神症状的出现与药物的使用在时间上密切相关，用药前患者精神状况正常，精神症状的表现符合不同种类药物所致精神障碍的特征。

**3. 妄想性障碍** 以系统的妄想为主要临床表现，情感和行为与妄想相一致，妄想形成有一定现实基础，一般无幻觉和人格衰退。而精神分裂症偏执型患者的妄想内容可变化不定或荒谬离奇，自相矛盾，内容泛化，结构松散而不系统，多伴有幻觉，随疾病的进展，常有精神和人格的衰退。

**4. 心境障碍** 无论在躁狂状态或抑郁状态，都可能伴有精神病性的症状，其精神病性症状是在情感高涨或低落的背景下产生的，这就需要结合病史、病程、疾病转归等因素做出诊断。

如精神分裂症的紧张性木僵应与抑郁性木僵鉴别，前者接触困难、表情呆板、情感淡漠；后者是因严重抑郁导致。

精神分裂症急起发病并表现为兴奋话多时应与躁狂发作鉴别。前者多为不协调性言语运动性兴奋；后者为协调性精神运动兴奋。

**5. 神经症性障碍** 部分患者早期出现类似神经衰弱、强迫障碍等神经症样表现，但缺乏深刻的痛苦感，也缺乏求治的强烈愿望，存在显著的动机不足、意志减退等。

## 七、治疗与预后

### （一）治疗

目前用抗精神病药物治疗精神分裂症为首选的治疗措施，而及时的心理干预和完善的工娱治疗、社会康复治疗、家庭健康教育等应贯穿治疗的全过程。

**1. 药物的治疗原则** 精神分裂症药物治疗的原则是：早发现、早诊断、早治疗；足剂量、足疗程、尽量单一用药、个体化用药，提高用药的安全性，提高治疗的依从性，及时发现和处理药物的治疗反应和不良反应，以促进患者回归社会为治疗的最终目标。

在使用抗精神病药物治疗前均应常规检查血压、心率、血常规、肝、肾、血糖、血脂和心功能等，在服药期间应定期复查对比，发现问题及时分析处理。

因患者需长期服药治疗，在药物的选择上要依据患者的性别、年龄、临床特点、躯体状况、经济状况、依从性、不良反应的耐受性及用药后的疗效来综合决定。

治疗一般包括急性期（至少 4~6 周）、巩固期（至少 6 个月）和维持期。维持期治疗时间建议：首发、缓慢起病的患者，维持治疗期至少为 5 年；而有不足 1/5 的患者有可能停药。如决定停药，需告知患者及家属复发的先兆症状和应对措施。

因两种或两种以上药物相互作用可产生更多的不良反应，因此一般选择单一的抗精神病药物治疗，如需要联合用药，建议以化学结构不同、药理作用不尽相同的药物联用，达到预期疗效后仍以单一用药为宜，作用机制相似的药物原则上不宜合用。

**2. 改良电抽搐治疗（MECT）** 某些精神分裂症患者经多种抗精神病药物治疗仍疗效不佳和（或）有自伤、自杀、冲动攻击、兴奋躁动、木僵违拗的，急性期可选择合并或单用电休克治疗。

主要适应证如下：有强烈自伤、自杀行为或明显自责自罪者；极度兴奋躁动、冲动伤人者；拒食、违拗和紧张性木僵者；抗精神病药物治疗无效或对治疗药物不能耐受者。

**3. 心理及社会干预** 为使精神分裂症患者达到全面的康复状态，保持完整的社会功能，必须持续地给予心理社会干预，在标准治疗（包括药物治疗）外增加认知 - 行为干预，不仅能减轻精神症状，而且能减少住院时间，改善总体心理社会功能。常用于精神分裂症的康复措施有：社会技能训练、家庭治疗、岗位职业训练、社区服务等。

**4. 重复经颅磁刺激治疗（rTMS）** 最新研究提示，rTMS 对难治性精神分裂症，持续幻听和持续的阴性症状有一定辅助疗效，但仍需配合药物系统治疗。

**（二）预后**

精神分裂症的起病形式为急性、亚急性或慢性，以慢性和亚急性者居多。多数患者表现为间断发作或持续病程两类。少数发作一次缓解后终生不复发。反复发作或不断恶化者可出现人格改变、社会功能下降，临床上呈现不同程度的残疾状态。病情的不断加重最终可导致患者丧失社会功能。

预后与多种因素有关：急性或亚急性起病，有明显的诱因，起病年龄较晚，病前性格无明显缺陷，家族遗传史不明显，家庭社会支持多，家庭情感表达适度，病程为间歇性发作，以阳性症状为主，治疗及时、系统，依从性好，能长期维持治疗者预后良好。通常女性的预后要好于男性。而慢性起病，发病于儿童或青少年，病前性格有明显缺陷，有精神分裂症家族史，病程呈迁延进展，阴性症状为主，治疗依从性差等患者往往预后较差，结局不良。

# 第二节　分裂情感性精神障碍

PPT

## 一、概述

分裂情感性精神障碍（schizoaffective psychosis）为一类发作性精神障碍，患者精神分裂症性症状与情感性症状在同一次发病中均很明显，两类症状同时出现又同样突出，且常有反复发作的倾向，缓解良好。

分裂情感性精神障碍多在青少年期或成年早期发病，较抑郁障碍和躁狂发作的发病年龄轻，女性多于男性。

患者多为急性或亚急性起病，临床特征是既有明显的抑郁症状或躁狂症状，又有精神分裂症症状，两类症状在同一次发病中同时出现。根据发作时的主要临床症状，可将分裂情感性精神障碍如下划分。

**1. 躁狂型**　急性起病，在疾病的同一次发病中，躁狂症状与精神分裂症状同样突出。患者在情感高涨、自我评价增高或夸大、言语和行为增加的同时又存在内容荒谬的关系妄想、被害妄想或思维被洞悉感、逻辑推理障碍、幻听等精神分裂症症状。患者的症状鲜明，虽然常伴有明显的行为紊乱，但在数周内可完全缓解，预后较好。

**2. 抑郁型**　在同一次发病中，抑郁症状与精神分裂症状同样突出。患者情感低落、内疚、迟滞、无精力、兴趣索然、纳差、体重下降，并存在消极观念等。与此同时，患者还存在思维内容荒谬、妄想、评论性幻听、逻辑推理障碍等典型的精神分裂症症状。分裂情感性精神障碍抑郁型的临床表现不如躁狂型那样鲜明和令人惊讶，病程较长，而且预后较差，少数患者不能完全缓解，可残留精神分裂症症状。

**3. 混合型**　精神分裂症症状与情感障碍双相型的症状同时存在。既有躁狂发作时的情感高涨、言语行为增多的症状，又有抑郁发作时的情感低落、思维迟缓和言行减少的症状，同时还表现出典型的精神分裂症症状，如荒谬离奇的关系、被害、夸大、疑病、物理影响等妄想。

**4. 其他型**　根据每次发作的主要临床相，分裂情感性精神障碍还可分为其他型，其表现不似上述三型典型，不能归于上述三型中的任何一型中。

## 二、诊断与鉴别诊断

### （一）诊断要点

**1. 症状特点**　表现为在同一段发作中，同时满足精神分裂症的诊断需求，以及 1 次躁狂、混合发作或中度 – 重度抑郁发作的诊断需求。两组诊断需求可同时满足，也可在几天内先后满足。患者有显著的精神分裂症的症状（例如，妄想，幻觉，思维形式障碍，被影响体验，被动、被控制体验），同时伴有典型的心境发作症状，如抑郁发作（抑郁心境，兴趣缺乏，精力减退），躁狂发作（心境高涨，言语增多，躯体和思维活动速度增快）或混合发作。可有精神运动性紊乱，包括紧张症。

**2. 病程特点**　症状必须持续至少 1 个月。

**3. 其他特点**　症状不是另一种健康问题的临床表现（如脑肿瘤），也不是某种作用于 CNS 的物质或药物（如糖皮质激素）的效应，包括戒断效应（如酒精戒断）。

### （二）鉴别诊断

精神分裂症和情感障碍鉴别诊断中涉及的疾病均需要与分裂情感性精神障碍进行鉴别。

**1. 躁狂型与精神分裂症青春型**　青春型患者以不协调的精神运动性兴奋为主要临床表现，但情感色彩不鲜明，不具有感染力，言语内容凌乱，令人费解，行为多具有冲动性，知、情、意三者互不协调，无明显的间歇期或间歇期存有残留症状，病程迁延。

**2. 抑郁型与精神分裂症后抑郁**　部分精神分裂症患者在经过抗精神病药物治疗后，精神症状得到适当控制时，可出现持续时间较长的抑郁症状。患者抑郁症状的产生，可能与抗精神病药物的使用有关（药源性抑郁），或可能与患者的病情明显好转后出现对所患疾病的担心及忧虑今后的前途（包括生活、学习、工作与社会交往等）有关，也可能是精神分裂症症状的一部分。

**3. 躁狂型与躁狂发作**　躁狂发作患者的情感活跃、生动、有感染力，无思维逻辑障碍，无情感不协调或怪异的行为。虽然躁狂发作患者可出现类似精神分裂症症状，但其严重程度及特征并不成为主要的临床相，不足以诊断为精神分裂症。

**4. 抑郁型与抑郁障碍**　抑郁障碍患者具有典型的情感低落、思维迟缓和言语行为减少等症状，整个病程中无情感不协调或怪异的行为。虽然患者也可出现类似精神分裂症的症状，但无知、情、意三者的不协调表现，其严重程度及特征并不成为主要的临床相，不足以诊断为精神分裂症。

## 三、治疗

分裂情感性障碍的治疗原则是根据不同类型不同症状表现予以抗精神病药物和心境稳定剂或（和）抗抑郁药物联合治疗。

# 第三节　分裂型障碍

PPT

## 一、概述

分裂型障碍（schizotypal disorder），是一种持久的精神和行为异常。"分裂型（schizotypal）"一词最早由 Sandor Rado 于 1956 年提出，作为"精神分裂症表型（schizophrenic phenotype）"的缩写。国际卫生组织在 ICD – 11 诊断系统中将其归为"精神分裂症及其他原发性精神病性障碍"，而 DSM – 5 中将其归在人格障碍中讨论。精神分裂症患者亲属的分裂型障碍的发生率远高于其他精神疾病患者或没有精神疾病的亲属。

## 二、诊断与鉴别诊断

### （一）诊断要点

患者在至少几年的一段时间内均表现为一种持久的、古怪而反常的行为、外表和言语模式，同时伴认知和知觉的扭曲、不寻常的信念，以及对人际关系感到不适，且常有人际关系能力的减退。

阴性分裂型症状（negative schizotypy）可包括情感的受限和不协调，愉悦感缺乏（anhedonia）。

阳性分裂型症状（positive schizotypy）可包括偏执信念、牵连观念，或其他精神病性症状如各种形式的幻觉，但强度和持续时间不满足精神分裂症、分裂情感性障碍、妄想性障碍的诊断需求。

这些症状导致痛苦，或使患者的个人、家庭、社交、学业、执业或其他重要功能领域受损。

### （二）鉴别诊断

注意鉴别或排除分裂样人格障碍、分裂情感障碍或自闭症谱系障碍等。

## 三、治疗

药物治疗、心理治疗以及合理的教育和训练相结合是主要的治疗模式。一般来说要在全面了解病情、成长经历、家庭环境、教养方式、社会和心理环境的基础上，制定个性化的治疗策略。

# 第四节　急性短暂性精神病性障碍

PPT

## 一、概述

急性短暂性精神病（acute and transient psychosis）作为一类独立的精神疾病，于 1992 年第一次被 ICD－10 收录并编码，它是指一组急性发病，在两周或两周内从缺乏精神病性特征的状态发展为有显著异常的精神病性状态，病程短暂，缓解彻底。其精神障碍的发生非脑器质性疾病、躯体疾病、中毒或精神活性物质滥用所致，且不符合躁狂和抑郁发作的诊断标准。

本组疾病病因不明，应激因素和躯体素质因素在病因学中可能起重要的作用。

## 二、诊断与鉴别诊断

### （一）诊断要点

根据 ICD－11 诊断标准，急性而短暂的精神病性障碍，表现为急性起病的、无前驱期精神病性症状，在 2 周内达到最严重的程度。症状可包括妄想、幻觉、思维过程的紊乱、意识模糊或混乱、情感心境的紊乱等。也可出现紧张症样的精神运动性紊乱。通常症状的性质、强度均快速变化，可每天变化甚至在一天之内变化。发作通常持续几天到 1 个月，不超过 3 个月。症状不是另一种健康问题的临床表现（如脑肿瘤），也不是某种作用于 CNS 的物质或药物（如糖皮质激素）的效应，包括戒断效应（如酒精戒断）。

### （二）鉴别诊断

注意鉴别或排除脑器质性疾病、躯体疾病所致精神障碍、物质使用所致障碍、双相障碍、做作性障碍等。

## 三、治疗

急性短暂性精神障碍的药物选择、剂量、疗程等因素需结合个体情况综合考虑，基本与精神分裂症急性期治疗相似。需要注意冲动及自伤风险、躯体并发症的识别和处理。

PPT

# 第五节　妄想性障碍

## 一、概述

妄想性障碍（delusional disorder）又称为偏执性精神障碍（paranoid disorder）是一组以长期持续性妄想为唯一或突出的临床特征的精神障碍。妄想的内容常为被害、夸大、嫉妒、疑病等。妄想的内容及出现的时间与患者的生活处境密切相关，具有逻辑性、系统性的特点。患者人格保持完整，除了与妄想或妄想系统直接相关的行为和态度外，情感、言语和行为均正常。起病隐袭，病程演进缓慢，甚至可持续终生。妄想性障碍不能归类于器质性障碍、精神分裂症、心境（情感性）障碍等疾病中。

## 二、诊断与鉴别诊断

### （一）诊断要点

妄想性障碍，表现为存在一个妄想或一套内容相关的妄想，持续一段至少 3 个月的时间（通常远超3 个月），不存在抑郁、躁狂、混合发作。除妄想以外，不存在其他精神分裂症的表现（如持续性的听幻觉、思维紊乱、阴性症状）。即使存在不同程度的感知觉紊乱（如幻觉、错觉、人物识别的异常），若紊乱的主题与妄想内容相关，仍可诊断妄想性障碍。在与该妄想或妄想系统直接相关的行为和态度之外的情感、言语和行为通常不受影响。症状不是另一种精神、行为或神经发育障碍的临床表现（如脑肿瘤），也不是某种作用于 CNS 的物质或药物（如糖皮质激素）的效应，包括戒断效应（如酒精戒断）。

### （二）鉴别诊断

注意鉴别或排除脑器质性疾病、精神分裂症、心境障碍、偏执性人格障碍等。

## 三、治疗

大多患者不愿就医，治疗依从性差。使用抗精神病药物和心理治疗相结合的方法，可使病情得到改善。抗精神病药物可减轻或消除妄想、焦虑、易激惹等症状，具体使用方法可参阅精神分裂症的治疗。心理治疗是十分重要的，且应反复进行。调整工作、协调好人际关系（含家庭成员）和改变生活环境，也有利于妄想的改善。

**目标检测**

答案解析

1. 目前关于精神分裂症的发病机制主要有哪些神经生化假说？
2. 精神分裂症的原发性症状有哪些？
3. 诊断精神分裂症时需与哪些疾病相鉴别？
4. 精神分裂症的药物治疗的原则是什么？

5. 妄想性障碍的定义是什么？

6. 急性短暂性精神病性障碍和分裂情感性精神障碍的临床特点有哪些？

（李 文 杨 岨）

---

书网融合……

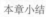

本章小结

题库

# 第八章　双相及相关障碍

📖 学习目标

1. **掌握**　双相障碍的基本特征、主要临床表现、诊断和治疗原则和规范化的治疗方法。
2. **熟悉**　双相障碍的鉴别诊断；常见药物不良反应的处理。
3. **了解**　双相障碍的病因和发病机制；了解双相障碍非典型症状的主要特点。
4. 学会对常见双相及相关障碍各亚型诊断、治疗原则；具备识别各亚型和处理的能力。

## 第一节　概　述

PPT

双相障碍（bipolar disorder，BPD）也称为双相障碍，是指临床上既有躁狂或轻躁狂发作，又有抑郁发作的一类心境障碍。一般呈发作性病程，病程多种形式演变，躁狂和抑郁常呈反复交替发作或混合迁延性、潮起潮落式等复杂形式，病情严重者更有一年之内 4 次以上发作而难觅相对稳定间歇期的快速循环方式；还有许多非典型及共病所致的不同表现，在儿童、青少年和老年人中尤其突出，严重影响患者的日常生活与社会功能；是一组高患病率、高误诊率、高复发率、高致残率和高自杀率的常见精神障碍。在 ICD - 11 中，双相及相关障碍与抑郁障碍归属于心境障碍，而在 DSM - 5 中，则属于两个独立的疾病单元。

双相障碍多以抑郁为首次发作形式，一般呈发作性病程，躁狂发作和抑郁发作常反复循环或交替出现。抑郁发作好发季节为秋末冬初，首次发作可见于任何年龄，但大多起病于 15～19 岁。抑郁发作持续时间约 6 个月，发作频率、复发与缓解的形式均有很大变异，随时间推移，缓解期有渐短的趋势。中年之后，抑郁变得更为常见，持续时间也更长。躁狂发作多数为急性或亚急性起病，好发季节为春末夏初，好发年龄在 30 岁左右，患病率男女接近（1∶1.2）。

国际上较为公认的双相障碍终生患病率为 4%，我国一直很低，只有近年深圳一项调查报告双相障碍终生患病率为 2.05%，与此数据较为接近。1990 年 WHO 有关全球疾病总负担排名，双相障碍第 18 位，在我国第 12 位。

⇒ 案例引导

　　**临床案例**　患者，男，22 岁，学生。以"情绪低交替兴奋、话多 3 年，情绪低伴躯体不适半年"为主诉入院。患者 3 年前无明显诱因出现自卑，记忆力减退，注意力不集中，发愁，悲观绝望，持续半月左右，能自行缓解。上述症状反复发作，发作间歇期社会功能正常。期间出现过兴奋、话多，花钱多，自我感觉良好，精力充沛，每次持续 7 天左右。半年多前，患者出现易疲劳，躯体不适，尿频，小便困难，情绪低落，有消极观念，觉活着没意义，未采取过自杀行为。

➡ **案例引导**

　　入院查体：神志清，心肺听诊未见明显异常，神经系统检查无明显阳性体征发现。精神检查：意识清，接触交谈合作，问答切题，感前额部模糊，喉咙发紧，觉讲话、呼吸困难，情绪低，兴趣减退，愉悦感下降，记忆力减退，意志活动减退，常在脑子里反复出现活着痛苦，没意思的想法，对未来没有信心，但又觉父母把自己养大不容易，没有采取过行动。回忆病史中有兴奋、话多、精力充沛等表现，与现在的感觉完全相反，自知力部分存在，能认识到自己是有病了。

　　**讨论**　该患者存在的症状群是什么？病程特点是什么？目前考虑诊断是什么？

PPT

# 第二节　病因与发病机制

　　双相障碍的病因尚不明确，大量研究资料提示遗传、神经生化、心理社会因素对其发生有明显影响。

　　**1. 遗传因素**　双相障碍具有明显的家族聚集性，遗传度高达85%。双相障碍先证者亲属患病的概率高出一般人群10～30倍，血缘关系越近发病风险越高，并且有早发遗传现象。父母若一方患有双相Ⅰ型障碍，其子女患双相障碍的概率25%；若父母双方均患有双相Ⅰ型障碍，其子女患双相障碍的概率50%～75%。双生子研究发现，单卵双生子双相Ⅰ型障碍的同病率33%～90%，而双卵双生子5%～25%。

　　**2. 分子遗传学**　双相障碍的疾病基因或易感基因尚需深入研究，特异性候选基因研究提示生物胺相关基因可能与双相障碍的病理过程关联。

　　**3. 神经生化因素**　5-HT缺乏可能是双相障碍的神经生化基础，是易患双相障碍的素质标记；但仅有5-HT缺乏并不一定导致发病，需兼有NE异常才会表现临床症状。NE异常可能是双相障碍的状态标记，NE不足出现抑郁症状，亢进则出现躁狂发作状。还有DA假说，该假说认为DA功能活动降低可能与抑郁发作有关，DA功能活动增高可能与躁狂发作有关。

　　**4. 神经内分泌功能异常**　许多研究发现，双相障碍患者有下丘脑-垂体-肾上腺轴（HPA）、下丘脑-垂体-甲状腺轴（HPT）、下丘脑-垂体-生长素轴（HPGH）的功能异常，尤其是HPA功能异常。

　　**5. 脑电生理变化**　脑电图研究发现：抑郁发作时多倾向于低α频率，躁狂发作时多为高α频率或出现高幅慢波。睡眠脑电图研究发现：抑郁发作时患者总睡眠时间减少，觉醒次数增多，快眼动睡眠（REM）潜伏期缩短，并与抑郁严重程度正相关。

　　**6. 神经影像改变**　PET/SPECT研究结果虽然不尽一致，但是总体上显示双相障碍抑郁发作时全脑血流/代谢弥漫性降低，以额叶和前扣带回更为明显；而躁狂发作时有全脑血流增加和代谢亢进的倾向。

　　**7. 应激**　部分病例因生活事件促发，应激性生活事件与心境障碍尤其与抑郁发作的关系较为密切。

PPT

# 第三节　临床表现

　　双相障碍的临床表现复杂，常被误诊、漏诊，典型的临床表现可有躁狂发作、抑郁发作和混合发作。

## 一、躁狂发作

躁狂发作（manic episode）典型临床表现是情感高涨、思维奔逸、活动增多的"三高"症状，可伴有夸大观念或妄想以及冲动行为等。发作应至少持续一周，严重躁狂达到需住院治疗的时间可缩短，3~4天即可诊断。

**1. 情感症状** 情感高涨是躁狂发作的主要原发症状。典型表现为患者自我感觉良好，主观体验特别愉快，生活快乐、幸福；整日兴高采烈，得意洋洋，笑逐颜开。其高涨的情感具有一定的感染力，言语诙谐风趣，常获得周围人的共鸣；部分患者可表现为易激惹、愤怒、敌意，尤其当有人指责其不切实际的想法时，动辄暴跳如雷，怒不可遏，甚至可出现破坏及攻击行为。有的患者尽管心境高涨，但情绪不稳，时而快乐愉悦，时而激动易怒。

**2. 认知症状** 联想速度明显加快，思维内容丰富多变，自觉脑子聪明，反应敏捷。语量大、语速快，口若悬河，自感语言表达跟不上思维速度。联想丰富，概念一个接一个地产生，或引经据典，或高谈阔论，信口开河，严重时可出现"音连""意连"和随境转移。在心境高涨的背景上，会出现夸大观念，严重时可达妄想的程度，但内容多与现实接近，持续时间也短。

**3. 意志行为症状** 多为协调性精神运动性兴奋，即心理过程协调。意志增强，活动明显增多，精力旺盛、整日忙碌，爱管闲事，行为轻率或鲁莽，可出现攻击和破坏行为。

**4. 生理症状** 表现为睡眠减少或根本不睡觉，而患者仍然会感到已经休息好了。而睡眠少或不睡眠又可加重躁狂发作。睡眠减少有可能是躁狂发作的前兆。患者可有交感神经功能兴奋症状，如面色红润、双目有神、心率加快、瞳孔轻度扩大等。不过患者由于自我感觉良好而较少诉说躯体不适，终日奔波但无困倦感，是躁狂发作特征之一。

**5. 精神病性症状** 如伴精神病性症状，常见与心境一致的有夸大妄想，也可以出现与心境不一致的被害妄想等，幻觉相对少且短暂。

**6. 其他症状** 患者的外表通常也反映了他的优势心境，衣服可能色彩鲜亮，但搭配不当，当病情更为严重时，患者的着装可能邋遢而凌乱；可有食欲增加、性欲亢进、交感神经兴奋症状等。多数患者在疾病早期即丧失自知力。少数严重患者可以出现定向障碍、视幻觉等意识障碍，称之为谵妄性躁狂。

儿童、老年患者常不典型。儿童患者思维活动较简单，情绪和行为症状较单调，多表现为活动和要求增多。老年患者多表现为夸大、狂傲和易激惹，而"三高"症状不明显。

## 二、抑郁发作

无论是ICD-11，还是DSM-5，均未强调双相障碍抑郁发作与单相抑郁障碍（典型抑郁障碍/抑郁障碍，MDD）抑郁发作（major depressive episode）的区别。但二者实际上有较多不同的临床特征。典型的重度抑郁发作的症状为"三低"，即情绪低落、思维迟缓和意志减退，但并非全部出现于所有患者；抑郁发作的表现可分为核心症状、心理症状群与躯体症状群。详见抑郁障碍章节。

## 三、双相障碍的分型及特殊类型

ICD-11取消"心境发作"这一诊断类别，取消"持续性心境障碍"诊断，将"恶劣心境"归入抑郁障碍，将"环性心境障碍"归入双相障碍。双相障碍分为双相Ⅰ型障碍、双相Ⅱ型障碍和环性心境障碍。

混合发作：抑郁心境伴以连续数日至数周的活动过度和言语迫促以及躁狂心境和夸大状态下伴激越，精力和本能驱动降低。抑郁状态与轻躁狂或躁狂发作状态也可以快速转换，每天不同，甚至因时而异。如果在目前发作中，两组症状在大部分时间里都很突出且发作持续时间至少2周，则作出双相障碍混合发作的诊断。

环性心境障碍：环性心境障碍是指至少 2 年的心境不稳定，反复出现轻度心境高涨或低落，但不符合躁狂或抑郁发作症状标准。如果在疾病发展过程中出现符合双相 I 型障碍或双相 Ⅱ 型障碍诊断标准时，则需更改相应诊断。

快速循环型：指双相障碍患者频繁发作（每年发作 4 次以上），发作可以是躁狂、轻躁狂、抑郁或混合发作，可见于 BP‑I 和 BP‑Ⅱ 患者。估计双相障碍中 10%~30% 为快速循环型，治疗较为困难，预后较差。

ICD‑11 对双相 I 型障碍和双相 Ⅱ 型障碍的"目前发作"做了明确描述，躁狂发作的核心症状增加与"情绪一致的精力或活动增强"，以更好地描述情绪波动。对"轻躁狂"的定义强调不能伴有精神病性症状，轻躁狂发作被认为是没有明显的功能损害情况下，躁狂发作的一种减弱形式。对双相障碍的附加限制条件加以描述，例如伴显著焦虑症状、伴忧郁特征等。ICD‑11 强调"混合发作"可以是每天或 1 天之内同时并存躁狂和抑郁症候群或快速转换，而"快速循环型"更强调 >1 天。

🌐 **知识链接**

#### 软双相的概念

有学者提出"软双相"概念。软双相是指目前为抑郁发作，且过去没有无轻躁狂或躁狂发作，但具有某些人口社会学与临床特征，提示之后可能向轻躁狂或躁狂发作转化。例如：女性、发病年龄比较早（一般在 25 岁之前）；有精力旺盛气质、环形情感气质及边缘性人格障碍；有双相障碍、自杀、边缘性人格障碍等家族史，病程发作较为频繁，晨重晚轻等生物节律性更明显，抑郁发作表现混合性、非典型或激越性等。可以说是"抑郁"演变成双相障碍的过渡概念，为了能在躁狂发作之前就能识别并进行干预，则提出了软双相的这一概念。

# 第四节　诊断与鉴别诊断

PPT

## 一、诊断要点

双相障碍的诊断主要根据病史、临床症状、病程特点、体格检查和实验室检查，依照相关的精神疾病诊断分类标准而确定。密切临床观察，把握疾病横断面的主要症状或症状群及纵向病程特点，才能进行准确的临床诊断。

**1. 症状特征**　躁狂发作和抑郁发作分别是以显著而持久的心境高涨或低落为主要表现，心境相协调。抑郁发作时可伴有生物学节律改变，有助于诊断。

**2. 病程特点**　大多数为发作性病程，而在发作间歇期精神状态可恢复病前水平。既往有类似的发作，或病程中出现躁狂与抑郁的交替发作，对诊断均有帮助。

**3. 体格检查和辅助检查**　由于双相障碍尚无特异性生物学指标，故体格检查及实验室检查通常无阳性发现。有较高的同类疾病的阳性家族史。

## 二、诊断标准

**1. 躁狂发作**　临床亚型为轻躁狂和躁狂发作。

（1）轻躁狂（hypomania）　心境高涨或易激惹。对于个体来讲已达到肯定异常程度，且至少持续 4 天，必须具备以下 3 条，且对日常工作及生活有一定影响：①活动增加或坐卧不宁；②语量增多；③

注意集中困难或随境转移；④睡眠需要减少；⑤性功能增强；⑥轻度挥霍或行为轻率、不负责任；⑦社交活动增多或过分亲昵。

（2）躁狂发作　心境明显高涨，易激惹，与个体所处环境不协调。至少具有以下 3 条（若仅为易激惹，需 4 条）：①活动增加，丧失社会约束力以致行为出格；②言语增多；③意念飘忽或思维奔逸（语速增快、言语迫促）的主观体验；④注意力不集中或随境转移；⑤自我评价过高或夸大；⑥睡眠需要减少；⑦鲁莽行为；⑧性欲亢进。严重者可出现幻觉、妄想等精神病性症状。

严重程度：严重损害社会功能，或给别人造成危险或不良后果。

病程标准：病程至少已持续 1 周。

排除标准：排除器质性精神障碍或物质使用或成瘾行为所致的躁狂发作或抑郁发作。

**2. 双相障碍**　在 ICD-11 中，双相障碍根据躁狂发作类型分为双相 I 型障碍和双相 II 型障碍。双相 I 型障碍是指有一次或多次躁狂发作且又有抑郁发作的心境障碍。双相 II 型障碍是指有一次或多次轻躁狂发作且又有抑郁发作的心境障碍。根据根据目前发作类型、严重程度、精神病性症状、发作期等分为不同亚型：①目前为不伴精神病性症状的躁狂发作；②目前为伴精神病性症状的躁狂发作；③目前为轻躁狂发作；④目前为轻度抑郁发作；⑤目前为不伴精神病性症状的中度抑郁发作；⑥目前为伴精神病性症状的中度抑郁发作；⑦目前为不伴精神病性症状的重度抑郁发作；⑧目前为伴精神病性症状的重度抑郁发作；⑨目前为未特指严重程度的抑郁发作；⑩目前为不伴精神病性症状的混合性发作；⑪目前为伴精神病性症状的混合性发作；⑫目前为部分缓解；⑬目前为完全缓解。

**3. 环性心境障碍**　是指反复出现轻度心境高涨或低落，但不符合躁狂或抑郁发作症状标准。心境不稳定至少 2 年，其间有轻度躁狂或轻度抑郁的周期，可伴有或不伴有心境正常间歇期，社会功能受损较轻。需排除：①心境变化并非躯体疾病或精神活性物质的直接后果，也非精神分裂症及其他精神病性障碍的附加症状；②排除躁狂或抑郁发作，一旦符合相应标准即诊断为其他类型心境障碍。

## 三、鉴别诊断

双相障碍患者的误诊中，除了常被误诊为抑郁障碍（即单相抑郁障碍）、精神分裂症之外，双相 II 型障碍患者常被误诊或漏诊为焦虑障碍、人格障碍等。由于双相障碍的共病现象常见，如存在多种临床综合征，且达到各自诊断标准，应分别作出诊断。

**1. 继发性心境障碍**　脑器质性精神病、躯体疾病、某些药物和精神活性物质等均可引起继发性心境障碍，需要鉴别。

**2. 精神分裂症**　双相障碍患者躁狂、典型抑郁发作时常伴有精神病性症状，包括 Schneider 一级症状群。因此，双相障碍易被误诊为精神分裂症。精神分裂症的早期可出现精神运动性兴奋，或出现抑郁症状，或在精神分裂症恢复期出现抑郁，类似于躁狂或抑郁发作。其鉴别要点为：①精神分裂症以思维障碍为原发症状，情感症状为继发症状；而相反，双相障碍则以心境高涨或低落为原发症状，精神病性症状是继发的。②精神分裂症精神活动是不协调的，而双相障碍精神活动协调。若伴有精神病性症状，则其出现在情绪症状的高峰阶段。③精神分裂症的病程多数为持续进展或发作性进展，缓解期常有残留精神症状或人格缺损；而双相障碍是间歇性病程，间歇期基本正常。

**3. 其他**　还要注意与分裂情感性精神障碍、注意缺陷与多动障碍、边缘性人格障碍、自恋性人格障碍、应激相关障碍鉴别。

PPT

# 第五节　治疗与预后

## 一、治疗

### （一）治疗原则

双相障碍治疗应采取以心境稳定剂为主的综合治疗原则。

**1. 以心境稳定剂为主**　不论双相障碍为何种临床类型，都必须以心境稳定剂为主要治疗药物。双相障碍抑郁发作时，在心境稳定剂使用的基础上可谨慎联用抗抑郁剂如安非他酮和 SSRIs 类，但是对同时作用于 5 – HT 和 NE 的抗抑郁剂最好禁用。

**2. 足剂量足疗程**　要判断一种心境稳定剂无效，应排除依从性和血药浓度过低等因素，且用药时间应大于 3 周。如排除以上因素仍无效，可换用或加用另一种心境稳定剂。

**3. 联合用药治疗原则**　根据病情需要可及时联合用药。药物联用方式有两种或多种心境稳定剂联合使用，心境稳定剂与抗精神病药物、苯二氮䓬类、抗抑郁剂联合使用。在联合用药时，应密切观察药物不良反应，药物间相互作用，并进行血药浓度监测。

**4. 定期检测血药浓度原则**　锂盐的治疗量和中毒量接近，应定期对血锂浓度进行动态监测。卡马西平或丙戊酸盐治疗躁狂也应达到抗癫痫的血药浓度水平。

### （二）双相躁狂发作的药物治疗

**1. 以心境稳定剂为主**　目前比较公认的心境稳定剂主要包括锂盐（碳酸锂）、卡马西平、丙戊酸盐。其他抗癫痫药（如拉莫三嗪）、第二代抗精神病药物（如氯氮平、奥氮平、喹硫平和利培酮等），也具有一定的心境稳定作用，可作为候选的心境稳定剂使用。具体使用见第十七章。

（1）锂盐　临床上常用碳酸锂，是治疗躁狂发作的首选药物。它既可用于躁狂的急性发作，也可用于缓解期的维持治疗，有效率约70%。

（2）抗惊厥药　主要有丙戊酸盐（钠盐或镁盐）和卡马西平。丙戊酸盐对急性躁狂发作的疗效与锂盐相当，对快速循环发作及混合发作效果优于锂盐，并可预防双相障碍复发；锂盐治疗无效的躁狂发作换用卡马西平可能有效。

**2. 抗精神病药物**　对严重兴奋、激越、攻击或伴有精神病症状的急性躁狂患者，治疗早期可短期联用抗精神病药物。第一代抗精神病药物氟哌啶醇和第二代抗精神病药物奥氮平、利培酮、喹硫平等均有较好疗效。抗精神病药物剂量个体化，视病情严重程度及药物不良反应而定。

**3. 苯二氮䓬类药物**　躁狂发作治疗早期常联合苯二氮䓬类药物，以控制兴奋、激惹、攻击、失眠等症状。对不能耐受抗精神病药物的急性躁狂患者可代替抗精神病药物与心境稳定剂合用。在心境稳定剂疗效产生后即可停止使用该类药物，因其不能预防复发且长期使用可能成瘾。

### （三）双相抑郁发作的药物治疗

**1. 单独使用心境稳定剂**　在双相抑郁发作中，心境稳定剂不仅对躁狂发作具有治疗和预防作用，对双相抑郁同样有效，且极少引起转相或者导致发作变频。故对双相抑郁特别是双相 I 型抑郁发作的急性期治疗应单独使用心境稳定剂治疗。锂盐、丙戊酸盐及拉莫三嗪均可选用。具体使用见第十七章。

拉莫三嗪为抗惊厥药，是一种新型心境稳定剂，主要用于双相抑郁急性期及维持期的治疗。

**2. 有心境稳定作用及安全性高的抗精神病药物**　喹硫平、奥氮平。

**3. 心境稳定剂与抗抑郁剂药物联合使用**　严重双相抑郁发作时在心境稳定剂的基础上联合抗抑郁

药。抗抑郁药均有转躁风险，尽量避免选用转躁风险大的抗抑郁药，SSRIs 中的氟西汀半衰期特别长，也尽量避免使用。转躁风险从小到大依次为安非他酮、SSRIs、NaSSAs、SNRIs、TCAs。

### （四）电抽搐或改良电抽搐治疗

对急性重症躁狂发作、极度兴奋躁狂、对锂盐治疗无效或不能耐受的患者可使用电抽搐或改良电抽搐治疗，起效迅速，可单独应用或合并药物治疗，一般隔日一次，6～12 次为一疗程。合并药物治疗的患者应适当减少药物剂量。

## 二、预后

双相障碍自然病程一般持续数周到 6 个月，平均 3 个月左右。躁狂发作可反复发作，每次发作持续时间相近，发作间歇期一般缓解完全，多次发作后可慢性化。

多数双相障碍患者预后较好，经治疗临床症状可基本或完全消失；未经治疗的患者中，50% 能够在首次发作后的第一年内自发缓解，社会功能恢复。但复发率相当高，终身复发率达 90% 以上。长期的反复发作导致人格改变和社会功能受损。经系统治疗最终能使 50% 的患者完全恢复，约 15% 的患者自杀死亡；15%～20% 的患者呈慢性化病程，有残留症状，社会功能不能恢复至病前水平。

预后与反复发作、慢性化病史、阳性家族史、病前适应不良、合并躯体疾病、缺乏社会支持和治疗不恰当等因素有关。双相障碍的治疗效果和预后不如抑郁障碍。

答案解析

### 目标检测

1. 简述躁狂发作的主要临床表现。
2. 简述双相障碍的分型。
3. 简述心境障碍与精神分裂症的鉴别要点。
4. 简述双相障碍的治疗原则。
5. 简述轻躁狂症的临床表现。

（杜云红）

书网融合……

本章小结

题库

# 第九章　抑郁障碍

📖 **学习目标**

1. **掌握**　抑郁障碍的基本特征、主要临床表现、诊断和治疗方法。
2. **熟悉**　抑郁障碍的鉴别诊断。
3. **了解**　抑郁障碍的病因和发病机制。
4. 学会常见抑郁障碍各亚型的诊断、治疗原则；具备识别与处理抑郁障碍的能力。

⇨ **案例引导**

　　临床案例　患者，男，33岁。2年前无明原因出现表情呆滞，感觉精神上跌落到黑暗中，高兴不起来，不敢去人多的地方，觉自己状态不好，头脑昏昏沉沉，心慌，烦躁，心神不宁，曾到当地县医院检查头颅CT、心电图、肝功能、血糖、血脂、肾功、甲功等均无异常，给予对症治疗（具体不详），症状缓解不明显。近半年反复说想死，说自己不行了，自己拿有毒的中药企图自杀被家人发现，夜眠差，食欲差，来回走动，心烦，10天前凌晨拿刀割伤颈部被家人及时发现，未造成严重后果，急诊到我院住院治疗。

　　入院体格检查：神志清，颈部有表浅的划痕，心肺听诊无异常，腹软，无压痛、反跳痛，神经系统无明显的阳性体征。

　　精神检查：意识清，接触交谈合作，定向正常，自觉脑子反应慢，每天都无力，什么都不愿干，对什么也都没有兴趣，也不想吃饭，经常无故心慌难受，检查又没问题，看不到希望，什么都干不好，活着给家人添麻烦，仍有强烈的消极观念，自知力完整。

　　讨论　患者目前存在的主要临床表现是什么？诊断考虑什么？为尽快控制症状，减少风险给出合理的治疗方案。

PPT

## 第一节　概　述

　　抑郁障碍是指各种原因引起的以显著而持久的心境低落为主要临床特征的一类心境障碍，严重者可以出现幻觉、妄想等精神病性症状和自伤、自杀行为。常反复发作，每次发作大多数可以完全缓解，部分可有残留症状或转为慢性，病程迁延，造成严重的社会功能损害。

　　抑郁障碍是一种最常见的精神障碍，由于诊断标准、流行病学调查方法和工具的不同，导致报道的患病率差异较大，大多数国家终生患病率为8%～12%，全球约有3.5亿抑郁障碍患者，抑郁障碍发病年龄以20～40岁居多，多数为急性或亚急性起病，好发于秋冬季，女性患病率高于男性。

　　在中国，2013～2015年，北京大学第六医院黄悦勤等在一项全国的流行病学调查显示，抑郁障碍的首次发病年龄在14～18岁，18岁以上成人的抑郁障碍的终生患病率是6.8%，年患病率为3.59%。

　　根据2019年疾病负担研究报告的数据，抑郁障碍在所有精神障碍中居首位，如果把抑郁障碍与其他疾病一起比较，在全球抑郁障碍位居第13位，在中国位居第11位，在所有疾病中伤残损失寿命年排名第2位。

# 第二节　病因与发病机制

PPT

**1. 遗传因素**　抑郁障碍遗传度 0.37（95% *CI*：0.31~0.42）。患者的一级亲属罹患抑郁障碍的危险性是一般人群的 2~10 倍；早发（发病年龄<30 岁）和反复发作的抑郁障碍患者，家族聚集性明显。双生子研究显示抑郁障碍患者同胞的患病率高达 40%~50%；多个基因连锁和环境的交互作用能促进抑郁障碍的发生和发展。

**2. 神经生化因素**　神经生化失调假说认为，抑郁障碍患者脑内 5-HT、NE 和 DA 水平均降低。肾上腺素、Ach、$H_1$、GABA 等也与抑郁障碍发病密切相关。另外，这些神经递质的相应受体也参与其中。国内学者最近首次揭示氯胺酮快速起效的原因，是阻止外侧缰核脑区的簇状放电，认为这一种特殊簇状放电是抑郁障碍发生的充分条件，并且涉及两个新的抗抑郁靶点：T-VSCC 和存在于胶质细胞中的钾离子通道 Kir4.1。

**3. 神经内分泌功能异常**　某些内分泌改变与抑郁障碍有关。抑郁障碍患者 HPA 轴的促肾上腺皮质激素释放激素（CRH）和皮质醇分泌过多。HPT 轴及下丘脑-垂体-性腺轴调节异常可能与抑郁障碍有关，临床上发现部分甲状腺功能减退者会出现抑郁症状，但因果关系尚不明确。

**4. 脑电生理变化**　30% 抑郁障碍患者脑电图异常。抑郁障碍总睡眠时间减少，觉醒次数增多；快速眼动（REM）睡眠潜伏期缩短，抑郁程度越重，潜伏期越短。视觉诱发电位与体感诱发电位波幅减小和事件相关电位 P300 和 N400 潜伏期延长。

**5. 神经影像改变**　结构性脑影像研究发现调控情绪的额叶-丘脑-边缘系统环路相关结构异常；功能影像研究提示内侧额前区皮质、扣带回前部、杏仁核、海马、丘脑与下丘脑等脑区变化显著，额前区皮质与边缘系统各区域的连接功能异常。

**6. 心理社会因素**　应激性生活事件、长期的不良处境和早年的负性经历更容易罹患本病。

# 第三节　临床表现

PPT

抑郁障碍的临床表现可分为核心症状、心理症状群与躯体症状群三个方面。典型的重度抑郁发作的症状表现为"三低"，即情绪低落、思维迟缓和意志减退，但并非见于所有患者。在具体的症状归类上，这些症状常相互重叠，很难简单地归为某一类。

## 一、核心症状

**1. 心境低落**　显著而持久的情绪低落，是抑郁障碍的核心症状。这种情绪每天大部分时间都存在，且不随环境改变而改变。轻者闷闷不乐、兴趣/愉快感减退，重者兴趣丧失、愉快感丧失、痛不欲生、哭泣、悲观绝望、度日如年、生不如死。在心境低落的基础上，会出现自我评价降低，产生无用感、无望感、无助感和无价值感，常伴有自责自罪，甚至出现自残、自杀想法。可伴随典型的抑郁面容：愁眉苦脸、忧伤、额头紧锁等。典型抑郁心境有晨重夜轻的节律变化。

**2. 兴趣减退/愉快感下降**　对以前非常喜爱的事物或活动兴趣下降或丧失，即使勉强去做也体验不到以前的愉快感觉。典型者对什么事情都不愿做，缺乏兴趣。同时患者体验快乐的能力下降，常常无法从日常生活及活动中获得乐趣，即使是以前非常感兴趣的事情，现在也体验不到快乐或快乐明显减退，继发行为退缩。

**3. 精力减退** 精力下降，没有活力，懒懒的，做事容易乏力、疲劳，这种疲劳感通过休息和（或）睡眠不能有效恢复。

三个核心症状相互关联，在心境低落的背景下，不同的患者可以出现不同的症状。

## 二、心理症状群

**1. 思维迟缓** 思维联想速度减慢，反应迟钝。自觉"脑子好像是生了锈的机器"，思考问题困难，犹豫不决，难以做出决定。临床上表现为主动语量减少，语速慢，语音低和反应迟缓。

**2. 认知功能损害** 常见认知功能异常。表现为常常难以忘记过去负性的记忆，注意力下降，反应时间延长，注意事物不能持久，导致学习、工作效率下降，抽象概括能力下降，学习能力降低及言语流畅性变差。部分患者在抑郁情绪缓解后，仍存在认知缺陷，难以恢复。严重者类似痴呆表现，称为抑郁性假性痴呆。

**3. 负性认知模式** 多数认知模式的特点是负性和歪曲的。出现自动化的负性思维，对事物作灾难性推想，非此即彼，选择性关注负面，对积极事物视而不见等。认为自己糟糕至极、无价值、有缺陷，不值得人爱；总是感到前途渺茫，悲观失望，预见自己的将来一切都是不好等。认为自己过去不好，现在不好，将来也不会好，毫无希望，一无是处，甚至觉得连累了家庭和社会，是一个罪人。

**4. 自责自罪** 在负性认知模式的基础上可能出现悲观绝望、自责自罪，对自己既往的一切轻微过失或错误痛加责备，或夸大自己的过失与错误，甚至坚信自己犯了某种罪，应该受到惩罚，严重者达到罪恶妄想。

**5. 自杀观念和行为** 由于心境低落，自我评价过低，很容易产生自卑、自责，进而感到绝望，自觉活着没有意思，活着不如死了好，因此很容易产生自杀观念，反复出现与死亡有关的念头。部分严重者，在自杀念头驱使下会产生自杀企图，甚至自杀行为。自杀是抑郁障碍最严重的症状和最危险的后果，需要高度警惕，并提醒家属，预防自杀。极个别患者出现"扩大性自杀"，认为自己死后活着的亲人也非常痛苦，企图杀死亲人后再自杀，导致极其严重的后果。

**6. 精神运动性迟滞或激越** 精神运动性迟滞主要表现显著的言语和行为活动减少、行为迟缓、生活被动、懒散、独坐一旁或整日卧床，回避社交，不与周围人交往，严重时可达到"抑郁性木僵"状态。激越则相反，表现为忧心忡忡、坐立不安，不断走动、搓手、无目的的动作，老年抑郁障碍往往更为突出。

**7. 焦虑** 焦虑常与抑郁症状共存。主要表现为莫名其妙的紧张、担心、心烦等，可伴有一些躯体症状，如坐立不安、心跳加快、尿频、出汗等。

**8. 精神病性症状** 可以出现幻觉和妄想，尤其是重度抑郁障碍。内容常与抑郁心境相协调，如罪恶妄想、疑病妄想等；也可以出现与心境不协调的精神病性症状，如被害妄想等。妄想持续时间一般短于抑郁发作的时间。

**9. 自知力缺乏** 自知力一般完整，部分重度抑郁障碍可不完整或缺乏，尤其是伴有精神病性症状的抑郁发作。

⊕ **知识链接**

临床评估自杀风险等级

**1. 低度风险** 闪现的自杀观念，能够自我打消。

**2. 低－中度风险** 经常出现自杀观念但没有付诸行动的想法，或出现付诸行动的想法时能够很快地予以自我否定。

**3. 中度危险** 不仅经常出现自杀观念而且有付诸行动的具体计划，如购买药品、上吊、跳楼等，但没有行动的准备。

**4. 高度风险** 有自杀的准备行动，如选择地点、购买药品、散发财产、安排后事、写遗书等。对于中度和高度风险者，要注意澄清是什么原因没有采取最后的行动，这些原因是制订防范计划和心理干预的重要参考因素。

**5. 极高风险** 自杀未遂成为就诊的主诉。

另外，自杀未遂和自杀家族史是自杀的两个重要影响因素，而抑郁障碍恢复期、精神分裂症后抑郁、焦虑突出的老年抑郁、伴有难以治愈的躯体疾病等，都是自杀的高度风险因素。

## 三、躯体症状群

**1. 睡眠障碍** 睡眠障碍是抑郁障碍最常见的躯体症状之一，表现形式多样，包括入睡困难、表浅、多梦、易醒和早醒，入睡困难最为多见。早醒最具有特征性，一般比平时早醒 2～3 个小时，醒后无法再次入睡。少数表现为睡眠过多。

**2. 与自主神经功能紊乱有关的症状** 焦虑抑郁症状的患者常表现出与自主神经功能紊乱有关的症状，如头痛、头晕、心慌、出汗、尿频尿急等。

**3. 慢性疼痛** 慢性疼痛常见，不能用器质性原因解释。常见慢性非特异性的疼痛，如头痛、腰痛或全身疼痛，可以固定的，或者是游走的，性质不定。老年患者往往更为突出。

**4. 食欲下降、性欲减退** 多数食欲减退，进食少，体重明显下降。少数可出现食欲增加。常见性欲低下、缺乏快感，对性生活无要求。

**5. 精力不足** 感到精力不足，缺乏动力，什么都不愿做，容易疲劳。

PPT

# 第四节　诊断与鉴别诊断

## 一、诊断要点

抑郁障碍的诊断主要根据病史、临床症状、病程特点、体格检查和实验室检查，依照相关的精神疾病诊断分类标准而确定。密切临床观察，把握疾病横断面的主要症状或症状群及纵向病程特点，才能进行准确的临床诊断。

**1. 症状特征** 抑郁发作是以显著而持久的心境低落为主要表现，一般心境协调一致。如伴有生物学节律改变，有助于诊断。

**2. 病程特点** 大多数为发作性病程，而在发作间歇期精神状态可恢复病前水平。

**3. 体格检查和辅助检查** 由于抑郁障碍尚无特异性生物学指标，故体格检查及实验室检查通常无阳性发现。有较高的同类疾病的阳性家族史。

## 二、诊断标准

按照 ICD-11 的分类标准，抑郁障碍的分类比较复杂，按照不同标准有不同分级。主要分为抑郁发作、恶劣心境和混合性抑郁焦虑障碍。

### （一）抑郁发作

**1. 抑郁发作类型** 分为单次发作抑郁障碍和复发性抑郁障碍，不包括双相抑郁。

（1）单次发作抑郁障碍 表现为 1 次抑郁发作，且既往无抑郁发作和躁狂发作史。抑郁发作要求至少具备 2 条情感性症状群中的至少 1 条，包括抑郁心境或兴趣/愉快感缺失。其他症状归类为 2 个症状群：心理症状群和躯体症状群，其他症状中必须存在至少 5 条，包括注意力集中困难、无价值感、过度而不适当的内疚自罪、无望感、反复的死亡或自杀的想法、睡眠或食欲变化、精神运动性激越或迟滞、精力减退或乏力。

（2）复发性抑郁障碍 表现为至少出现 2 次以上的抑郁发作，2 次发作间隔的至少数个月内没有显著的心境紊乱。

**2. 分类亚型** 根据不同的心境发作特点，按照四个维度分类。

（1）根据严重程度 分为以下三类。

①轻度发作：任何症状都不应达到强烈的水平，个体通常在进行日常工作、社交或家务活动中有一些困难，但不严重，发作中没有幻觉或妄想。

②中度发作：可有少许症状表现突出或整体症状略微突出，个体通常在进行日常工作、社交或家务活动中有相当程度的困难，但在一些领域仍保有功能，中度发作可伴/不伴精神病性症状。

③重度发作：大多数的症状表现突出，患者在个人、家庭、社交、学业、职业或其他重要领域中无法保有正常功能或功能严重受限，重度发作可伴/不伴精神病性症状。

（2）根据精神病性症状 分为两类。①抑郁障碍，不伴精神病性症状。②抑郁障碍，伴精神病性症状。

（3）根据当前发作期 分为三类。①目前处于缓解期。②目前为部分缓解。③目前为完全缓解。

（4）附加条件描述 分为伴有显著焦虑症状、伴有忧郁特征、围产期内的目前发作和伴有季节性发作。

### （二）恶劣心境

基本特征是慢性的心境低落，表现为持续至少 2 年的抑郁心境。在病程中的大多数时间存在抑郁心境，且在一天中的大部分时间内存在。儿童和青少年患者的抑郁心境可表现为普遍的情绪易激惹。在 2 年的病程中，从未出现过症状持续 2 周以上、症状条目数量满足抑郁发作诊断的情况。社会功能受损较轻，自知力完整或较完整。

### （三）混合性抑郁焦虑障碍

该分型在 ICD-11 抑郁障碍章节首次出现，主要表现是焦虑与抑郁症状持续几天，但不足 2 周，分开考虑任何一组症状群的严重程度和（或）持续时间时均不足以符合相应的诊断，应考虑为混合性抑郁和焦虑障碍。若是严重的焦虑伴以程度较轻的抑郁，则应采用焦虑障碍的诊断，反之，则应诊断为抑郁障碍。若抑郁和焦虑均存在，且各自足以符合相应的诊断，不应采用这一类别，应同时给予两个障碍的诊断。该障碍会给患者造成相当程度的主观痛苦和社会功能受损。

## 三、鉴别诊断

**1. 继发性抑郁障碍** 脑器质性精神病、躯体疾病、某些药物和精神活性物质等均可引起继发性抑郁障碍，需要排除。

**2. 精神分裂症** 伴有精神病性症状的抑郁发作或抑郁性木僵需与精神分裂症或其紧张型鉴别。

**3. 双相障碍** 双相障碍其临床表现是在抑郁发作的基础上，有一次及以上的躁狂/轻躁狂发作。抑郁障碍的疾病特征是个体的精神活动的全面"抑制"，双相障碍的疾病特征是"不稳定性"。有些抑郁发作患者并不能提供明确的躁狂、轻躁狂发作史，但是具有"软双相"特征的需要高度注意双相抑郁的可能。

**4. 焦虑障碍** 抑郁障碍与焦虑障碍常共同出现，但二者是不同的临床相。抑郁障碍以"心境低落"为核心，焦虑障碍以"焦虑症状"为核心。如果二者均达到症状学标准，需要根据症状的主次及其出现的先后顺序进行鉴别。

**5. 应激相关障碍** 应激相关障碍中创伤后应激障碍常伴有抑郁，应与抑郁障碍鉴别。前者病前有重大的生活事件发生，症状内容往往与创伤性经历密切相关，常重新体验到创伤事件，有反复的闯入性回忆、回避、警觉性增高等表现。

# 第五节 治疗与预后

PPT

## 一、治疗

抑郁障碍总的治疗原则：是以抗抑郁剂药物治疗、心理治疗和物理治疗等为主的全病程综合治疗。特殊情况下可使用电抽搐或改良电抽搐治疗，心理治疗应贯穿全程。

**1. 全病程治疗目标** 包括3个方面：①提高临床治愈率，最大限度减少病残率和自杀率，减少复发风险。②提高生存质量，恢复社会功能，达真正意义的痊愈，而不仅是症状的消失。③预防复发。

**2. 全病程治疗策略** 分为：急性期治疗、巩固期治疗和维持期治疗。

（1）急性期治疗（8~12周） 控制症状，尽量达到临床治愈。急性期的疗效决定了其结局和预后，需要合理治疗以提高长期预后和促进社会功能康复。一般药物2~4周开始起效，如果6~8周无效，要改换另一种药物或作用机制不同的药物。

（2）巩固期治疗（4~9个月） 在此期间患者病情不稳定，复燃风险较大，原则上应继续使用急性期治疗有效的药物，并强调治疗方案、药物剂量、使用方法保持不变。

（3）维持期治疗 目的是防止复发。首次发作维持3~4个月；若有2次以上复发一般倾向维持治疗至少2~3年；多次复发以及有明显残留症状者主张长期维持治疗。维持治疗结束后，病情稳定，可缓慢减药直至终止治疗。一旦发现有复发的早期征象，应迅速恢复原治疗。

**3. 药物治疗原则** ①个体化合理用药原则：全面考虑患者症状特点、年龄、躯体状况、药物的耐受性、有无并发症，因人而异选择药物。②早期、足量、足疗程原则：中重度抑郁障碍患者尽早开始药物治疗。根据不良反应和耐受情况，增至足量（有效药物上限）和足够长的疗程（>4~6周）。③单一用药原则：尽可能单一用药。难治性抑郁障碍可考虑联合用药增加疗效。④剂量调整原则：剂量逐步递增，尽可能采用最小有效剂量，使不良反应减至最少，以提高服药依从性。停药时应逐渐减量，不要骤停，避免出现撤药综合征。⑤换药原则：如治疗至少4周仍无效，可考虑换用同类另一种药物或作用机制不同的另一类药。应注意氟西汀需停药5周才能换用单胺氧化酶抑制药（MAOIs），其他SSRIs需2周；MAOIs停用2周后才能换用SSRIs。⑥联合心理治疗原则：联合心理治疗，可望取得更佳效果。⑦预防诱发躁狂原则：抗抑郁药治疗过程中应密切关注诱发躁狂或快速循环发作的可能。⑧共病治疗原则：积极治疗与抑郁共病的焦虑障碍、躯体疾病等。⑨加强宣教原则：治疗前向患者及家人阐明药物性质、作用和可能发生的不良反应及对策，争取他们的主动配合，能遵医嘱按时按量服药。⑩停药原则：按抑郁障碍全病程治疗策略处理。

**4. 抗抑郁药物的选择**　各种抗抑郁药物的疗效大体相当，又各有特点，药物选择主要取决于以下因素。①考虑抑郁障碍症状特点：伴有明显激越的抑郁发作可优先选用有镇静作用的抗抑郁剂；伴有强迫症状的抑郁发作可优先选用 SSRIs 或氯米帕明；非典型抑郁可选用 SSRIs。伴有精神病性症状的抑郁发作不宜选用安非他酮。②既往用药史：如既往治疗药物有效则继续使用，除非有禁忌证。③药理学特征：如镇静作用较强的药物对明显焦虑激越的患者可能较好。④药物间相互作用：有无药效学或药动学配伍禁忌。⑤患者躯体状况和耐受性。⑥治疗获益及药物价格。目前一般推荐 SSRIs、SNRIs、NaSSAs 作为一线药物选用。

**5. 物理治疗**　①改良电抽搐治疗：适用于严重抑郁、自杀、木僵、伴有精神病性症状的抑郁障碍或药物疗效不佳的抑郁障碍患者。此方法见效快，有效率可高达 70% ~ 90%，一般 6 ~ 12 次为一个疗程。治疗后仍需用药物维持治疗。②重复经颅磁刺激：对于轻、中度抑郁治疗效果良好。③脑深部电刺激：脑深部电刺激是一种神经外科手术疗法，其治疗机制仍需进一步阐明，疗效和安全性有待循证医学证据支持。

**6. 心理治疗**　在药物治疗的同时常合并心理治疗，尤其是有明显心理社会因素作用的抑郁障碍。轻、中度抑郁障碍单独心理治疗效果与药物治疗相当。

目前常用的心理治疗方法是认知行为治疗或人际心理治疗。但对重度抑郁障碍须在药物治疗的基础上联合使用心理治疗。

**7. 其他辅助治疗**　光照治疗、运动疗法、针灸、阅读疗法以及 Ω3 脂肪酸可作为辅助治疗。

## 二、预后

抑郁障碍常反复发作，发作间歇期一般缓解完全，多次发作后可慢性化。病程的长短与年龄、病情严重程度以及发病次数有关。一般认为发作次数越多，病情越严重，伴有精神病性症状，年龄越大的病程持续时间就越长，缓解期也相应缩短。

经过抗抑郁治疗，大部分患者抑郁障碍的疗效可以达到临床痊愈或显著进步，但是仍有约 15% 不能。首次抑郁发作缓解后约半数患者不再复发；1 年内复发率约为 30%，2 年内约为 50%；但 3 次发作、未接受维持治疗者，则今后的复发风险几乎是 100%。

抑郁症状缓解后，一般可恢复到病前的功能水平，但有 20% ~ 35% 的患者会有残留症状及影响社会功能。残留症状会增加复燃和复发风险，其中焦虑和躯体症状是最为突出。

自杀企图和自杀死亡是抑郁障碍的最严重后果，抑郁障碍的终生自杀风险为 6%（4% ~ 10.6%）。

84% 的抑郁障碍至少共病 1 种障碍。往往与焦虑障碍、精神活性物质使用障碍、人格障碍和冲动控制障碍等共病。

影响复发的因素主要有：①维持治疗的抗抑郁药物剂量及时间不足；②应激性生活事件；③社会适应不良；④共病慢性躯体疾病；⑤社会支持缺乏；⑥阳性心境障碍家族史。

### 知识链接

#### "5R"标准

评估抑郁障碍治疗及预后的"5R"标准如下。

1. 有效（response）　抑郁症状减轻，汉密尔顿抑郁量表－17项（HAMD－17）减分率至少达50%，或者蒙哥马利－艾斯伯格抑郁评分量表（MARDS）减分率达到50%以上。

2. 临床治愈（remission）　抑郁症状完全消失时间＞2周，＜6个月，HAMD－17≤7或者MARDS≤10，并且社会功能恢复良好。

3. 痊愈（recovery）　指患者完全恢复正常或稳定缓解至少6个月。

4. 复燃（relapse）　指患者病情在临床治愈期出现反复和症状加重。

5. 复发（recurrence）　指痊愈后一次新的抑郁发作。

## 目标检测

答案解析

1. 简述抑郁发作的临床表现。
2. 简述抑郁发作的诊断要点。
3. 简述轻度抑郁的临床特征。
4. 简述抑郁障碍的全程治疗策略。
5. 影响抑郁障碍复发的因素有哪些？

（杜云红　赵幸福）

书网融合……

本章小结

题库

# 第十章　神经症性障碍

📖 学习目标

1. **掌握**　神经症性障碍的概念与共同特征；常见神经症性障碍的临床亚型及其临床表现、诊断原则以及治疗目标。

2. **熟悉**　各临床亚型神经症性障碍的治疗方法。

3. **了解**　各临床亚型神经症性障碍的心理病理机制。

4. 学会常见神经症性障碍各亚型的诊断与治疗原则；具备识别常见神经症性障碍各亚型的能力。

## 第一节　概　述

PPT

神经症性障碍（neurotic disorder）的概念和内涵在不断变革。1769 年著名的苏格兰医师 Willian Cullen 首次采用神经症（neurosis）这一诊断术语来描述"没有发热和局部病变的感觉和运动病"。法国精神病学家 Pinel（1745—1826）认为神经症是一种无任何神经病理基础的感觉和运动异常。19 世纪晚期，神经症被公认为一组没有病理形态学改变的神经功能障碍。

神经症性障碍是指一组精神障碍，源于 ICD－10 中 F40－48 的诊断名称，即"神经症性、应激障碍和躯体形式障碍"。ICD－11 中肢解并取消了神经症的诊断名称。为了教学方便，本章仍延续使用神经症的诊断名称，将原神经症各亚型放在一章讲述。包括广泛性焦虑障碍、惊恐障碍、恐惧障碍、强迫障碍、躯体不适障碍、神经衰弱以及分离障碍。

🌐 知识链接

**神经症的诊断变迁与归属**

20 世纪初，神经症的概念已在西方广为流行，并传入中国。1978 年，ICD－9 将神经症定义为"一种非器质性精神障碍"得到世界卫生组织的认可。

美国精神疾病分类标准从 DSM－Ⅲ开始摒弃了"神经症"这一术语，至现今的 DSM－5 中亦未复现。并将其内容瓦解，如取消了神经衰弱、肢解了分离障碍，将抑郁性神经症并入情感障碍。尽管如此，在 DSM－5 中，神经症的绝大部分内容依然可以寻找到，只不过是分散于各处、重新排列组合而已。

我国精神病学工作者对当时神经症概念的巨大变化持谨慎态度。经过大量的临床观察、实验研究与学术讨论，在 CCMD－3 中，仍保留神经症一词。传统的神经症分为七个类别，即焦虑性神经症、恐怖性神经症、强迫性神经症、抑郁性神经症、疑病性神经症、神经衰弱和分离障碍。

ICD - 10 中神经症一词名存实亡，未给予任何总的描述性定义，保留了神经症的基本框架和基本内容，只是将 F40 - 48 的标题列为"神经症性、应激相关的及躯体形式障碍"，可被认为是为了照顾历史和习惯而给予保留，且在"其他神经症"中还保留了"神经衰弱"的诊断名称。将应激相关障碍、躯体形式障碍与神经症归于同一类，主要是因为他们与神经症的概念有历史联系，他们的病因都与心理因素相关。但 ICD - 10 仍受 DSM - Ⅲ、DSM - 5 系统影响较大，比如将其中的抑郁性神经症划分出去归纳于情感障碍之下，取消并肢解了"分离障碍"，取而代之的是"分离（转换）性障碍"。

而 ICD - 11 与 DSM - 5 更接近，神经症这一诊断概念已经被分化瓦解。如 ICD - 11 将焦虑与恐惧障碍从 ICD - 10 中神经症、应激相关及躯体形式障碍中独立出来，列为新的单独疾病类型，包括广泛性焦虑障碍、惊恐障碍、场所恐惧障碍、特定恐惧障碍、社交焦虑障碍、分离性焦虑障碍和其他特定或未特定的焦虑与恐惧相关障碍。强迫障碍、分离障碍也分别单列，但未列出转换性障碍。躯体不适障碍是 ICD - 11 的一个新类别，包括了 ICD - 10 中躯体形式障碍的躯体化障碍、未分化的躯体形式障碍、躯体形式的自主神经功能紊乱、持续的躯体形式的疼痛障碍等，但将躯体形式障碍中的疑病障碍归为强迫障碍。

## 一、神经症性障碍的共同特征

神经症性障碍有着复杂的病因学和发病机制，很难用单一的或统一的理论模式予以阐明。不同类型的神经症，尽管它们临床表现不同，其致病因素、发病机制、病程预后以及治疗方法也不尽相同，但它们仍有以下几个共同的特征。

**1. 发病通常与心理社会因素有关** 突发的灾难性事件引起的精神紧张容易导致神经症，似乎是显而易见的。但就某一个体而言，这种灾难性的遭遇毕竟是罕见的，那些发生在我们周围而且又使我们牵肠挂肚的日常生活事件或许更应当受到重视。而感觉剥夺与社会隔离也可导致神经症的产生。社会阶层、经济状况、教育程度以及职业等与神经症有可能存在关联。一般认为从事高度紧张工作的人较易患神经症。在经常发生口角、暴力或分居的家庭中神经症患病率为普通家庭的 3~4 倍。

**2. 患者常具有某种个性特征**

（1）不同的个性特征决定着个体罹患神经症的难易程度。一方面，具有多愁善感、焦虑不安、古板、严肃、悲观、保守及孤僻等个性特征者易患神经症。另一方面，某些特殊人格类型的人对神经症有很高的天然免疫力，例如反社会人格、分裂型人格，这从反面提示了个性特征与神经症发病的关系。

（2）不同的个性特征决定着个体罹患某种特定的神经症亚型的倾向。某些特殊的人格类型甚至与某些神经症亚型的命名都一致，如强迫人格——强迫性神经症。

**3. 症状没有相应的器质性病变作为基础** 可见于神经症的许多症状也可产生于感染、中毒、躯体疾患、内分泌或代谢障碍以及脑器质性疾病，此时不能视为神经症。目前尚未发现神经症有一致的病理学和组织形态学改变。但随着科学技术水平的不断发展，可望在超微结构方面有所发现。

**4. 社会功能相对完好** 社会功能是指个体的生存能力、学习和工作能力以及人际交往的能力。神经症患者的社会功能相对完好可以从两个不同的角度去理解。一是相对重性精神病而言，神经症患者的社会功能是完好的。因为他们基本能生活自理、坚持学习、坚持工作，同时，他们的言行通常都保持在社会规范所允许的范围之内。二是与正常人相比，神经症患者的社会功能只是相对完好，虽然他们能坚持学习、工作或与人交往，但是效率低、适应性差，因而需要治疗。

**5. 自知力充分** 在精神医学中，自知力的变化是精神疾病病情评估的一个重要的指标。神经症患者的自知力通常是充分的，他们的现实检验能力通常不受损害，他们不仅能识别他人的精神状态是否正常，并且也能正确判断自身体验中哪些属于病态，因此他们有痛苦感，大部分患者有极力摆脱症状的强烈要求。

## 二、神经症性障碍的治疗原则

神经症的治疗方法很多，总体可以分为三大类，即心理治疗、药物治疗和其他治疗（包括物理治疗等）。通常三种方法可以结合使用，在不同患者或同一患者的不同治疗阶段可有所侧重。

**1. 心理治疗** 随着现代医学模式的转变，心理因素对人们健康的影响日益受到关注。神经症的发病通常与心理社会因素相关，为此，心理治疗不可或缺。

**2. 药物治疗** 抗焦虑药、抗抑郁药、中枢神经兴奋药以及促大脑代谢药可用于不同神经症亚型。

**3. 其他治疗** 常用的物理治疗包括生物反馈治疗、重复经颅磁治疗等。文娱治疗、体育治疗均对神经症大有帮助。

PPT

# 第二节 广泛性焦虑障碍

广泛性焦虑障碍（generalized anxiety disorder），又称浮游性焦虑、慢性焦虑，是最常见的焦虑表现形式。主要特点是：①焦虑并非实际威胁所引起；②焦虑严重程度与现实情况很不相称。其焦虑症状是持续的，且不受任何特定环境的限制或因环境而加重（有别于恐惧障碍患者的焦虑）。

## 一、病因与发病机制

### （一）遗传因素

焦虑障碍的发病与机体的素质、所处的环境均有密切关系。家系研究发现焦虑障碍患者一级亲属的广泛性焦虑障碍的发病率比正常对照的一级亲属高。单卵双生子的同病率为35%，高于全部其他的神经症。一项综合分析显示，家族聚集性主要由遗传所致，但环境因素可能在一定程度上决定了遗传易感性的表达。

焦虑症状与神经质个性特征有关。双生子研究显示神经质的遗传因素与广泛性焦虑有重叠。

### （二）应激因素

精神应激因素在焦虑障碍的发病中也有重要作用，当人们长期面临威胁或处于不利环境之中时，焦虑障碍更易发生。即威胁性应激事件与焦虑障碍有关，而丧失性事件更多与抑郁相关。早年的负性体验亦是广泛性焦虑障碍的原因之一，包括早年父母的忽视、躯体虐待或性虐待等。

### （三）神经生物学因素

焦虑障碍的神经生物学发病机制较为复杂，涉及脑的数个系统和若干神经递质。

**1. NE系统** 焦虑伴有警觉程度增高和交感神经活动增强的表现，提示患者的 NE 能活动增加。起源于蓝斑核的 NE 神经元可增强警觉性和焦虑。研究报告抗焦虑药物的疗效与单胺氧化酶的活性相关。某些可以降低 NE 能活动的药物，也有减轻焦虑的作用。

**2. 5-HT系统** 焦虑的动物模型提示，5-HT在焦虑的消长中起重要作用。当5-HT释放增加时，出现明显焦虑反应。但起源于中缝核的 5-HT 神经元作用比较复杂，有些起致焦虑作用，而有些则起抑制作用。

**3. GABA 系统**  焦虑也许与 GABA 的功能不足有关。研究发现苯二氮䓬类药物能增强 GABA 的作用，而且可能是其影响焦虑的最后途径。

**4. 苯二氮䓬受体**  研究显示，以氚标记的氟硝安定在 CNS 中有特异性结合点。结合点可分为中枢型和周围型两类。中枢型结合点位于神经元上，与苯二氮䓬类的药理作用有关，因而称之为受体。周围型结合点见于神经胶质细胞，它们对无安定作用的苯二氮䓬类亲和力高。

另有研究发现，广泛性焦虑障碍患者的血浆肾上腺素、促肾上腺皮质激素以及白细胞介素 II 均高于正常对照组，而皮质醇却低于对照组。经治疗焦虑症状缓解后，上述各生理指标均恢复至正常。

## 二、临床表现

**1. 精神焦虑症状**  患者长期感到紧张和不安。做事时心烦意乱、没有耐心；与人交往时紧张急切、极不沉稳；遇到突发事件时惊慌失措、六神无主，极易朝坏处想；即便是休息时，也可能坐卧不宁，担心出现飞来之祸。患者如此惶惶不可终日，并非由于客观存在或与现实相称的实际威胁，纯粹是一种连他自己也难以理解的主观过虑。

**2. 自主神经功能症状**  主要表现为自主神经功能失调的症状，并累及多个系统。表现为心悸、心慌、出汗、胸闷、呼吸迫促或过度换气、口干、便秘、腹泻、尿频、尿急、皮肤潮红或苍白。有的患者还可能出现阳痿、早泄、月经紊乱等症状。

**3. 运动性不安和肌肉紧张**  主要包括坐立不安、搓拳顿足、肢体发抖、全身肉跳、肌肉紧张性疼痛及舌、唇、指肌震颤等。

**4. 睡眠障碍**  包括入睡困难和中途易醒。患者睡眠常是间断的，不能解乏。有些患者出现夜惊，表现为夜间突然醒来并感到极度焦虑。

## 三、诊断与鉴别诊断

### （一）诊断要点

至少 6 个月内的大多数时间以持续的广泛性焦虑为主要临床相。表现符合下述两项：

（1）经常或持续的无明确对象或无固定内容的焦虑和担忧，或提心吊胆，或精神紧张。

（2）伴自主神经功能亢进（出汗、心动过速或呼吸急促、头晕、口感、上腹不适等）。

（3）运动性不安（坐卧不宁、紧张性头痛、肌肉紧张无法放松）。

（4）排除甲状腺功能亢进、冠心病、高血压等躯体疾病的继发性焦虑；排除兴奋药物过量以及镇静催眠药物或抗焦虑药的戒断反应。

### （二）鉴别诊断

需与躯体疾病伴发与精神疾病伴发的焦虑症状相鉴别，躯体疾病（如高血压、心脏病、甲状腺功能亢进、糖尿病等）以及药物（如激素类、茶碱类、甲状腺素、过量的抗精神病药）等引起焦虑症状不诊断为焦虑障碍。焦虑与抑郁常常同时存在。需要纵向的病史调查，分别评估抑郁和焦虑的严重程度和病程，且优先考虑为抑郁障碍。理由之一是抑郁可能导致绝望、自杀，后果严重。此外，抑郁障碍通常晨重暮轻，可用于鉴别。

## 四、治疗

心理治疗、药物治疗和物理治疗的综合应用是获得最佳疗效的方法。

### （一）心理治疗

**1. 认知治疗**　广泛性焦虑障碍患者病前常经历过较多的生活事件，病后又常担心结局不妙。在过分警觉的状态下容易对周围的环境和人物产生错误感知或错误评价，因而有草木皆兵或大祸临头之感。认知治疗可能帮助患者解决这些问题。

**2. 放松训练**　当个体全身松弛时，生理警醒水平全面降低，心率、呼吸、脉搏、血压、肌电、皮电等生理指标出现与焦虑状态逆向的变化。许多研究证实，松弛不仅有如此生理效果，亦有相应的心理效果。生物反馈疗法、音乐疗法、瑜伽、静气功的原理都与之接近，疗效也相仿。

**3. 动力学心理治疗**　弗洛伊德认为焦虑是神经症的核心，许多神经症的症状不是焦虑的"转换"，便是焦虑的"投射"。这些症状的出现换来焦虑的消除。通过精神分析，解除压抑，使潜意识的冲突进入意识，症状便可消失。

### （二）药物治疗

**1. 苯二氮䓬类**　是临床上广泛使用的抗焦虑药物，适用于广泛性焦虑障碍的短期治疗。长期使用苯二氮䓬类药物可能产生依赖，故通常建议短期使用。服用苯二氮䓬类药物期间，不宜驾驶机动车辆或操纵大型机械，以免发生意外事故。

**2. 非苯二氮䓬类抗焦虑药**　丁螺环酮、坦度螺酮是 $5-HT_{1A}$ 受体部分激动剂，属于无镇静作用的、非苯二氮䓬类的抗焦虑药物，不良反应较轻微，但起效较慢。

**3. SSRIs 和 NE 再摄取抑制剂（SNRIs）**　均可有效治疗广泛性焦虑障碍。同时不良反应较少，患者接受度较好。如帕罗西汀、舍曲林、艾司西酞普兰、文拉法辛、度洛西汀等。

**4. $\beta$ - 肾上腺素阻断剂**　如普萘洛尔，可减轻焦虑障碍患者自主神经亢进所致的躯体症状。

**5. 抗精神病药**　小剂量二代抗精神病药也可以治疗焦虑症状。但通常是用于那些具有攻击人格或者其他药物形成依赖或效果不佳的焦虑患者。需权衡利弊使用。

广泛性焦虑障碍是一种慢性和易复发性疾病，急性期治疗后，巩固治疗和维持治疗对于预防复发非常重要。巩固期至少 2~6 个月，维持期至少 12 个月。

### （三）物理治疗

目前常用的物理治疗方法有生物反馈治疗、重复经颅磁刺激等。

PPT

# 第三节　惊恐障碍

⇒ **案例引导**

> 　　**临床案例**　患者，女，38 岁，大学文化，已婚，教师。感心烦、易担心、头昏沉、失眠 10 余年，发作性心悸、气促 1 年余。
>
> 　　自诉 10 余年来常常感到无故心烦意乱、头昏沉，脾气变大。经常担心有不幸的事来临。上课时担心家中被盗；学生放学回家，担心途中出车祸；学校评比担心自己落后（实际上经常是先进）。经常失眠、多梦，月经不规则，一遇事便要上厕所小便。1 年前途径某菜场时突感心慌心悸、呼吸困难，极度恐惧，好像"周围没有空气""快要死了"，大声尖叫，浑身颤抖，大汗淋漓。家人当即拨打 120 送往附近医院急诊室，做心电图和普通生化检查均未发现明显异常。患者持续约半小时后自然缓解，事后回忆不知为何如此惊慌和恐惧。

**⇒ 案例引导**

此后发作频繁，每次发作20分钟左右，程度较首次为轻，多为突然心慌、胸闷，出现濒死感，抓住亲人的手惊叫"不得了！不得了！"发作后疲乏无力、脸色苍白。病前性格耿直、急躁、好胜心强，急于求成。已婚，夫妻关系一般，育有一儿体健。家族病史不详，自称一家人均为"急性子"。

查体：体温37.1℃、脉搏90次/分、呼吸20次/分、血压120/84mmHg。心肺听诊未见异常，神经系统检查未见异常。

精神检查：神清合作，年貌相符、略显憔悴。讲话急切、偶有口吃。情绪明显焦虑不安，一再询问："我会不会疯？""会不会死？"不断长吁短叹。未发现幻觉、妄想，智能初测正常，自知力充分。

实验室检查无特殊发现。

诊断：1. 惊恐障碍；2. 广泛性焦虑障碍。

讨论　该患者起病有哪些心理社会因素、人格因素？宜采用哪些治疗方法？在心理治疗中，应从哪些方面来帮助患者？

惊恐障碍（panic disorder），其特点是惊恐发作，又称急性焦虑发作。表现为突然发作的、不可预测的、反复出现的以大量躯体症状为主、伴有明显的自主神经功能失调的症状。发作时，患者有强烈的惊恐体验，伴有濒死感或失控感。一般历时5~20分钟。

## 一、病因与发病机制

### （一）遗传因素

研究显示，惊恐障碍具有家族聚集性。同卵双生子的同病率大于异卵双生子，提示可能与遗传因素有关，遗传易感性达30%~40%。

### （二）生化因素

**1. 惊恐发作的诱发**　静脉注射乳酸钠或碳酸氢钠可以引起惊恐发作；给惊恐障碍患者吸入5%的$CO_2$也有同样反应，而健康人无此反应。$CO_2$是前面二者的共同代谢产物，高碳酸血症刺激脑干的$CO_2$感受器而出现惊恐发作，因此，惊恐障碍患者可能存在脑干的$CO_2$感受器的超敏。惊恐障碍还可能与突触前膜肾上腺素能受体、5-HT或苯二氮䓬类受体功能异常有关。

**2. 惊恐发作的减少**　苯二氮䓬类（BZD）药物能迅速控制惊恐障碍的发作，这与$BZD-GABA_A$受体复合物抑制神经兴奋传导有关。SSRIs和SNRIs类药物能有效缓解惊恐发作。$\beta$受体拮抗剂如普萘洛尔能部分缓解惊恐障碍，但仅仅拮抗$\beta$受体并非能阻止乳酸诱发的惊恐发作。

### （三）认知假说

基于观察发现，有惊恐发作的比没有惊恐发作的焦虑患者更为频繁地担心严重的躯体或精神疾病的出现。焦虑的躯体症状可能加重对疾病的担心，由此导致更多的焦虑。这些现象为惊恐障碍的认知治疗提供了用武之地。

## 二、临床表现

惊恐障碍表现为一种突如其来的惊恐体验，表现为严重的窒息感、濒死感和精神失控感。患者宛如濒临末日，或奔走、或惊叫，惊恐万状、四处呼救。惊恐发作时伴有严重的自主神经功能失调，主要有三个方面：①心脏症状，胸痛、心动过速、心跳不规则；②呼吸系统症状，呼吸困难；③神经系统症状，头痛、头昏、眩晕、晕厥和感觉异常。也可以有出汗、腹痛、全身发抖或全身瘫软等症状。

惊恐发作的主要特点为：①迅速产生焦虑；②症状严重；③担心会有灾难性后果。患者通常起病急陡，终止也迅速。一般持续数十分钟便自行缓解。发作过后患者仍心有余悸，不过焦虑的情绪体验不再突出，而代之以虚弱无力，需经若干天才能逐渐恢复。

### 三、诊断与鉴别诊断

#### （一）诊断要点

1. 以惊恐发作症状为主要临床相，症状特点符合下述三项。

（1）无明显原因突然发生的强烈惊恐、伴濒死感或失控感等痛苦体验；

（2）发作时有严重的自主神经症状；

（3）发作不可预测，发作时意识清晰，事后能回忆。

2. 每次发作短暂（一般不超过 1 小时），发作时明显影响正常活动。

3. 一个月内至少发作三次，或首次发作后继发害怕再发作或担心发作后果的焦虑持续一个月。

4. 排除因心血管病、低血糖、内分泌病、药物戒断反应和癫痫所致的类似发作。

#### （二）鉴别诊断

需与躯体疾病伴发的类惊恐发作、恐惧障碍相鉴别。

### 四、治疗

惊恐障碍的治疗目标是减少或消除惊恐发作，改善预期性焦虑和回避行为，以提高生活质量，改善社会功能。

#### （一）心理治疗

基于惊恐障碍的认知假说，认知治疗可以帮助患者减轻对焦虑的躯体症状的害怕和恐惧，而这种害怕被认为对惊恐起到诱发和维持作用。如认为心悸将预示着心脏病发作，眩晕预示着意识丧失等。在治疗中，治疗师应向患者解释焦虑引起的生理反应以及其他相关知识，以纠正患者的错误理解和过分担心。

#### （二）药物治疗

**1. 苯二氮䓬类**　是临床上广泛使用的抗焦虑药物，起效快。可选择地西泮、劳拉西泮、阿普唑仑等，但不宜长期使用。服用苯二氮䓬类药物期间，不宜驾驶机动车辆或操纵大型机械，以免意外事故。治疗结束时应逐渐减少苯二氮䓬类的用量，避免出现阶段戒断症状。

**2. $SSRI_S$和 NE 再摄取抑制剂（$SNRI_S$）**　均可有效治疗惊恐障碍。同时心脏不良反应较米帕明少。这些药物包括氟伏沙明、帕罗西汀、舍曲林、氟西汀、文拉法辛、度洛西汀等。氯米帕明治疗惊恐障碍有效，在使用大剂量之前应做心脏功能的评估，之后应注意定期监测心电图。

**3. 非苯二氮䓬类抗焦虑药**　丁螺环酮、坦度螺酮属于无镇静作用的、非苯二氮䓬类的抗焦虑药物，对惊恐发作亦有疗效。$\beta$-肾上腺素阻断剂如普萘洛尔，对惊恐发作也有疗效。

PPT

## 第四节　强迫障碍

强迫障碍（obsessive-compulsive disorder）是以反复出现的强迫观念、强迫冲动或强迫行为等症状为主要表现的一种神经症性障碍。患者深知这些强迫症状不合理、不必要，但却无法控制或摆脱，因而焦虑和痛苦。强迫障碍与强迫人格有一定关系。所谓强迫人格，其突出表现为不安全感、不完善感、不确定感，因而表现为小心多疑，事无巨细均必求全求精、尽善尽美，且犹豫不决、优柔寡断。他们往往是理智控制着情感，逻辑束缚着直觉。既严于律己，又苛求别人。平日一本正经，做事一丝不苟，循规蹈矩，难得通融。强迫性思维、表象、恐惧或冲动也可发生于一些正常人，但与强迫障碍不同的是症状并不持续，只是偶尔出现。

## 一、病因与发病机制

**1. 遗传因素** 强迫障碍具有明显的家族聚集性。强迫障碍患者一级亲属的患病率是普通人群的 4 倍之多。同卵双生子的同病率为 65% ~ 85%，异卵双生子则为 15% ~ 45%。当然，这个数字并非完全意味着遗传的作用，因为它无法排除环境因素（同一家庭）的影响。

**2. 神经生物学因素** 一般认为强迫障碍的发生主要涉及脑内 5 – HT 功能异常，SSRIs 和氯米帕明能有效治疗强迫障碍是最有力的证据。DA 受体阻滞剂能增强 SSRIs 的抗强迫作用，提示强迫障碍亦与脑内 DA 功能亢进有关，可能存在强迫障碍 DA 能皮质 – 杏仁核环路功能异常。

**3. 器质性因素** 有人发现部分强迫障碍患者有脑损伤史，而且许多器质性疾病也易产生强迫症状，如脑炎、癫痫及颞叶损伤的患者。但从临床观察来看，大部分患者并无器质性损害的证据。

**4. 社会心理因素** 工作过分紧张、要求过分严格，或者遭遇重大的精神刺激，都容易使人忧心忡忡、惶惶不安。如果长时间地小心谨慎、反复思考、检点过去、担忧未来，就会逐渐产生强迫症状。这些症状的表现形式往往与所经历的社会心理因素颇有联系，具有保护性回避反应的性质。

## 二、临床表现

描述强迫症状的英文词通常有两个，obsession 指强迫性观念、情绪和冲动；compulsion 则主要指强迫性动作和行为。有人认为，obsession 是原发症状，compulsion 是继发症状。

### （一）强迫观念

**1. 强迫怀疑** 对已完成的某件事的可靠性有不确定感，如门窗是否关紧？钱物是否失落？吐痰是否溅在别人身上？别人的话是否听清？尽管经过再次核实，甚至自己也清楚这种怀疑没有必要，但心中仍不踏实。

**2. 强迫回忆** 不由自主地反复回忆以往经历，挥之不去，无法摆脱。

**3. 强迫性穷思竭虑** 对一些毫无意义或与己无关的事反复思索、刨根究底，自知毫无意义也与己无关，却欲罢不能。

### （二）强迫情绪

主要指一种不必要的担心，自知如此十分荒唐，却非如此不能释怀。

### （三）强迫意向

患者感到有一种冲动要去做某种违背自己心愿的事。患者并不会付诸行动，也知道这种想法是非理性，但这种冲动不止，欲罢不能。

### （四）强迫行为

**1. 强迫检查** 反复检查门是否锁紧、煤气是否关好、账目或文字是否有错，因而重复验证，反复检查数十遍仍不放心。

**2. 强迫洗涤**　如反复洗手、反复洗涤衣物，明知过分，但无法自控。

**3. 强迫计数**　反复数数，如数高楼大厦的门窗、数楼梯、数电杆、数路面砖，为此常常误了正事，因而痛苦不堪。

**4. 强迫性仪式动作**　患者经常重复某些动作，久而久之程序化。自知没必要，浪费大量时间而不能自控。可伴有明显的犹豫不决或行事缓慢。

## 三、诊断与鉴别诊断

### （一）诊断要点

1. 以强迫症状为主要临床相，且须占据一定时间（如每天出现 1 小时或以上），表现至少有下述症状之一。

（1）**强迫观念**　包括强迫回忆、强迫表象、强迫怀疑等。

（2）**强迫情绪**　表现为十分害怕丧失自我控制能力，因而发疯或有冒失行为。

（3）**强迫意向**　表现为经常感到有立即行动的冲动感或强烈的内在驱使，但并不表现为行动，患者因此感到非常痛苦。

（4）**强迫动作**　表现为屈从于强迫观念的反复洗手、反复核对检查、反复询问等，或者表现为对抗强迫观念的仪式性动作。

2. 患者清楚强迫症状起源于自己内心，不是别人或外界强加给他的；患者认为症状反复出现没有意义并感到不快甚至痛苦，因此试图抵抗，但不能奏效。症状影响了患者家庭、工作、学习、社交等生活的各方面。

### （二）鉴别诊断

需与有些正常的重复行为或仪式动作、抑郁障碍、精神分裂症相鉴别。

## 四、治疗

### （一）药物治疗

**1. SSRIs 有抗强迫作用的药物**　包括氟西汀、氟伏沙明、帕罗西汀和舍曲林，均可有效减轻强迫症状。

**2. 氯米帕明**　氯米帕明是一种高效的、具有 5 - HT 再摄取阻断作用的三环类抗抑郁剂。但抗胆碱能不良反应常见，少数患者可出现癫痫发作。

**3. 抗精神病药物**　不宜单药作为强迫障碍的常规治疗，但 SSRIs 联合小剂量抗精神病药可以增加抗强迫的疗效。常用药物包括非典型抗精神病药物，如利培酮、阿立哌唑、喹硫平、奥氮平等。

### （二）心理治疗

**1. 行为治疗**　行为治疗适用于各种强迫动作和强迫性仪式行为，也可用于强迫观念。用系统脱敏疗法可逐渐减少患者重复行为的次数和时间，如在治疗一名强迫性洗手患者时，规定第一周每次洗手不超过 20 分钟，每天不超过 5 次；第二周每次不超过 15 分钟，每天不超过 3 次。以后依次递减。第六周时，患者已能正常洗涤了。每次递减洗手时间，起初患者均有焦虑不安表现，除了教会患者全身放松技巧外，可短期配合苯二氮䓬类和普萘洛尔以减轻焦虑。

**2. 认知治疗**　认知治疗具有重要的意义，可使患者对自己的个性特点和所患疾病有正确客观的认识；去掉精神包袱以减轻其不安全感；增强自信以减轻其不确定感；强调务实态度以减轻其不完美感。

同时动员其亲属同事，对患者既不姑息迁就，也不矫枉过急，帮助患者积极从事体育、文娱、社交活动，使其能逐渐从沉湎于穷思竭虑的境地中解脱出来。

### （三）物理治疗

目前可供选择的物理治疗方法有经颅磁刺激（TMS）、改良电抽搐治疗（mECT）、深部脑刺激（DBS）、迷走神经刺激（VNS）等。但其疗效有待临床进一步验证。

# 第五节　恐惧障碍

PPT

恐惧障碍患者对外界某些处境、物体，或与人交往时，产生过分的恐惧与紧张不安、气促、出汗、心悸、血压变化、恶心、无力甚至昏厥等症状，因而出现回避反应。患者明知客体对自己并无真正威胁，明知自己的这种恐惧反应极不合理，但在相同场合下仍反复出现恐惧情绪和回避行为，难以自制，以致影响其正常活动。由此可见，恐惧障碍与广泛性焦虑障碍具有相同的焦虑核心症状，但这些症状仅见于特殊的情境之中，不在该情境之中则患者没有焦虑，可称之为境遇性焦虑。恐惧障碍有两个特征：①患者回避引起焦虑的情境；②当将要遭遇或处于这些情境时体验到的预期焦虑。

根据恐惧的对象，通常将恐惧障碍分为三种亚型，即场所恐惧症、社交恐惧障碍和单一恐惧障碍。在 ICD－10、ICD－11 和 DSM－5 分类中，社交恐惧障碍又称为社交焦虑障碍（social anxiety disorder，SAD）。

## 一、病因与发病机制

**1. 遗传因素**　恐惧障碍具有家族聚集性。有研究发现同卵双生子比异卵双生子的恐惧同患率要高，提示遗传因素有一定影响。单一恐惧障碍患者的一级亲属 31% 有同样的问题。遗传易感性还可能包括对恐惧的不同调节能力，这种能力的遗传度约为 40%。但家族聚集性并不只是意味着遗传倾向，因为共同生活的经验以及相同的环境因素，也可能起着重要的致病作用。

**2. 素质因素**　有学者认为患者病前性格多为胆小、羞怯、被动、依赖、高度内向；容易焦虑、恐惧并有强迫倾向等。如果自小就受到母亲过多的保护，成人之后，也容易发生恐惧障碍。

**3. 生理因素**　研究发现恐惧障碍患者的神经系统的警醒水平（arousal level）增高，这种人较为敏感、警觉，处于过度觉醒状态。其体内交感神经系统兴奋占优势，肾上腺素、甲状腺素的分泌增加。但这种生理状态与恐惧障碍的因果关系尚难分清。

**4. 心理社会因素**　患者在首次发病前可能会有某种精神刺激因素，资料表明有近三分之二的患者可主动追溯到与其发病有关的某一事件。条件反射学说认为当患者遭遇到某一恐惧性刺激时，当时情景中另一些并非恐惧的刺激（无关刺激）也可能同时作用于患者大脑皮层，两者作为一种混合刺激形成条件反射，所以今后重遇这种情景，即便是只有无关刺激，也能引起强烈的恐惧情绪。然而有部分患者，并不曾有受恐吓的经历，还有些患者恐惧的对象时常变换，这些都是条件反射学说难以解释的。

## 二、临床表现

**1. 场所恐惧障碍**　场所恐惧障碍（agoraphobia），以前常译为广场恐惧障碍、旷野恐惧障碍或幽室恐惧障碍。患者主要表现为不敢进入商店、公共汽车、剧院、教室等公共场所和人群集聚的地方，担心忍受不了那种场合下将要产生的极度焦虑，因而回避。甚至根本不敢出门，表现对配偶和亲属的极大依赖。这种表现形式在西方最常见，妇女患者尤多，多在 20～30 岁起病，恐惧发作时可伴有抑郁、强迫及人格解体等症状。

**2. 社交恐惧障碍** 社交恐惧障碍（social phobia），主要表现在社交时害羞，感到局促不安、尴尬、笨拙，怕成为他人耻笑的对象。他们不敢在人们的注视下操作、书写或进食；他们害怕与人近距离相处，更害怕组织以自己为中心的活动；他们不敢当众演讲，不敢与重要人物谈话，担心届时会脸红，此称赤面恐惧（erythrophobia）。还有患者不敢看别人的眼睛，害怕并回避与别人的视线相遇，此称对视恐惧。他们并没有牵连观念，对周围现实的判断并无错误，只是不能控制自己不合理的情感反应和回避行为，并因而苦恼。社交恐惧障碍多在 17～30 岁期间发病。当患者被迫进入社交场合时，便产生严重的焦虑反应，惶然不知所措。

**3. 单一恐惧障碍** 单一恐惧障碍（simple phobia），又称特定恐惧障碍。指患者对某一具体的物体、动物有一种不合理的恐惧。单一恐惧障碍常起始于童年。例如恐惧某一小动物，在儿童中很普遍，这种恐惧通常随着年龄的增长而消失。为何少数人一直持续到成人呢？目前尚无法解释。单一恐惧障碍的症状比较恒定，多只限于某一特定对象，如恐惧昆虫、老鼠或刀剪等物品，既不改变，也不泛化。但在部分患者，却可能在消除了对某一物体的恐惧之后，又出现新的恐惧对象。

## 三、诊断与鉴别诊断

### （一）诊断要点

以恐惧症状为主要临床相的神经症。患者恐惧害怕的对象可能是单一的或多种的，常见有高处、广场、密闭空间、动物和社交活动等，伴有对害怕对象或处境的回避反应。且明知不合理，但反复呈现，难以控制。

1. 以恐惧症状为主要临床相，符合以下各项。

（1）对某些客体或处境有强烈恐惧，恐惧的程度与实际危险不相称；

（2）发作时有焦虑和自主神经症状；

（3）有反复或持续的回避行为；

（4）知道恐惧过分或不必要，但无法控制。

2. 对恐惧情景和事物的回避必须是或曾经是突出的症状。

### （二）鉴别诊断

需与常人常见的恐惧情绪、焦虑障碍、强迫障碍、精神分裂症以及颞叶癫痫相鉴别。

## 四、治疗

### （一）心理治疗

**1. 行为疗法** 先弄清患者的恐惧是如何形成的，尤其是首次发病时的情景。详细了解患者的个性特点和精神刺激因素，采用适当的行为疗法，如系统脱敏疗法、暴露冲击疗法。具体实施步骤参见心理治疗章节。当前，行为疗法是治疗恐惧障碍的首选方法，但行为疗法只强调可以观察到的行为动作，归根结底仅是治表，疗效是否持久，尚须更多的验证。

**2. 认知治疗** 恐惧障碍与其某些特殊的认知模式有关。如社交恐惧障碍的基本认知因素是在社交场合感到别人会挑剔自己的不恰当观念（即害怕负面评价）。这种观念还伴随有其他几种思维方式，比如：①对社交表现设立过高的标准；②对自己的负性观念，如我表现不好；③在社交场合过分监控自己的行为；④担心别人知道对自己的负性评价。同时患者常采取安全的行为模式，如避免眼神接触等。

认知治疗则是基于在恐惧中所出现的上述特殊的异常认知模式，同时采用减少安全行为的方法。

### （二）药物治疗

严格地说并无一种消除恐惧情绪的药物。SSRIs 对恐惧伴有焦虑的患者有帮助，通常是首选药物。

苯二氮䓬类药物和β受体阻滞剂对恐惧障碍的躯体症状效果很好，能减轻或消除自主神经反应、降低警醒水平。苯二氮䓬类药物需注意其不良反应。β受体阻滞剂有助于短期控制颤抖和心悸症状，尤其在特定形式下的社交恐惧障碍。

### （三）其他

如气功、放松训练等也有一定作用。

### （四）预防

恐惧是一种痛苦的体验，但并不完全是消极有害的，它与机体的痛觉一样具有自我防卫的作用。在危险场合下产生恐惧可促使我们迅速离开险境，显然有利。恐惧障碍许多与童年心理发育有关，因此从小要注意培养儿童健康的行为模式，一方面教育其正视困难并设法解决困难，不回避、不拖延。另一方面要理解孩子们的恐惧，不要冷酷地加以斥责，因为恐惧也是人类一种正常的情绪。在同情与了解的基础上，支持鼓励孩子们去接受各种考验，克服不必要的恐惧心理，培养坚韧、顽强、沉着、豁达、泰然、勇于面对现实的性格，这对预防恐惧障碍是颇有裨益的。

# 第六节　躯体不适障碍

PPT

躯体不适障碍（bodily distress disorder，BDD）是一种以存在令个体痛苦的躯体症状和对症状的过度关注为特征的精神障碍。躯体症状以及所带来的痛苦持续存在至少几个月，引起患者的过度关注，导致其反复就医。临床上的检查大多不能发现这些症状的器质性基础，但检查的结果和医生的解释并不能缓解患者的过度关注。患者的个人、家庭、社会、教育、职业及其他重要功能往往受到损害。该疾病一般涉及多种可能随时间变化的躯体症状，偶尔会出现单一症状，通常是疼痛或疲劳。

## 一、病因与发病机制

### （一）心理环境因素

例如不良的童年经历，如父母的虐待和长期忽视、儿童期无法解释的躯体症状如腹痛、父母有一方患有慢性疾病等可能是易感因素。而在成年期遭受的人身攻击、家庭暴力、创伤和自然灾害也与躯体症状的产生有关。

许多研究发现，躯体不适患者往往存在"神经质"的个性、逃避痛苦的倾向和高度的负面情感如愤怒、抑郁和焦虑。神经质的特点为多疑敏感、固执己见、过度关注自我，这使得他们对自己的身体感受过分关注，导致感觉阈值下降，变得更加敏感，更容易察觉到各种躯体症状。他们应对压力的能力也较差，在处理生活问题时常常会有一种无力感，躯体症状可能是一种表达痛苦和无力感的替代方式。另外躯体症状的持续存在可能是一种继发性获益行为，患者可以借此获取来自家庭的支持和关心、对于工作学习的逃避或者经济上的补贴。

### （二）生物因素

躯体不适障碍存在一定遗传基础，属于遗传易感个体对长期或严重的精神和身体压力的病理生理反应的结果。目前研究发现，躯体不适障碍与抑郁障碍和广泛性焦虑障碍可能存在部分共同机制，例如5-HT转运蛋白基因。但也有研究表明，躯体不适障碍的遗传倾向不同于抑郁和焦虑的遗传倾向。

## 二、临床表现

躯体不适障碍的临床表现复杂多变，常见的症状有以下几种。

**1. 呼吸循环系统的症状** 主要表现为心悸、心跳加速、心前区不适、胸闷、呼吸困难、过度换气等。

**2. 消化系统的症状** 主要表现为腹痛、腹泻、频繁排便、腹胀、胀气、反流、便秘、恶心、呕吐、胸部或上腹部烧灼感。

**3. 肌肉骨骼系统的症状** 常见的有手臂或腿部疼痛、肌肉疼痛或酸痛、关节疼痛、麻痹感或无力、背痛、转移性疼痛、令人不快的麻木或刺痛感。

**4. 其他症状** 如出汗、震颤、口干、潮红、尿频、排尿困难。

**5. 一般症状** 常见的症状有注意力不集中、记忆力减退、过度疲劳、头痛、头晕。

根据症状累及的系统数量可将躯体不适障碍分为单器官躯体不适障碍（single – organ type BDD）和多器官躯体不适障碍（multi – organ type BDD）。单器官躯体不适障碍指涉及 2 个系统的 3 个症状，或者 1 个系统的 4 个及以上的躯体症状。多器官躯体不适障碍指涉及 3 个或 4 个系统 3 个以上的躯体症状。

### 三、诊断与鉴别诊断

#### （一）诊断要点

1. 患者存在痛苦的躯体症状：一般涉及多种可能随时间变化的躯体症状，偶尔会出现单一症状，如疼痛或疲劳。

2. 患者对躯体症状表现出过度关注，促使其反复就医。

3. 适宜的临床检查和医生的保证均不能缓解其对躯体症状的过度关注。

4. 躯体症状持续存在，在一段时间（至少 3 个月）的大部分时间都存在。

5. 患者的个人、家庭、社会、教育、职业及其他重要功能往往受到损害。

6. 排除相关需要鉴别诊断的疾病。

#### （二）鉴别诊断

需与躯体疾病、疑病障碍、抑郁障碍、焦虑障碍等疾病相鉴别。

### 四、治疗

躯体不适障碍的治疗比较困难，基本目标是帮助患者应对症状，而不是完全消除症状。

#### （一）药物治疗

药物治疗主要是针对患者的抑郁、焦虑等情绪，常用的药物有抗焦虑药物及 SSRIs、SNRIs 类等抗抑郁药物。对于慢性疼痛患者，可以选用 SNRIs、TCAs 抗抑郁药治疗、镇痛药治疗。对有偏执倾向的患者可慎重使用小剂量非典型抗精神病药物，如奥氮平、喹硫平、利培酮、阿立哌唑等。

#### （二）心理治疗

心理治疗需要重视医患关系的建立，其目的在于让患者对自己所患的疾病有正确的认识，纠正其错误的观念，使其对自己的身体健康情况有个客观、理性的认识，能够合理地解释身体的各种不适。目前常用的心理治疗方法包括认知行为治疗、精神分析、支持性心理治疗等。

**1. 支持性心理治疗** 可以通过与患者建立牢固的治疗联盟，教育患者了解自身症状的表现，鼓励他们重新树立信心，积极配合治疗。

**2. 认知行为治疗** 认知行为治疗是针对躯体不适障碍患者最循证的疗法之一。认知行为治疗包括帮助患者纠正认知扭曲（如夸大、灾难化思维等），使其能客观合理解释所经历的躯体症状、改变通过过度就医来回避社会现实这种适应不良的行为模式。行为疗法包括渐进式肌肉放松和横膈膜呼吸训练等。

PPT

# 第七节　神经衰弱

神经衰弱（neurasthenia）一词是 1869 年由美国的精神科医生 George Miller Beard 首次创用。1980 年，DSM-Ⅲ中取消了这一病名，至今未再复出。国际疾病分类系统 ICD-10 中保留了这一诊断名称。ICD-11 中，该诊断名称被取消。

## 一、病因与发病机制

**1. 个性因素**　神经衰弱患者病前常有某些个性特征或易感素质。一些人自童年或幼年起就出现疲劳、无力、精神不振的性格特征，具有这些素质的人到了青春发育期，内分泌变化较大，自主神经不稳定性增加，情绪易波动，尤其到了脱离家庭走向社会开始独立生活时，多在环境因素的作用下，使这些有神经质的人发生神经衰弱。研究表明神经衰弱具有情绪不稳定和内向的个性特征。

**2. 环境因素**　生活事件与神经衰弱的关系几乎已是不争的事实。个人的不幸、家庭的纠纷、人际关系的紧张、生活工作中的激烈竞争以及生活受挫等可引起患者的负性情绪，长时间的内心冲突进而导致神经衰弱，而且生活事件的刺激量与患者症状的严重程度呈正相关。多数学者认为，神经衰弱系社会心理因素加上遗传易感素质使然，而内在的易感遗传因素与外在的社会心理因素可能呈相互消长的关系。

**3. 生物学因素**　除了上述因素外，神经衰弱还可能与某些生物学因素有关。有研究发现神经衰弱患者可能有下丘脑-垂体轴功能的改变以及细胞免疫、体液免疫的异常。有研究显示神经衰弱的症状还可能与 EB 病毒感染存在着某种关系。

## 二、临床表现

### （一）脑功能衰弱症状

**1. 精神易兴奋**　一方面表现为患者的精神活动的阈值较低，易于发动。周围一些小的无关刺激也能引起患者较为强烈或较为持久的反应，常使患者的注意力涣散，不由自主地联想与回忆增多。另一方面，有些患者可表现感觉过敏，即对机体内外的刺激信号均为敏感。对机体内部信息的敏感导致患者的躯体主诉多，表现为内感性不适症状，继而容易出现疑病心理，担心自己患了相应的躯体疾病。对机体外部的声、光信号亦敏感，患者畏声、畏光，即使居住环境较为安静，患者仍觉身处闹市。

**2. 脑力易疲劳**　易疲劳是神经衰弱的核心症状。由于患者的非指向性思维长期处于活跃状态，或长期处于诸如上述的大量感觉刺激当中，大脑难以得到充分的松弛和修复，于是脑力容易出现疲劳。患者感到精神萎靡不振、困倦思睡、头脑整天昏昏忽忽、思维不清晰、工作效率下降。同时患者还可能感到疲乏、浑身无力等躯体疲劳症状，即使得到充分休息或消遣娱乐，仍难以驱走疲劳感。神经衰弱患者的疲劳常伴有情绪症状，有学者称之为情绪性疲劳。

### （二）情绪症状

**1. 易烦恼**　人人都可能经历过烦恼。与正常人不同的是，神经衰弱患者的烦恼常具有弥散性敌意，并非只对某一些无能应对的事情感到烦恼。患者的烦恼症状明显并持久、扩散且延伸，稍有不顺，不仅怨天还要尤人。故而烦恼此起彼伏、绵绵不绝，大部分时间都处于烦躁与苦恼之中，并为难以走出这种烦恼感到痛苦。

**2. 易激惹**　表现为负性情绪较易发动。患者可表现为易愤慨，好打抱不平，且心绪久久不能恢复平静；易伤感、易后悔、易委屈，患者的情绪容易激动，事后又感到后悔，感到委屈。

**3. 易紧张**　表现为不必要的、过分的担心和紧张状态，"脑子里像有一根常绷不懈的弦"，这种紧张感让患者常处于牵挂和匆忙之中。

### （三）心理生理症状

神经衰弱患者常有大量的躯体不适感，通常是患者来就诊的主要原因之一。但经体格检查和实验室等辅助检查却很难有病理性的阳性发现。最常见的心理生理症状是睡眠障碍和紧张性疼痛。

**1. 睡眠障碍**　睡眠障碍是神经衰弱最常见的主诉。以入睡困难和易醒为多。不少患者将白天的精神和情绪不佳都归因于失眠，这样容易增加对失眠的担心而加重失眠，形成恶性循环。

**2. 紧张性疼痛**　疼痛部位多表现在头颈部，其次为肩背部。常感觉头部胀痛、沉重，颈后部、肩背部不适感，常为绷紧酸胀、酸痛感。

**3. 其他**　除上述外，患者还可出现耳鸣、心慌、胸闷、消化不良、汗多、尿频、性功能障碍、月经不调等症状。

## 三、诊断与鉴别诊断

### （一）诊断要点

1. 以脑功能为主要临床相，至少有下述症状中的 2 项。

（1）衰弱症状　脑力易疲劳，感到没有精神，感脑子反应迟钝，注意不集中或不能持久，感记忆差，工作效率下降，体力亦下降。

（2）兴奋症状　容易精神兴奋，表现为回忆和联想增多且控制不住，主要是指向性思维感到困难，而非指向性思维却很活跃，伴有不快感，但没有言语动作增多。有时对声光刺激敏感。

（3）情绪症状　烦恼，心情紧张而不能松弛，易激惹，可伴有轻度抑郁或焦虑，但抑郁和焦虑在病程中只占很少一部分时间。

（4）紧张性疼痛　如紧张性头痛、肢体肌肉酸痛。

（5）睡眠障碍　入睡困难，为"多梦"所苦，醒后感到不解乏，睡眠感丧失（实际已睡，自感未睡），睡眠觉醒节律紊乱（夜间不眠，白天却无精打采或打瞌睡）。

2. 对学习、工作和社会交往造成了不良影响。

3. 病程至少持续 3 个月。

4. 不符合其他任何一种神经症的诊断标准。

### （二）鉴别诊断

由于神经衰弱的症状缺乏特异性，几乎可以出现在大多数的躯体疾病和所有的精神疾病之中，曾经一度有诊断泛滥的倾向，所以在诊断时，首先要排除可能出现神经衰弱症状群的躯体疾病和所有其他类型的精神障碍；其次，即使将诊断锁定在神经症的范围内，也应排除其他神经症亚型后，才诊断为神经衰弱。

## 四、治疗

### （一）药物治疗

目前尚无治疗神经衰弱的特效药物。药物治疗大多针对患者的不同症状特点而加以选择。如以白天脑力衰弱症状为主者，则予以振奋剂和促脑代谢药为主；以晚上脑力兴奋症状为主者，则予以抗焦虑药物；如果有情绪症状或躯体不适症状，可短期使用抗焦虑剂或抗抑郁剂。

### （二）心理治疗

**1. 认知治疗** 神经衰弱通常与患者的个性特征、生活事件均有关联，往往会有某些心理冲突。患者常将目标设得超出自己的能力范围。治疗时，可帮助患者分析事件的主、客观因素；也可帮助患者调整价值观念。将一个大的目标化解成多个稍加努力就能达到的多个小目标，让自己经常能体验到成功的快乐，以增强自信心，减轻精神压力。同时指导患者改善应对压力的技巧。

**2. 放松疗法** 神经衰弱患者大多有紧张、烦躁的情绪，伴有紧张性头痛、失眠等。除了药物帮助恢复睡眠节律外，放松训练有助于肌肉与情绪的松弛，缓解紧张疼痛与焦虑，帮助睡眠（详见本书相关章节）。

几乎任何一种心理治疗，都可以用于神经衰弱。但不论是使用哪一种，都应注意医患关系，加强医患沟通，事前要做好"心理铺垫"，而且心理治疗的思想要贯穿始终。

### （三）其他

文娱疗法、体育锻炼、观光游览等，均不失为摆脱烦恼的一种方式。通过这些方式，可让患者的注意力不固着于自身的不适感，放眼于外，就会发现娱乐场上的轻歌曼舞、运动场上的奋力搏杀、旅游途中的山光水色，均能使人放松情绪、吐故纳新，缓解紧张与压力，换来一副好心情。

# 第八节　分离障碍

分离障碍（dissociative disorder）用以取代旧的"分离障碍"（hysteria）术语。ICD－10 使用分离（转换）障碍（dissociative/conversive disorder），主要包括分离障碍和转换障碍两大类症状。但 ICD－11 中改称为分离障碍（dissociative disorder），其中的"分离性神经症状障碍"部分包含了原"转换障碍"的临床表现，为了便于教学，本节仍将分述分离障碍与转换障碍。

## 一、病因与发病机制

### （一）遗传因素

与遗传有关。但 1961 年 Slater 对 12 对单卵双生子和 12 对双卵双生子进行了前瞻性研究，却得出相反结论不支持分离障碍与遗传有关的理论。

通常认为，具有分离障碍个性的人易患分离（转换）障碍，个性即表现为情感丰富、有表演色彩、自我中心、富于幻想、暗示性高。暗示性增高被视为其临床特点。所谓暗示即通过言语和行为的作用，使受试者不经逻辑判断、直觉地接受医生灌输的观点，并产生相应的心理效应。

### （二）躯体因素

临床发现神经系统的器质性损害有促发分离障碍的倾向，比如多发性硬化、颞叶局灶性病变、散发性脑炎、脑外伤等。有人发现脑干上段水平以及以上结构的脑器质性损害可导致分离障碍症状，而此水平以下的神经系统损害则少见分离障碍发作。故认为脑干上段特别是间脑器质性损害与分离障碍有某种因果关系。甚至有人认为分离障碍很大程度上是由于间脑、下丘脑等部位细胞中生物胺的改变引起的，提出分离障碍不应再归属于神经症，而应属于间脑、下丘脑疾病的范畴。

### （三）心理因素

分离障碍的发生与精神因素密切相关，在第一次发病的前一周内可追溯到明显的精神刺激因素。

### （四）社会文化因素

社会文化因素对分离障碍的影响作用较明显，主要表现在发病形式、临床症状等方面，有人认为也影响其发病率。跨文化研究发现，随着社会文明程度的提高，症状有变得较为安静、较为含蓄的趋势，如较多地表现为躯体化的形式。一些特殊的分离转换表现形式被认为只出现于某些特定的种族和社会文化背景。例如 Latah 综合征只见于马来西亚的马来族妇女，起病较急，多由精神刺激引起，如被毒蛇猛兽、电闪雷鸣所惊吓，表现为模仿语言、模仿动作或猥亵言行及自动服从等，持续数小时，然后自行缓解。发作时患者意识清楚，但无法自控。

### （五）发病机制

分离障碍的发病机制尚不完全清楚，较有影响的观点大致可归纳为两种。第一种观点认为分离障碍是一种原始的应激现象。所谓原始反应即人类在危急状态下所表现出的各种本能反应。包括：①兴奋性反应，如狂奔、乱叫、情感暴发等精神运动性兴奋状态；②抑制性反应，如昏睡、木僵、瘫痪、聋、哑、盲等；③退化反应，如幼稚行为、童样痴呆等。第二种观点认为分离障碍是一种有目的的反应。临床实践发现分离障碍常常发作于困境之中或危难之时，而且其发作往往能导致脱离这种环境或免除某些义务。只是认为这种目的和动机是"无意识的"。

## 二、临床表现

### （一）分离障碍的临床表现

**1. 分离性遗忘（dissociative amnesia）**　并非由器质性因素引起的记忆缺失。患者单单遗忘了某一阶段的经历或某一性质的事件，而那一段经历或那一类事件对患者来说往往是创伤性的，是令患者痛苦的。分离性遗忘常由导致羞耻、内疚、绝望和内心冲突的应激性心理社会环境所致。

**2. 分离性神游（dissociative fugue）**　此症通常发生在白天觉醒时，患者离开住所或工作单位，外出漫游。在漫游过程中患者能保持基本的自我料理，如饮食、个人卫生等，并能进行简单的社会交往，如购票、乘车等。短暂肤浅的接触看不出患者有明显的失常。此种漫游事先无任何目的和构想，开始和结束都是突然的，一般历时数小时至数天，清醒后对发病经过不能完全回忆。

**3. 分离性身份障碍（dissociative identity disorder）**　又称双重或多重人格，主要临床特征是存在着两个及其以上独立的人格状态，每种身份均有自己独有的记忆、观点和社会关系。每种身份都很突出并可决定患者在不同时间的行为。从一种身份向另一种身份的转换常常是突然的。这些患者均有分离性遗忘，遗忘不能用普通的遗忘或器质性记忆受损来解释。两种人格交替出现者称双重人格，多种人格交替出现者称多重人格。

**4. 人格解体障碍（depersonalization disorder）**　是指一种与自己分离或疏远的感受，患者感到自己会自动化或生活在梦或电影中，可伴有患者像旁观者一样观察自己的思想、躯体或躯体的一部分的体验，或出现清晰或精神的麻木，在镜子中不认识自己，不能驾驭自己的情感，躯体是分离的或不真实感等。

**5. 其他分离性症状**

（1）**情感爆发（emotional outburst）**　意识障碍较轻，常在与人争吵、情绪激动时突然发作，哭啼、叫喊，在地上打滚，捶胸顿足，撕衣毁物，扯头发或以头撞墙；其言语行为有尽情发泄内心情绪的特点。在多人围观的场合发作尤为剧烈。一般历时数十分钟即可安静下来，事后可有部分遗忘。

（2）**分离性木僵状态（dissociative stupor）**　精神创伤之后或为创伤体验所触发，出现较深的意识障碍，在相当长时间维持固定的姿势，仰卧或坐着，没有言语和随意动作，对光线、声音和疼痛刺激没有反应。此时患者的肌张力、姿势和呼吸可无明显异常。以手拨开其上眼睑，可见眼球向下转动，或紧闭其双眼；表明患者既非入睡，也不是处于昏迷状态。一般数十分钟即可自行醒转。

（3）分离障碍性假性痴呆（hysterical dementia）　患者在精神创伤之后突然出现严重智力障碍，对甚至是最简单的问题和其自身状况不能做出正确回答，或给予近似的回答，给人以呆滞的印象；但无脑器质性病变或其他精神病存在，有别于器质性或抑郁性假性痴呆。主要表现有 Ganser 综合征和童样痴呆。

### （二）转换障碍的临床表现

临床表现甚为复杂多样，主要表现为运动和感觉功能障碍等转换性症状，提示患者可能存在某种神经系统或躯体疾病，各种检查均不能发现神经系统和内脏器官有相应的器质性损害。其表现形式有以下几方面。

**1. 运动症状**

（1）肢体瘫痪　可表现为单瘫、偏瘫或截瘫。伴有肌张力增强者常固定于某种姿势，被动运动时出现明显抵抗。病程持久者可能出现废用性肌萎缩。检查不能发现神经系统损害证据或者肢体的"瘫痪"与患者对神经系统功能的理解相一致。

（2）局部肌肉的抽动或阵挛　可表现为肢体的粗大颤动或某一群肌肉的抽动，或是声响很大的呃逆，症状可持续数分钟至数十分钟，或中间停顿片刻，不久又可持续。此外，表现运动障碍时应首先考虑锥体外系疾病的诊断。

（3）步行不能（astasia－abasia）　坐时、躺时双下肢活动正常，但不能站立行走，站立时无人支撑，则缓缓倒地。

（4）失音症　不用语言而用书写或手势与人交流称缄默症。想说话，但发不出声音，或仅发出嘶哑的、含糊的、细微的声音，称为失音症。检查声带正常，可正常咳嗽。

（5）假性癫痫发作（pseudoseizures）　又称分离障碍性痉挛（hysterical seizures）是一种类似于癫痫发作的状态，但没有癫痫发作的临床特征和相应的电生理改变，常于情绪激动或受到暗示时突然发生。此外，还需与体位性低血压、急性焦虑发作、心源性晕厥和低血糖等鉴别。

**2. 感觉症状**

（1）感觉过敏　对一般的声、光刺激均难以忍受，轻微的抚摸可引起剧烈疼痛。

（2）感觉缺失　表现为局部或全身的感觉缺失，缺失的感觉可为痛觉、触觉、温觉、冷觉或振动觉。或呈手套、袜套型感觉缺失，缺失的范围与神经分布不一致。

（3）感觉异常　如果感觉咽部有梗阻感或异物感，称分离障碍球（globus hystericus），但应注意与茎突过长引起的茎突综合征鉴别，后者是可通过咽部触摸或 X 线片加以证实。头部紧箍感、沉重感，称分离障碍盔；精神因素引起的头痛或其他躯体部位的疼痛，称心因性疼痛。

（4）视觉障碍　可表现为失明、弱视、管状视野、单眼复视。常突然发生，也可经过治疗，突然恢复正常。视诱发电位正常。

（5）听觉障碍　表现为突然失聪，或选择性耳聋，即对某一类声音辨听能力缺失。电测听和听诱发电位检查正常。

## 三、诊断与鉴别诊断

### （一）诊断要点

1. 通常有心理社会因素作为诱因。

2. 有下述表现之一者：①分离性遗忘；②分离性神游；③分离性身份障碍；④人格解体障碍；⑤分离性木僵状态；⑥分离障碍性假性痴呆；⑦转换性运动和感觉功能障碍。

3. 症状妨碍社会功能。

4. 有充分根据排除器质性病变和其他精神病。

### （二）鉴别诊断

一方面分离转换障碍的发作几乎可以模拟任何疾病；另一方面为数不少的神经精神疾病和内科疾病都可出现分离或转换症状，极易误诊。因此，需与各类精神疾病与躯体疾病相鉴别。同时还需与诈病相鉴别。

## 四、治疗

大多数的分离障碍患者多会自然缓解或经过行为治疗、暗示、环境支持缓解。心理治疗占有重要的地位。通常应注意以下几点：①建立良好的医患关系，给予适当的保证，忌讳过多讨论发病原因。②检查及实验室检查尽快完成，只需进行必要的检查，以使医生确信无器质性损害为度。③以消除实际症状为主。

### （一）心理治疗

**1. 个体心理治疗**　一般分若干段进行，首先详细了解患者的个人发展史、个性特点、社会环境状况、家庭关系、重大生活事件，以热情、认真、负责的态度赢得患者的信任。然后安排机会，让患者表达、疏泄内心的痛苦、积怨和愤懑。医生要耐心、严肃地听取，稍加诱导，既不随声附和，也不批评指责。医生要注意患者当前所遭遇的社会心理因素和困境，不能只着眼于挖掘童年的精神创伤。医生的认识、观点不宜强加于患者，最好是与患者共同找问题、分析问题，共同选择解决问题的方法。个别心理治疗时的接触方式、语言表达、实例引用、理论解释、保证程度等都必须考虑患者的性别、年龄、职业、文化、个性特点等，不可千篇一律。这种治疗方法几乎适用于全部分离障碍患者。

**2. 暗示治疗**　是治疗分离障碍的经典方法，一个世纪前由 Charcot 首创，至今仍通用于全球。可予10% 葡萄糖酸钙静脉注射，并配合言语暗示，告之身体有发热感觉后旧病便会发作。让患者无须顾虑，任其发作，称发作得越彻底越好。待其发作高峰期过，以适量蒸馏水胸前皮内注射，并配合言语暗示，称病已发作完毕，此针注射后便可病愈了。暗示治疗用于那些急性发作而暗示性又较高的患者，机智的暗示治疗常可收到戏剧性的效果。

**3. 系统脱敏疗法**　通过系统脱敏的方法，使那些原能诱使分离障碍发作的精神因素逐渐失去诱发分离障碍的作用，从而达到减少甚至预防分离障碍复发的目的。系统脱敏疗法的近期效果与暗示疗法相似，但远期疗效优于暗示疗法。

**4. 精神分析治疗**　在患者恢复记忆后，仍需要进一步的心理治疗，特别是精神分析治疗，帮助患者领悟促使其产生如此深的分离性症状的内在冲突所在，使人格分离的各部分逐步整合并稳定。

### （二）药物治疗

有人认为药物治疗的作用有限，似乎都不比暗示治疗更有效。但临床实践中发现，分离障碍患者除了典型的发作以外，常常伴有焦虑、抑郁、脑衰弱、疼痛、失眠等症状。这些症状和身体不适感往往成为诱使患者症状发作的自我暗示的基础。使用相应的药物有效控制这些症状，对治疗和预防分离障碍的发作无疑是有益的。

## 目标检测

答案解析

1. 神经症性障碍有哪些共同特征？
2. 简述广泛性焦虑障碍的主要临床特征和治疗方法。
3. 简述惊恐障碍的主要临床表现和治疗方法。
4. 简述恐惧障碍的主要临床特征和治疗方法。
5. 简述强迫障碍的主要临床表现和治疗方法。
6. 简述躯体不适障碍的主要临床表现和治疗方法。
7. 简述神经衰弱的主要临床表现和治疗方法。
8. 简述分离症状与转换症状的主要临床表现和治疗方法。

（曹玉萍）

书网融合……

本章小结

题库

# 第十一章　心理因素相关生理障碍

📖 学习目标 ┈┈┈┈┈┈┈┈┈┈┈┈┈┈┈┈┈┈┈┈┈┈┈┈┈┈┈┈┈┈┈┈┈┈┈┈┈┈┈┈┈┈┈┈┈┈┈┈┈┈┈

　　**1. 掌握**　掌握神经性厌食和神经性贪食的临床表现、诊断和治疗；失眠障碍的临床表现、诊断和治疗。

　　**2. 熟悉**　暴食障碍的临床表现和治疗；嗜睡症、睡眠觉醒节律障碍、异态睡眠的临床表现和治疗；常见性功能障碍的临床表现、诊断和治疗。

　　**3. 了解**　心理生理因素相关障碍的病因学。

　　4. 学会各类疾病的诊断和治疗原则，具备各常见疾病的处理能力。

　　随着医学模式由生物医学模式向生物－心理－社会医学模式的转变，人们越来越多地认识到心理、社会因素和躯体生理变化之间关系密切，两者相互影响、不可分割，心理社会因素不仅影响到躯体疾病的严重程度和转归，还可能导致疾病的发生。

　　心理因素相关生理障碍（physiological disorders related to psychological factors）指生理功能障碍与心理因素有关，以生理障碍为主要临床表现的一组疾病，不包括心身疾病。在心理因素相关生理障碍的发病中，包括情绪、性格、生活事件、个体易感性等心理因素通过自主神经系统、内分泌系统和免疫系统等中介机制来影响着人们的生理功能。心理因素相关生理障碍以进食、睡眠及性行为异常为主要临床表现，下面将分别进行介绍。

## 第一节　进食障碍

⇒ **案例引导**

　　**临床案例**　患者，女，14岁，学生，因不愿进食、体重明显下降1年前来就诊。患者1年前听同学说自己胖，不漂亮，之后开始觉得自己太胖，需要减肥，主动控制饮食，进食量明显减少，食物种类也受到限制，开始刻意不进食肉类、蛋类食物，后来发展为不吃主食，仅吃些牛奶、青菜，体重明显下降，患者体质指数（body mass index，BMI）只有15左右，尽管家人及同学均认为患者已经非常消瘦，但患者认为自己"偏胖"，仍坚持继续减肥，近半年来患者月经未来，情绪也不稳定。已经多次在综合医院求治，未发现明显脏器功能的异常，内科医生建议到精神科看病，遂来我科就诊。

　　患者既往体健，从小发育正常，12岁月经初潮，之前月经规律，无重大疾病病史，家族中无重大遗传病史。

　　入院体查：生命体征平稳，消瘦，余未见异常。

　　精神状况检查：神清，交谈接触稍被动，尚合作，未查及幻觉，存在体象障碍，自诉尽管家人说自己已经很瘦了，但自己仍觉得自己"偏胖"，需要减肥，否认其他妄想，思维逻辑未见异常，情绪稍低落，自诉心情欠佳，是因为自己"偏胖"所致，意志行为大致正常。

　　诊断：神经性厌食。

　　讨论　该患者发病的心理因素有哪些？

进食障碍是指进食模式出现异常，异常进食模式的产生与心理因素、社会因素以及个体对他们体重和体型的态度密切相关，本节涉及的进食障碍包括神经性厌食、神经性贪食和神经性呕吐，还有一些非特定的进食障碍如肥胖症，尽管与心理健康关系密切，但一般不将其视为精神障碍，所以本节不讨论。

进食障碍（feeding and eating disorders）是指由心理因素、社会因素为主要病因，以进食为主要临床表现的一类疾病总称，异常进食模式的产生与心理因素、社会因素以及个体对他们体重和体型的态度密切相关。摄食障碍主要包括神经性厌食、神经性贪食和暴食障碍等。

## 一、神经性厌食

神经性厌食（anorexia nervosa）是患者自己造成并维持的减少饮食，导致体重明显低于正常标准的一种进食障碍。最常见于青少年女性，男性患病者很少。1968 年英国医生 William Gull 首先命名此病。本病在发达国家发病率较高，据报道美国女性的终生患病率为 0.5% ~ 1%。我国发病率不详，但随着"以瘦为美"审美标准的流行，发病率可能有增高的趋势。

### （一）病因

本病确切的发病机制尚未完全明了，与下面因素有关。

**1. 生物因素**

（1）遗传因素　研究表明本病有家族聚集现象，双生子研究也发现单卵双生子的同病率（约为 55%）明显高于异卵双生子（5%）。

（2）其他　神经性厌食患者存在神经递质系统如 NE、5 - HT 等的紊乱，还有神经内分泌功能异常，如月经紊乱和体温调节障碍。

**2. 心理因素**

（1）个体心理因素　完美主义和自我评价低与本病发生有关，患者常常存在体像障碍，即使已经非常瘦了仍认为自己很胖，患者的人格特点也比较突出，关注自身变化时容易极端化。

（2）家庭因素和社会文化因素　神经性厌食患者往往存在家庭关系问题，不同社会阶层神经性厌食发病率不同，表明社会文化因素与本病的发生有关。

### （二）临床表现

本病的核心症状是患者对形体的过分关注，追求苗条，患者对体型和体重存在超价观念，还可能存在体象障碍，即使已骨瘦如柴，仍认为自己胖，并拒绝治疗。为了追求苗条，患者对进食有严格的限制，部分患者还可能采取过度运动、诱吐、服泻药等方法避免体重增加。部分患者可能反复出现暴食，暴食之后患者感到懊悔，并更加强烈地通过各种方法来努力减轻体重。

由于患者体重明显低于正常标准，可能导致多种生理功能的改变，营养不良，甚至死亡。闭经是最常见的表现之一，部分患者在体重明显减轻之前就出现闭经，所以一些患者初次就诊的原因不是进食问题而是闭经。患者还会出现性欲下降等症状。

除了生理功能的异常，患者往往还存在抑郁、焦虑、强迫等精神异常。还可能表现情绪不稳、易怒等。

### （三）诊断与鉴别诊断

ICD - 11 神经性厌食的诊断标准如下。

1. 体重保持在至少低于期望值 15% 以上的水平，或体重指数小于等于 17.5，青春前期的患者可以表现为生长发育期内体重增长达不到预期标准。

2. 体重减轻是自己造成的，包括拒食"发胖"食品，及下列手段：自我引吐、自行导泻、运动过度、服用食欲抑制剂和（或）利尿剂。

3. 有特异的精神病理形式的体像扭曲，患者强加给自己一个较低的体重限度。

4. 内分泌障碍：在妇女表现为闭经；在男性表现为性欲减退及阳痿。

5. 如果在青春期前发病，青春期发育会放慢甚至停滞。

鉴别诊断：此病要与躯体疾病导致的体重下降相鉴别，包括慢性消耗性疾病、肠道疾病导致营养吸收不良等。鉴别要点是：躯体疾病患者尽管出现体重下降，但一般不会主动限制体重，也没有怕胖的超价观念及体像障碍。

伴有焦虑、抑郁等症状的神经性厌食要与抑郁障碍、焦虑障碍等进行鉴别，鉴别要点是：抑郁障碍、焦虑障碍患者没有怕胖的超价观念及体像障碍。

### （四）治疗

总体上说，神经性厌食患者治疗难度较大，而且神经性厌食患者治疗配合度较差，治疗首先纠正营养不良，同时或稍后开展心理治疗以及辅助的药物治疗。

**1. 纠正营养不良和水电解质平衡**　治疗强调医患关系，要和患者一道协商制定综合的治疗计划和饮食计划，合理的目标是一周增加体重 0.5～1kg，目标体重是增加至正常体重。尽可能采用胃肠道营养，必要时可以通过静脉补充营养。对于体重减轻非常严重并威胁患者生命的神经性厌食患者，应强制住院治疗。

**2. 心理治疗**　神经性厌食患者对进食、体重和躯体形象存在不恰当的认识，还有家庭、人际关系、社会适应方面的问题。可以使用多种心理治疗方法来消除或减轻这些问题。常用的包括认知行为治疗、家庭治疗等。

**3. 药物治疗**　患者存在明显的抑郁、焦虑情绪，可以使用抗抑郁药物，常用的有 SSRIs。病程常为慢性迁延性，在部分缓解和恶化中波动，长期预后尚未明确。严重病例中约 15% 患者死于极度营养不良、其他并发症、情绪障碍所致的自杀等。

## 二、神经性贪食

神经性贪食（bulimia nervosa）是指患者反复出现不可抗拒的摄食欲望和多食行为，进食后又因担心发胖而导致患者采用极端措施来削弱所吃食物的"发胖"效应，患者的体重通常正常。该病首先由 Russell 在 1972 年报道。发病患者群多为女性，患病率在西方社会 16～40 岁的女性中大约为 1%，男性发病率低得多。我国目前还缺乏流行病学调查资料。该病病因尚不明确，生物学因素、心理因素、社会方面的因素都与发病有关。

### （一）临床表现

患者反复出现发作性大量进食，吃到难以忍受的腹胀为止，有不能控制的进食感觉。开始时这种进食行为可以减轻压力，由于患者关注自己的体重和体形，担心发胖，所以暴食后出现罪恶感和厌恶感，患者为避免体重增加常反复采用不适当的代偿行为包括自我诱发呕吐、滥用泻药、间歇进食、使用厌食剂等。一天内可以出现多次类似的发作。

反复的呕吐会导致一些不良后果，可能造成水电解质紊乱，结果导致无力、心律不齐等。比较少见的情况还包括感染、手足抽搐甚至癫痫发作。由于酸性胃内容物具有腐蚀作用，患者的牙齿常有特征性的龋斑。本病患者往往伴有抑郁症状。

### （二）诊断与鉴别诊断

ICD-11 对神经性贪食的诊断标准如下。

1. 持续存在进食的先占观念,对食物有种不可抗拒的欲望;难以克制地发作性暴食,表现为患者短时间内进食大量食物。

2. 患者试图用下列方法抵消食物的"发胖"作用:自我引吐,滥用泻药,间断禁食,使用某些药物如食欲抑制剂、甲状腺素制剂或利尿剂。

3. 患者对肥胖有病态恐惧,患者多有神经性厌食发作的既往史。

鉴别诊断:Klein - Levin 综合征和癫痫。Klein - Levin 综合征除了周期性出现贪食,还有嗜睡,意识障碍等表现,发作间期完全正常;而癫痫患者除了发作性贪食,常有抽搐史及脑电图或 CT 的特殊改变。

还要和其他精神疾病如精神分裂症继发的暴食相鉴别,鉴别要点是这些精神疾病除了继发暴食症状,还有其特有的精神症状。

### (三)治疗

治疗的目标是改善由贪食带来的躯体、情绪和人际关系问题。控制暴食行为,改变暴食后不适当的代偿行为,建立正常进食行为,恢复患者正常的社会功能。

心理治疗和药物治疗是最常用的治疗措施,目前认为最有效的治疗是认知行为治疗,着重矫正进食障碍出现和得以维持的行为和思维方式,通过这种治疗,有 1/3 到 1/2 的患者得以恢复。抗抑郁药物如 SSRIs 可以改善患者的情绪,减少暴食和清除行为。其他心理治疗如人际关系治疗、家庭治疗也可选择,还要根据不同躯体并发症进行对症处理。

神经性贪食的病程和预后不太明确,现有的证据提示该病倾向于慢性化的病程。

## 三、暴食障碍

暴食障碍(binge - eating disorder)是一种以周期性出现的暴食行为为特征的进食障碍。患者在短时间(一般在 2 小时以内)进食超出常人量的大量食物,发作时感到无法控制进食,进食后心里感到痛苦,通常不会出现代偿行为如引吐、导泻、过度运动等。该病在 2013 年美国精神疾病诊断标准第 5 版才将其作为独立的疾病单元设立。

### (一)临床表现

**1. 反复发作性暴食** 暴食行为与神经性贪食的暴食行为基本一致,有不可抗拒的摄食欲望,进食比正常情况快,一次进食大量食物,进食量远远超过正常。但是患者没有为了抵消暴食引起的体重增加而采取催吐、导泻、过度运动等来代偿。

**2. 失控感** 暴食发作时,患者对进食不能控制,无法停止,对吃什么和吃多少都感到难以控制。

**3. 躯体症状** 暴食障碍患者中肥胖的比例较高,可表现为高血压、高脂血症、空腹血糖升高及代谢综合征。

**4. 精神症状** 相当比例的暴食障碍患者会出现焦虑、抑郁症状,还有患者会出现自杀观念,此外此类患者还容易合并赌博障碍、注意缺陷与多动障碍、物质滥用等疾病。

### (二)诊断与鉴别诊断

暴食障碍的诊断标准如下。

1. 在一段固定的时间(任意 2 小时内)进食,进食量超出常人,发作时感觉无法控制进食。

2. 在没有饥饿感的前提下进食大量食物,经常单独进食,进食速度快,直到饱胀感,进食后感到内疚、自责,对暴食感到痛苦。

3. 不会出现下列一种或多种手段的代偿行为如自我引吐、滥用泻药、间断禁食、过度锻炼。

4. 在 3 个月内平均每周至少出现 1 次暴食。

鉴别诊断：排除躯体疾病和其他精神障碍所致的暴食行为。

### （三）治疗

暴食障碍治疗的目标是改善认知，降低暴食行为和减轻体重。治疗措施如下。

**1. 心理治疗**　目前尚无足够的循证学证据证明心理治疗的效果，开展最多的主要是认知行为治疗，通过纠正负性认知从而减少负性情绪和不当的进食行为，能有效控制暴食行为。

**2. 躯体治疗**　主要针对心血管问题、2 型糖尿病和代谢综合征的治疗。

**3. 药物治疗**　氟西汀和舍曲林、中枢兴奋剂二甲磺酸赖右旋安非他明、抗癫痫药托吡酯能有效减少暴食行为发作和进食冲动。

# 第二节　睡眠障碍

PPT

睡眠是人类最基本的需求之一，具有促进生长、发育；消除疲劳，恢复体力；保护大脑，恢复精力等生理功能。睡眠障碍是指各种原因引起的睡眠 – 觉醒异常。

ICD – 11 将睡眠 – 觉醒障碍独立成章，排列在"精神与行为障碍"及"神经系统疾病"之间，具体包括失眠障碍、睡眠相关运动障碍、嗜睡障碍、睡眠相关呼吸障碍、异态睡眠、睡眠 – 觉醒节律障碍等。本节主要介绍失眠症、嗜睡障碍、睡眠 – 觉醒节律障碍和异态睡眠。

## 一、失眠症

失眠症（insomnia）是指睡眠的启动和维持出现异常，致使睡眠质量不能满足个体需要的一种状况。可以表现为入睡困难、睡眠浅、易醒、醒后再次入睡困难、多梦、早醒、醒后不适、疲乏感、白天困倦等。据估计，失眠的患病率为 10% ~ 20%。

**1. 病因**　应激、物质使用、躯体不适和精神疾患常常引起失眠，患者本身的素质，跨越时区飞行，睡眠环境的改变等也与失眠有关。

**2. 主要临床表现和诊断要点**

（1）主诉是入睡困难、难以维持睡眠或睡眠质量差。

（2）这种睡眠紊乱每周至少发生 3 次并持续 1 个月以上。

（3）日夜专注于失眠，过分担心失眠的后果。

（4）睡眠量和（或）质的不满意引起了明显的苦恼或影响了社会及职业功能。

**3. 鉴别诊断**　精神分裂症、双相障碍、物质依赖等均可以出现失眠，躯体不适患者也会出现失眠，如果失眠仅仅是其症状之一，那么诊断就应该局限于这些精神障碍或躯体不适。

**4. 治疗**　不能单纯依靠镇静催眠药物治疗，需要医患共同努力，密切配合，消除病因，正确理解、坚持治疗计划，树立治疗信心。

（1）一般支持治疗　强调医患要共同努力，共同解决失眠问题，进行睡眠卫生知识的宣讲，消除患者不必要的顾虑。

（2）心理治疗　包括失眠症的认知行为治疗疗法，主要通过识别和改变患者对失眠的歪曲认知，促进患者对睡眠的正确认识并减少睡眠前焦虑。行为治疗也是有效的治疗之一，主要是帮助患者建立规律的睡眠节律。常用的方法有放松训练、刺激控制训练、自由想象和冥想等方式。

（3）药物治疗　包括苯二氮䓬类药物和非苯二氮䓬类镇静催眠药物。要注意药物依赖的问题，选择药物时可根据失眠症状的特点进行，如对睡眠维持困难的患者选用半衰期较长的助眠药物。

（4）其他　运动疗法、音乐治疗、按摩、针灸等。

## 二、嗜睡症

嗜睡症（hypersomnia）又称原发性过度睡眠。是一种白天睡眠过度及睡眠发作或醒来时达到完全觉醒状态时的过渡时间延长的一种状态，不是由于睡眠不足引起，也不是由于物质使用、躯体疾患引起，该病不多见，病因不清，可能和遗传因素有关，也有人认为本病可能与病前病毒感染有关。

**1. 主要临床表现和诊断要点**

（1）白天睡眠过多或睡眠发作，无法以睡眠不足来解释；和（或）清醒时达到完全觉醒状态的过渡时间延长（睡眠酩酊状态）。

（2）每天出现睡眠紊乱，超过一个月，或反复地短暂发作，引起明显的苦恼或影响了社会、职业功能。

（3）缺乏发作性睡病的附加症状（猝倒、睡眠麻痹、入睡前幻觉）或睡眠呼吸暂停的临床依据（夜间呼吸暂停、典型的间歇期鼾声等）。

（4）没有可表现出日间嗜睡症状的任何神经科及内科情况。

**2. 鉴别诊断**　排除确器质性病因引起的嗜睡和发作性睡病。

**3. 治疗**　药物治疗以对症治疗为主，白天嗜睡症状可采用小剂量中枢兴奋剂，如利他灵、苯丙胺等。如果患者夜间睡眠差，可适当加服短效安眠药。

心理干预提高患者对疾病的认识，降低患者对疾病的不必要担心，加强行为矫正以克服过度嗜睡。

---

### ⊕ 知识链接

#### 克莱因·莱文综合征

克莱因·莱文综合征（Kleine - Levine syndrome），是一种罕见的疾病，又被称为"睡美人综合征"。在青少年中的疾病发生率为百万分之一，大约70%的患者为男性。不发病时，患者可以过正常生活数周或数月时间，发病时，患者一次可以睡眠数天或数周时间。嗜睡是克莱恩·莱文综合征患者的一大特征，患者出现不可控制的发作性睡眠，每次睡眠持续数小时至数天，发作时不分地点、场合，发作时不吃不喝，即便是醒过来，当事人的举止也会改变，神智仍然恍惚或者像小孩一样。他们也会经历神志不清、方向感错乱以及全身倦怠感或者情绪淡漠等。患者常因疾病发作而无法正常上学或者工作。暴食的状况在某些个案上可以观察到，在发病时，有些男性会发生过度的性冲动，有些女性则会忧郁。

---

## 三、睡眠觉醒节律障碍

睡眠–觉醒节律障碍（wake sleep rhythm disorders）是指睡眠–觉醒节律与现实要求或者大多数人所遵循的不符合而导致的睡眠紊乱。患者主观上对睡眠质量不满意，客观上受到不良影响，导致抑郁、焦虑情绪和社会功能受损。这种节律异常不是躯体或精神疾病导致的。

常见的病因包括生活节律失常或突然改变以及心理社会的压力等。

**1. 主要临床表现和诊断要点**

（1）个体的睡眠–觉醒形式与特定社会中的正常情况及同一文化环境中的大多数人所认可的睡眠–觉醒节律不同步。

（2）在应该睡眠时失眠，在应该清醒时嗜睡，这种情况几乎每天发生并持续一个月以上，或在短时间内反复出现。

（3）睡眠质量以及时序的不满意导致患者感到苦恼或影响了患者的社会、职业功能。

**2. 鉴别诊断**　要排除精神科或躯体原因导致的睡眠 – 觉醒节律异常。

**3. 治疗**　通过行为技术等手段改变患者原来的入睡和觉醒的时间以恢复正常节律，并进行巩固。常需要结合药物治疗来调整和巩固患者的睡眠 – 觉醒节律。药物主要选用中枢神经兴奋剂（如利他林）和非苯丙胺类兴奋剂（如莫达菲尼）。

## 四、异态睡眠

异态睡眠（parasomnia disorders）是指在入睡、睡眠期间或从睡眠觉醒时发生的非自主性躯体行为或体验，包括睡眠相关的各种异常、复杂的躯体活动、行为、情绪、感知、梦境和自主神经系统活动，由此可导致自伤或伤及同寝者、睡眠中断、不良健康效应和不良心理社会效应。

异态睡眠可发生于 NREM 睡眠、快速眼球运动睡眠（REM 睡眠）或觉醒睡眠转换期间。异态睡眠包括 NREM 睡眠相关异态睡眠（睡行症、睡惊症、睡眠相关进食性障碍）、REM 睡眠相关异态睡眠（REM 睡眠期行为障碍、孤立出现的睡眠麻痹、梦魇）等。本节仅介绍睡行症、夜惊症、REM 睡眠期行为障碍和梦魇的临床表现、诊断及治疗。

（一）睡行症

睡行症（sleep walking）俗称"梦游症"，是发生于非快速动眼睡眠（NREM）睡眠阶段的一种自动症，患者在睡眠过程中尚未清醒时起床在室内或户外行走，或做一些简单活动，发作时难以唤醒，第二天醒后不能回忆。5～12 岁儿童多见，发生率可达 15%，青春期后可逐渐自行消失。成人发生率低。

**1. 主要临床表现与诊断要点**　突出的症状是一次或多次下述发作：起床，通常发生于夜间睡眠的前三分之一阶段，走来走去；发作中，个体表情茫然，目光凝滞，他人试图加以干涉或同其交谈，则相对无反应，并且难以被唤醒；清醒后（无论在发作中还是次日早晨），个体对发作不能回忆；尽管从发作中醒来的最初几分钟内，会有一段时间的茫然和定向力障碍，但并没有精神活动和行为的任何损害；没有器质性障碍如痴呆，或躯体障碍如癫痫的证据。

**2. 鉴别诊断**　需要与癫痫发作和分离障碍鉴别。

**3. 治疗**　一般无需特殊治疗，成年患者或症状比较严重者需要进行干预。干预首先是预防伤害和意外，并消除相关的诱发因素，如过度疲劳、压力过大、过度担心、睡眠不足以及药物因素（镇静催眠药物）等。发作频繁可选择药物治疗，常用的药物是苯二氮䓬类药物，三环类抗抑郁药和氟西汀、曲唑酮等抗抑郁药物也可以使用。

（二）夜惊

夜惊（sleep terror）指一种常见于儿童的睡眠障碍，是一种出现于夜间的极度恐惧和惊恐发作，伴有强烈的语言、运动形式和自主神经系统的高度兴奋，个体常常在睡眠前三分之一阶段出现。发生于 NREM 睡眠时段，每次持续 1～10 分钟，醒后患儿不能回忆。本病常在 4～12 岁儿童期起病，青春期后大部分自行缓解。成年人较少见。

**1. 主要临床表现与诊断要点**

（1）突出的症状是一次或多次如下发作：惊叫一声从睡眠中醒来，以强烈的焦虑、躯体运动及自主神经系统的亢进如心动过速、呼吸急促、瞳孔扩大及出汗等为特点。

（2）这种反复发作持续 1～10 分钟，通常在睡眠前三分之一阶段发生。

（3）对别人试图平息夜惊发作的活动缺乏反应。

（4）对发作即使有回忆也十分有限。

（5）没有躯体障碍如癫痫、脑肿瘤的证据。

**2. 鉴别诊断**　需要与器质性疾病和梦魇进行鉴别。

**3. 治疗**  治疗与睡行症相似。大多数患儿症状在青春期后消失，一般无需特殊治疗，成年患者或症状比较严重者需要进行干预。干预包括减少引起夜惊的相关心理因素；唤醒阻止法：即让父母在孩子发作前 30 分钟唤醒孩子；部分患者需要使用镇静和抗抑郁药物治疗。

### （三）梦魇

梦魇（nightmare）指在焦虑和恐惧所占据的梦境体验，患者可以被噩梦突然惊醒，伴有恐惧不安的情绪。对梦中的内容能够清楚地回忆，3~6 岁儿童高发，随着年龄增长，梦魇会逐渐减少。

**1. 主要临床表现与诊断要点**

（1）从夜间睡眠或午觉中醒来，能够清晰详尽地回忆强烈恐怖性的梦境，通常涉及到对生存、安全或自尊的威胁；惊醒可发生于睡眠的任一时刻，但典型的情况是发生在后半段。

（2）从恐怖的梦境惊醒时，个体很快恢复警觉和定向。

（3）梦境体验本身以及随后造成的睡眠紊乱，都会使个体十分苦恼。

**2. 鉴别诊断**  需要与器质性疾病和夜惊进行鉴别。

**3. 治疗**  一般不需特殊处理。对发作频繁者，应予以干预。要消除可能引起梦魇的原因并加强心理教育，使患者消除不必要的恐惧心理。药物治疗也是选择之一，如苯二氮䓬类药物等。

### （四）REM 睡眠期行为障碍

REM 睡眠期行为障碍（REM sleep behavior disorder，RBD）以 REM 睡眠期间出现异常行为为基本特征。发作时常伴随鲜活恐怖或暴力的梦境以及与梦境内容一致的异常行为（梦境演绎行为），可见伤人毁物行为，也可见唱歌、骂人、哭泣、奔跑等行为，发作后患者对上述行为通常无记忆。RBD 可继发于某些药物、躯体疾病以及神经系统变性疾病。

**1. 主要临床表现与诊断要点**

（1）REM 睡眠期间出现异常行为。

（2）发作时常伴随鲜活恐怖或暴力的梦境以及与梦境内容一致的异常行为。

（3）发作后患者对上述行为通常无记忆。

**2. 鉴别诊断**  需要与器质性疾病进行鉴别。

**3. 治疗**

（1）一般治疗  提供安全的睡眠环境避免可能发生的伤害，这是标准化非药物治疗手段。

（2）药物治疗  目前认为氯硝西泮是治疗 RBD 的有效药物，可使 90% 以上的患者症状缓解，建议使用方法为氯硝西泮 0.25~2.0mg 于睡前 15 分钟服用。另外，睡前服用褪黑素和佐匹克隆对于控制 RBD 症状也有效。

PPT

# 第三节  性功能障碍

本节谈论的性功能障碍是指一组与心理、社会因素关系密切的性功能障碍，又叫非器质性性功能障碍，这些性功能障碍症状一般是持续存在或反复存在的，因此使个体不能完成他们所期望的性关系，给个体带来明显痛苦。包括性欲减退或缺失（阳痿、阴冷）、性厌恶及性乐缺乏（快感缺乏）、生殖器反应丧失（男性勃起障碍）、早泄、阴道痉挛和性交疼痛等。性功能障碍是多种因素共同作用的结果。

## 一、常见的性功能障碍

**1. 性欲减退**  指成人持续存在性兴趣和性活动的降低，甚至丧失。表现为性欲望、性爱好及有关的性思考或性幻想缺乏。主要原因是心理因素，不是器质性疾病所致或精神疾病所致。

**2. 阳痿**  又称勃起功能障碍，是指成年男性在有性欲的前提下，难以出现或维持足够的阴茎勃起以达到满意的性交所需，包括勃起不充分和历时短暂，以至不能插入阴道完成性交过程。但在手淫时、睡梦中、早晨醒来等情况下可以勃起。

阳痿包括原发性阳痿，继发性阳痿和心因性（境遇性）阳痿，原发性阳痿是指从未在性交时勃起者，原发性阳痿往往与躯体先天解剖结构异常有关或神经系统原发性损害有关，治疗非常困难。继发性阳痿是指曾经有比较好的性功能，但后期出现的阳痿，往往与躯体疾病、药物等因素有关。心因性（境遇性）阳痿是指仅仅在某种特定情况下出现的勃起障碍，与心理社会因素有关。

**3. 阴冷**　指成年女性尽管有性欲，但难以产生适当的生殖器反应以保证满意的性交所需，导致性交时阴茎不能舒适地插入阴道。是一种非器质性功能障碍。

**4. 性乐高潮障碍**　指持续地发生性交时缺乏性乐高潮的体验。女性较常见，男性往往同时伴有不射精或射精显著迟缓。

**5. 早泄**　指持续地无法控制射精，以致性交双方不能享受性快感，严重者在阴茎未插入阴道或未勃起时就射精。

**6. 阴道痉挛**　性交时阴道周围肌肉痉挛，导致阴道口封闭，使阴茎插入困难或引起疼痛，常有回避行为。特征性表现是试图插入阴道所诱发的阴道外口三分之一肌肉非自主性痉挛。其发病原因源于对性生活的无知或恐惧而产生的紧张、担心、害怕的心理。

**7. 性交疼痛**　指性交引起男性或女性生殖器疼痛。这种情况不是由于局部病变引起，也不是阴道干燥或阴道痉挛引起。与心理因素密切、不是由于其他原发性性功能障碍（如阴道痉挛、阴道干燥等）引起。

## 二、治疗

性功能障碍的治疗目标是减少或消除症状，使患者恢复正常的性生活和社会功能。以心理治疗为主，必要时采取药物治疗。

包括认知治疗、家庭治疗、婚姻治疗、行为治疗、精神分析治疗等均可应用于性功能障碍的治疗。每种治疗各有其优点，可以根据患者的特点和患者的偏好来采取合适的治疗方法。

症状严重者可以加用药物治疗，常用的药物有增强性功能药物（如西地那非）、抗抑郁剂、抗焦虑药以及激素治疗等。

答案解析

**目标检测**

1. 心理相关生理障碍包括哪些疾病，它们的共同特点是什么？
2. 简述神经性厌食和神经性贪食的异同。
3. 简述常见睡眠障碍的特点。

（王绪轶）

书网融合……

本章小结　　　　题库

# 第十二章　应激相关障碍

## 第一节　概　述

PPT

　　应激相关障碍（stress - related disorder）与暴露于应激源或创伤事件直接相关，没有经历应激源的个体一定不会出现本章节相关应激障碍诊断，尽管这些应激源与起病不一定是直接的因果关系。这些应激源可以是常见的生活事件如离婚、生病、丧亲、经济损失，也可能是威胁性或恐怖性的创伤性事件如车祸、地震、战争、家庭暴力、儿童虐待。根据应激源所引起症状的性质、模式、病程及其功能损害大致分为四种：创伤后应激障碍（post traumatic stress disorder，PTSD）、复杂性创伤后应激障碍（complex post traumatic stress disorder，CPTSD）、延长哀伤障碍（prolonged grief disorder，PGD）和适应障碍（adjustment disorder，AD）。相较于其他精神障碍，应激相关障碍有其明显的临床特征，即不管个人是否有易感因素，必须伴有应激性事件才可能发病，症状往往与应激性事件密切相关，这是与其他障碍鉴别诊断的重要依据。

### 一、应激源

　　应激源指能使个体产生应激反应的刺激物。凡需要个体动员自身的心理生理资源或外部资源进行调节，重新加以适应环境改变和生活境遇变化的都可以认为是社会心理应激源。根据不同的环境因素大致可分为以下几种。

　　**1. 恋爱婚姻及家庭问题**　主要包括恋爱受挫、夫妻分居、外遇、离婚、配偶患病或死亡等；家庭经济收入减少、亲子关系紧张、家庭成员教养方式的重大分歧等。

　　**2. 职业（学业）问题**　主要包括职业或岗位的变动、升学或留学环境的改变、岗位（学业）负担重、长期人际关系紧张等。

　　**3. 社会环境因素**　从日常生活的困扰如交通拥挤、物价升高、就业压力大，到社会生活中的自然或人为灾难如新冠肺炎疫情、地震、洪水、战争冲突、恐怖主义等。

　　**4. 个人特殊境遇**　个体先天或后天的缺陷，被遗弃、被虐待、被强暴，遭遇校园暴力或霸凌，经营公司或事业破产，遭遇法律官司或经济纠纷等。

### 二、发病机制

　　遭遇应激源是否出现应激相关障碍以及表现形式和严重程度，除了应激源的性质、强度、持续时间和个体当时的身体状态外，另一个重要的因素就是个体对应激源的认知评价。面对同样的应激事件其导致的结果确是因人而异，只有当应激源的强度和主观体验超出了个体的耐受能力时，才成为致病因素。生物学发病机制包括以下几点。

**1. 神经调节**　个体在处于应激状态时，感受器将刺激传入 CNS，个体交感神经系统被激活，交感神经可直接作用于靶器官，神经元末梢分泌 NE，引起心率增快，血压升高，血糖升高，胃肠道功能紊乱等；另一方面，传出神经作用于肾上腺髓质使其分泌肾上腺素和 NE，广泛作用于各靶器官。

**2. 体液调节**　各感受器在感受到外界刺激时，将冲动传递到 CNS，刺激下丘脑 – 垂体 – 靶腺轴，调动机体内分泌系统参与应激反应。主要包括：下丘脑 – 垂体 – 肾上腺轴（HPA），下丘脑 – 垂体 – 甲状腺轴（HTP）和下丘脑 – 垂体 – 性腺轴（HPG）。

其中以 HPA 轴最为重要。当应激源作用于机体时，下丘脑释放促肾上腺激素释放激素，经垂体门脉系统作用于腺垂体使其分泌促肾上腺皮质激素，促进肾上腺皮质激素合成，尤其是糖皮质激素水平升高，释放入血，使血糖升高，脂肪分解，抑制炎症因子释放，提高了急性应激的应对能力。下丘脑释放的促激素释放激素能够促进垂体和靶器官分泌，而促激素和靶器官分泌的激素又能反过来抑制下丘脑，三条下丘脑 – 垂体 – 靶腺轴互为影响，互为作用，维持着机体内环境平衡。

**3. 中枢神经递质系统**　调节情绪和行为与中枢神经递质的功能有关。这些神经递质的相互作用如 NE 能和 DA 能神经元能够维持机体兴奋状态，而 5 – HT 则可以拮抗 NE 能神经元的兴奋作用，使机体变得安静。一般情况下，各神经递质功能趋于动态平衡，而应激状态时中枢神经递质发生变化，这种动态平衡被打破，继而出现相应症状。

**4. 免疫系统的调节作用**　应激反应对免疫系统的影响主要通过 HPA 轴实现。当机体受到外界刺激时，HPA 轴被激活，糖皮质激素释放增加。糖皮质激素能够抑制白细胞的浸润和吞噬功能，促进淋巴细胞的破坏和解体，抑制某些炎症因子的产生，因此糖皮质激素能够降低机体免疫反应。这种影响是双向的，急性应激起增强作用，而慢性应激则主要起抑制作用。

# 第二节　创伤后应激障碍

PPT

**⇒ 案例引导**

　　**临床案例**　患者，男，32 岁，北川某单位职工。"5. 12"地震那天下午，他提前去单位，临走时特意看了一眼正在熟睡的孩子。20 分钟后地震发生，当他迅速返回自己住所时发现自家房屋完全坍塌，2 天后，救援队挖出自己的孩子，发现孩子已经遇难。之后一月，张某表现得非常容易冲动，容易发脾气，经常埋怨，脑海中时常闪现出孩子从废墟中被挖出的一幕，痛苦不堪，常独自落泪，注意力无法集中。逐渐变得冷漠，不愿谈及与地震有关的事情，常做恶梦，经常被吓醒，宁愿睡帐篷也不愿住在楼房内，容易被突然的余震吓得全身无力、心慌、头晕。前来就医时距地震已有半年余，上诉症状仍无明显好转，对未来茫然，没有任何打算。

　　诊断及治疗经过：创伤后应激障碍。患者首次来门诊就医时情绪激动，显焦虑紧张，阵性害怕，接触差，难以有效沟通交流，给予帕罗西汀、丙戊酸镁对症控制焦虑冲动情绪，之后患者大约每周一次来门诊进行心理治疗，持续 3 个月左右，患者病情较初诊时明显好转，对未来的生活有了新的规划。半年后对其进行随访，患者已找到新的工作，能够正常工作生活。

　　**讨论**　本病的诊断要点有哪些？治疗原则是什么？

创伤后应激障碍（post traumatic stress disorder，PTSD）是一种暴露于一件或一系列威胁性或恐怖性事件后所引发的精神障碍。PTSD一般发生在创伤性事件后6个月以内，但也有延迟发生。

这些创伤性事件包括自然灾害如地震、海啸、泥石流等，人为灾难如车祸、暴力攻击、战争等。几乎所有经历这类事件的人都会感到巨大的痛苦，常引起个体极度恐惧、害怕和无助感。暴露创伤性事件的形式包括直接经历、目睹以及获悉亲密关系的家庭成员或朋友经历创伤性事件，包括非正常死亡。

## 一、患病率

其患病率因地、因时间和调查工具的不同而报道不一。国外的一项研究显示，社区中有8.1%～36.7%的人有暴露于创伤性事件的经历，PTSD终身患病率男性为5.0%，女性为10.4%，提示女性比男性更容易患PTSD。在汶川地震后6个月对62名伤残患者进行了心理健康状况调查，30.6%出现PTSD，24.2%的患者共患抑郁、焦虑和PTSD。同样是汶川地震，有研究发现在地震3年后，重灾区仍然有8.8%的人患PTSD。

## 二、临床表现

创伤后应激障碍可表现为在经历创伤性事件后出现典型的临床症状：创伤的闯入性再体验、持续刻意性回避、警觉性增高。常在创伤性事件发生后数天到6个月内发病，病程大于1个月，一般在1年内恢复正常，少数可持续数年，甚至终生不愈。

**1. 创伤性再体验**　与创伤有关的场景、感觉总是在思维、记忆中不由自主地涌现，挥之不去，可出现片段幻觉、分离等症状，称为闪回（flashback）。晚上容易做与事件发生有关的噩梦，经常吓醒、惊醒，令患者痛苦万分。创伤性再体验通常伴有强烈或压倒性的情绪反应如恐惧、害怕，或明显的躯体反应如出冷汗、发抖等。如参加过多次重大火灾现场救援的消防人员，在听到警报声或看到有浓烟冒起时，可能出现与周围环境不协调的焦虑、紧张、恐惧，脑中浮现出火灾现场的情景，火光四起，浓烟密布，到处都是被烧焦的尸体等，仿佛身临其境。创伤性再体验是PTSD最常见、最具特征性的临床症状。

**2. 刻意性回避**　回避对象包括有关创伤事件相关的思想、记忆等内在回避，主动选择性遗忘，和引起创伤事件联想的人、谈话、活动或情景等外在回避。有些个体为避免接触到创伤相关提示，可能会选择改变生活环境，如搬到别的城市或换工作。

**3. 警觉性增高**　个体持续感受到过高的现实威胁，如对突然的开门声、东西掉落的声音等表现出过分的惊吓反应。过度警觉的个体总是在防范危险，在特定的情况下通常会感到自己或自己周围的人正处于迫切的威胁中。他们可能会通过新的行为方式来保证自己的安全，如不会背对着门坐、反复看汽车的后视镜。广泛地烦躁不安，易激惹，入睡困难，注意力不集中等。

**4. 其他常见特征**　①躯体化不适，消极意念及行为，社交退缩，为缓解自己创伤相关情感体验而过度使用酒精或药物，遇到创伤相关的提示或记忆时表现出明显的焦虑症状，包括惊恐发作、强迫思维或强迫动作。②与创伤有关的认知和心境方面的负性改变，通常包括愤怒、羞愧、悲伤、屈辱或内疚自责（如幸存者负疚感）。感觉与他人疏远，情绪麻木，体会不到快乐或爱的感觉。

## 三、诊断与鉴别诊断

### （一）诊断要点

**1. PTSD诊断前提**　是必须有一个或一系列的创伤性事件暴露史。

**2. 与创伤性事件特别关联的三大症状群**　创伤性再体验、刻意性回避、高警觉症状，而创伤性再体验是 PTSD 临床表现最具特征性的症状。

**3. PTSD 发病与病程**  PTSD 症状通常发生在创伤事件后 6 个月内，也有少数延迟数年发生，如遭遇儿童期性虐待的个体，可以成年以后才开始出现症状。ICD－11 中规定 PTSD 诊断的特征性症状至少持续 2 周。而创伤性事件后立即出现症状，持续时间不长（通常＜2 周）的急性应激反应，可能是正常的、必要的，值得随访关注。

**4. PTSD 严重程度标准**  ICD－11 中明确指出这种障碍导致个体的人际、家庭、社会、教育、工作或其他重要方面的功能明显受损，只有通过很多额外的努力才可能使功能得以保持。

**（二）鉴别诊断**

注意鉴别或排除精神分裂症、双相障碍、抑郁障碍、其他应激相关障碍等。

## 四、治疗

目前尚无特别有效的治疗药物，药物治疗的主要目的是对症和缓解症状。更多采取心理治疗，包括为患者提供情绪上的支持，减少其内疚、自责想法，鼓励患者面对创伤经历，帮助其渡过情绪反应阶段，尽可能避免症状慢性或持续化。一般采取单独心理治疗或联合药物治疗。

**（一）心理治疗**

对于 PTSD 初期，主要采用危机干预的原则和技术，侧重提供支持，帮助患者提高心理应对技能，表达和宣泄相关的情感。及时治疗对良好的预后具有重要意义。认知行为治疗是 PTSD 最常用的心理治疗方法。

**1. 认知行为治疗**  CBT 包括 CPT（认知加工疗法，多用于 PTSD），其目的都在于重建患者的认知系统，使患者能够明白自己的失调性认知，从而缓解症状，恢复社会功能。其中最重要的技术是暴露疗法，相关研究证明暴露疗法能够有效改善 PTSD 的症状。暴露疗法要求患者直面其所回避的回忆和场景，当患者逐渐暴露于恐惧或引起焦虑的刺激时，他们就会慢慢地习惯这种刺激并对其产生适应。在经历创伤事件后，可能出现对幸存下来的内疚，对于没有阻止事件发生，没有保护到他人的自责、抑郁、焦虑和惭愧，认知行为疗法能够改变患者不合理的信念和认知，促进患者恢复正常社会功能，重新面对生活。

**2. 其他心理治疗**  除认知行为治疗，其他心理治疗方式同样能够改善 PTSD 症状，包括应激预防训练、眼动脱敏与再处理等。应激预防训练的治疗重点在于提高个体应对能力。将个体暴露于轻微的应激情景中，当个体能够自行处理应激事件时，对应激情境的认知能力有所提高，再可循序渐进增加应激程度，渐渐地就能承受强度越来越强的应激性情境。眼动脱敏与再处理（eye movement desensitization and reprocessing，EMDR）近年在国内外应用较多，其治疗 PTSD 的效果也得到了广泛的认可。EMDR 的基本原理是将患者的注意力集中在诱发痛苦情绪的事件上，同时要求患者注意力集中于某一外界刺激，如治疗者手指的运动，当同时关注内心想法和外界刺激时，患者会不自觉地将这二者关联起来，从而降低患者的警觉反应。目前 EMDR 的机制尚不清楚，有人认为是患者反复暴露于应激环境中产生了适应，也可能和治疗师的正性引导有关。

**（二）药物治疗**

抗抑郁药物是治疗各个时期 PTSD 最常见的选择，可以有效地缓解伴随的抑郁症状，主要为 SSRIs 类及 SNRIs 类。其他对症药物可包括抗精神病药、抗焦虑药物、心境稳定剂等。对于合并睡眠障碍者可予以曲唑酮对症治疗，苯二氮䓬类药物不宜长期使用，因为有过创伤经历的人，更容易物质滥用。

维持治疗大部分人在创伤经历 1 年后逐渐走向康复，故症状缓解后给予 1 年的维持治疗是必要的。

PPT

# 第三节　复杂性创伤后应激障碍

复杂性创伤后应激障碍（complex post traumatic stress disorder，CPTSD），是一种暴露于单个或一系列极端威胁或恐怖的事件后可能发生的障碍。是 ICD－11 中新增的障碍诊断单元。这些创伤性事件通常是长期的或反复的，要从这些创伤情境中逃脱是极其困难或不可能的，如虐待、奴役、种族灭绝活动、长期的家庭暴力、儿童的反复性虐待或躯体虐待。儿童期虐待可以发展为 PTSD 或 CPTSD，更多研究指出，如果是儿童期性虐待，更容易发展为 CPTSD，甚至有研究者直接指出，CPTSD 就是儿童期性虐待的成年幸存者。

## 一、临床表现

CPTSD 除了必须具备 PTSD 的三大核心症状，即创伤性再体验、持续性回避、高警觉症状以外，还必须包括如下三大突出特征。

**1. 显著、持续的情绪调节困难**　表现为情绪很脆弱，对外界刺激非常敏感，情绪反应来得快、反应很强烈、难以平复，由此情绪经常处于变化无常的明显波动中。而患者往往不能接纳这些情绪反应，采用一些破坏性的方式如自伤、酗酒甚至暴力毁物等方式来缓解自己的痛苦情绪。

**2. 对自己持续的信念歪曲**　感觉自己是弱小的、挫败的、无助的，伴有与儿童期创伤经历相关的深度、弥漫的害羞、罪过和失败感，严重影响患者的社会功能和生活质量。

**3. 在维持人际关系或亲密关系上维持的困难**　由于情绪波动，对他人难以有稳定的认知，一会儿非常认可、需要对方，稍微遇有不顺或其他刺激，就瞬间贬损对方，所以在人际关系维持上非常困难。也有一种特殊的形式，美化施暴者，而产生对施暴者的依恋关系。

## 二、诊断与鉴别诊断

### （一）诊断要点

经历创伤性事件，依然是 CPTSD 的诊断前提，并且特别强调创伤性事件的持续性、反复性，常常发生在儿童或生命早期，所以这些创伤性事件更像是 CPTSD 症状的危险因素。在症状学上，诊断 CPTSD，除了首先满足 PTSD 的所有诊断需求，同时存在以下特征：①情绪调节上的异常；②存在一些信念，认为自己是渺小的、失败的、无价值的，对创伤性事件有愧疚感、自责自罪或失败感；③难以与他人保持亲密的人际关系。这些症状导致个人、家庭、社交、学业、职业或其他重要领域功能的显著损害。

### （二）鉴别诊断

注意鉴别或排除边缘性人格障碍、精神分裂症、双相障碍、抑郁障碍等。

## 三、治疗

由于创伤事件的持续性、反复性，对创伤个体的身心影响是深度而弥漫性的，治疗也有相当的挑战性，以心理治疗为主，依然没有特殊的药物治疗，并且心理治疗往往是长程的。治疗需要经历三个阶段：①建立安全感、承认创伤事实；②重新整合创伤经历；③与社区建立链接或新的亲密关系。

认知行为治疗对 CPTSD 效果有限，暴露治疗效果不佳、治疗脱落率高，重点需要辨别和提高情绪调节能力，整合更多的治疗技术，包括情绪集中治疗及辩证行为疗法（dialectical behavior therapy，DBT）。

PPT

# 第四节 延长哀伤障碍

延长哀伤障碍（prolonged grief disorder，PGD）是一种至亲如配偶、父母、儿女或其他关系亲密的人去世 6 个月以后，个体出现持续而广泛的哀伤反应，表现为对去世的人极度想念，或与之有关的持续性先占观念，伴强烈的情感痛苦如悲伤、自责内疚、愤怒、难以接受其死亡、感到失去了自己的一部分、不能体验正性情绪、情感麻木，难以参与社交或其他活动。是 ICD－11 中新增的障碍诊断单元。

一般丧亲人群的延长哀伤障碍时点患病率为 3.7% ～12.8%，一些特殊人群如难民、参战老兵可高达 38%，最常见的共病是焦虑障碍（62.62%）、抑郁障碍（55.34%）。

## 一、临床表现

经历亲人和朋友去世后，哀伤是一种很常见的体验。50% ～85% 的人们会在事件发生后最初几周甚至几个月内体验到强烈的哀伤情绪，大部分人的痛苦情绪、想法和行为会随着时间的推移逐渐减轻或消失，10% ～20% 人的哀伤反应却迟迟无法缓解。PGD 主要的临床表现为挚爱的亲人去世以后，个体表现为持久且弥漫的哀伤，成天思念或回忆逝者，或持续性地关注逝者的有关信息。这些剧烈的情感痛苦，在最近 1 月可能更加突出，表现为悲伤、充满愤怒，感觉自己有罪过，否认死亡已经发生或难以接受死亡事实，经常埋怨、指责他人，感到自己的生命也跟随着逝者失去了不少，难以快乐起来或情绪麻木，对参加其他社交活动失去了兴趣。

## 二、诊断与鉴别诊断

### （一）诊断要点

1. PGD 诊断前提是与之密切关系的人死亡至少 6 个月以上。这个时间段是区分正常哀伤和 PGD 的分水岭，因为考虑到大部分人在亲人去世以后的 6 个月将逐渐走向康复。

2. 个体在亲人去世以后出现持续而弥漫的哀伤，经常性沉湎于逝者，关注逝者，似乎愿意和逝者保持情感上的连接是重要的临床特征。

3. 引起了严重的痛苦或社会功能的损害，并且哀伤的性质和严重程度超出了当地文化习俗和宗教信仰可以接受的范畴。

### （二）鉴别诊断

注意鉴别或排除正常的哀伤、抑郁障碍、创伤后应激障碍等。

## 三、治疗

2016 年，WHO 已将丧亲者的心理干预和治疗作为精神卫生的缺口服务项目。但并不是所有的哀伤都需要接受专业服务，一定强调严重的、持续的哀伤才是接受治疗的对象，并且建议在亲人死亡 6 个月以后启动治疗。治疗过程包括 4 个哀伤任务（阶段）：①接受丧亲、告别逝者；②处理痛苦与哀伤；③重新建立亲密关系，尝试没有逝者的生活；④社区连接和全面的恢复。所以社区支持和健康教育是治疗的重要内容。动机面询、人际治疗、认知行为治疗是重要的心理治疗方式，强调丧亲处理和努力过没有逝者的生活。

药物依然是对症和处理共病，没有特效药物。所有接受治疗者都需要评估自杀和焦虑抑郁。

PPT

# 第五节　适应障碍

适应障碍（adjustment disorder）是指在环境改变，或者一个或多个应激事件（如离婚、患病、残疾、家庭成员冲突）的刺激下出现的适应性不良反应，主要表现为情绪和行为变化，严重地损害个体人际、学业、职业等社会功能。通常在应激源后 1 个月内起病，应激源终止后 6 个月内消失（除非应激源长期存在）。

## 一、临床表现

适应障碍是个体对一个或多个应激源的非适应性反应，主要表现为过分关注应激源或其导致的后果，包括过度地担心，反复痛苦地思考应激源，或反思其带来的种种后果。成年人常表现为心境低落，担心害怕，人际关系敏感，感到前途渺茫等焦虑抑郁情绪，青少年可能表现为品行障碍，如打架、盗窃、逃学或人际回避、网络游戏、厌学等，而儿童可出现遗尿、吮拇指、言语行为幼稚等退化现象，老年人可伴有头痛、乏力、腹痛等躯体症状。对应激源的非适应性反应导致个体的人际、家庭、社会、教育、工作或其他重要方面的功能明显受损。如果功能保持，肯定是额外付出了显著的努力。

## 二、诊断与鉴别诊断

### （一）诊断要点

1. 有明显的应激源或生活事件为诱因，尤其是生活环境或社会地位的改变。

2. 主要临床表现为适应性不良反应，如烦恼、抑郁、焦虑、害怕等焦虑抑郁情绪；或同时伴有适应不良的行为障碍，如厌学、人际回避、生活无规律及生理功能障碍，如睡眠不好、食欲不振。

3. 上述应激源相关的症状不符合任何一种其他精神障碍诊断，也不是先前存在的某种精神障碍的加重。

4. 工作、学业、人际关系等社会功能明显受损。

5. 通常发生在应激源出现后 1 个月之内，应激因素消除后，症状持续一般不超过 6 个月。

### （二）鉴别诊断

需要与正常的应激反应、人格障碍、创伤后应激障碍和抑郁障碍鉴别。

## 三、治疗

以心理治疗为主，并根据病情可予适当的抗抑郁、抗焦虑药物对症治疗。

1. **心理治疗**　心理治疗的主要目的是减少或消除应激源，增强患者应对能力和建立支持系统。可采用心理咨询、心理治疗、危机干预、家庭治疗或团体治疗等方式，鼓励患者正视当前所存在的问题，将自身感受到的焦虑、恐惧、无助用言语表达出来，以减少应激带来的压力，使患者能够更好地适应应激。心理治疗的关键环节：①消除和减少应激源；②终止或改变适应性不良行为；③改变对应激源的消极态度和认知，提高应对或适应新环境新岗位的能力；④消除或缓解身心症状。

2. **药物治疗**　针对情绪明显异常者，适当予以抗抑郁药或抗焦虑药控制情绪，可增强心理治疗的效果。常用药物为 SSRIs 类抗抑郁药，剂量不宜过大，疗程不宜过长。

⊕ **知识链接**

**反应性依恋障碍和脱抑制性社会参与障碍**

ICD-11 应激相关障碍章节中，还增加专门适用于儿童诊断的障碍类别：反应性依恋障碍（reactive attachment disorder）和脱抑制性社会参与障碍（disinhibited social engagement disorder）。这两种障碍分别由 ICD-10 中通常起病于童年与少年期的行为与情绪障碍章节中的童年反应性依恋障碍和童年脱抑制性依恋障碍修订而来。均常由童年期缺乏关爱（如严重的忽视、打骂、虐待）所致。

童年反应性依恋障碍的核心特征是抑郁和退缩。童年期缺乏关爱所导致的童年早期异常的依恋行为，即使重新得到足够的抚养和照顾，儿童仍不会向主要照顾者寻求安慰、支持、营养，与成人相处很少有安全感，即使得到爱抚也没有相应的反应。

童年脱抑制性社会参与障碍的核心特征是明显的脱抑制和外化行为。童年期缺乏关爱所导致的异常社交行为。儿童在与陌生成年人接触时缺少戒心，会和陌生成年人离开，并对陌生人表现出非常熟悉的行为。

均仅适用于儿童，症状常于 5 岁前产生。但 1 岁前或者发育年龄 <9 个月时不能诊断该障碍，因此时儿童的选择性依恋能力还未发育成熟；排除孤独症谱系障碍。

## 目标检测

答案解析

1. 简述延长哀伤障碍与创伤后应激障碍的异同。
2. 简述创伤后应激障碍的治疗原则。
3. 简述应激反应的常见中介机制。

（黄国平）

书网融合……

本章小结

题库

# 第十三章 人格障碍与性心理障碍

📖 学习目标

**1. 掌握** 人格障碍与性心理障碍的常见类型及其临床表现、诊断和治疗。

**2. 熟悉** 人格障碍的特质类型。

**3. 了解** 人格障碍及性心理障碍的病因和发病机制。

**4.** 学会人格障碍与性心理障碍的分类原则；具备人格障碍与性心理障碍的诊断能力。

## 第一节　人格障碍

PPT

→ 案例引导

　　**临床案例**　患者赵某，男，27岁，初中文化，未婚。2018年，在一次聚会中与邻桌客人发生口角，随后发生肢体冲突，造成对方贾某多处软组织损伤，肋骨骨折，颅内出血。朋友在拉架的过程中亦被赵某打伤。2009年曾因聚众打架进看守所。鉴定材料反映，被鉴定人自幼家境优越，幼时随祖母生活，溺爱有加，性格固执，从小爱做恶作剧，上学后经常欺侮小朋友，辱骂老师。初三时因多次逃课被学校劝退。在家不服从父母管教，甚至与父母打架。结交社会闲散人员，吃吃喝喝，被祖母劝导时曾将祖母打伤。鉴定时检查：情绪欠稳定，谈及打架伤人事件时表现淡漠，谈及与家人关系时言语低俗，辱骂家人。根据ICD－11，被鉴定人精神状态符合"人格障碍"的诊断标准。

　　**讨论**　1. 该病例具有哪种人格特质？

　　　　　2. 如诊断人格障碍，该病例属于哪类严重程度？

## 一、概述

　　人格或称个性（personality），或称性格（character），是一个人区别于另一个人的独特的心理特性，是一个人固定的行为模式及在日常活动中待人处事的习惯方式。人格障碍（personality disorder）是指人格特征明显偏离正常，并且具有稳定和适应不良的性质。

　　由于人格偏离正常，社会适应不良，患者深感痛苦或令人遭受痛苦。人格障碍通常开始于童年、青少年期，持续发展到成年乃至终生；部分患者成年后有所缓和，人格障碍特征渐趋钝化、不太鲜明。

　　脾气，是指情绪活动。情绪动力学方面的表现，叫气质，如脾气的大小、持续的时间长短等；它是性格形成的基础，相对稳定，因为它是基于高级神经活动类型的生理基础。而个性在一定程度上随着生活环境的变化与年龄的增加而有所改变。

　　精神病学中的人格障碍症状包括以下四种。

　　**1. 特殊性格**　指具有好发某种精神障碍的易感素质，不仅见于后来发病的患者中，亦见于患者的近亲；他们可以具有此种性格而终身并不发病，如类分裂性格、躁郁性格或偏执性格等。

**2. 人格改变** 指一个人在严重或持久的应激、精神疾病或脑部损伤等疾病后出现与此前不同的人格表现。

**3. 精神障碍的表现** 如人格解体、人格转换、双重人格等。

**4. 疾病的主要症状** 如病态人格就是一种以人格障碍为唯一表现的疾病。

## 二、病因与发病机制

迄今尚未完全阐明，一般认为是在大脑先天性缺陷的基础上，遭受环境因素的影响而形成的。

### （一）生物学因素

**1. 遗传因素** 与人格障碍密切相关。双生子研究显示，单卵双生子人格障碍的同病率（67%）高于双卵双生子的同病率（31%）。寄养子研究发现，有遗传背景的寄养子成年后比正常对照组仍有较高的人格障碍发生率。具有攻击和冲动特点的人格障碍，已证实与遗传相关。双生子和收养子研究发现，攻击的遗传可能性在成人中44%～72%；罪犯中染色体畸形呈XYY核型者的比例超过普通人群；儿茶酚胺、单胺氧化酶A和神经肽活性的有关基因的多态性及等位基因变异与冲动攻击行为相关。

**2. 神经生化因素** 边缘系统的GABA能、谷氨酸能、胆碱能环路的过度反应可能导致对环境情绪刺激反应和敏感性增加，5-HT释放减少可能与人格障碍的冲动攻击性相关。额前区皮质的DA能和去甲肾上腺能活性降低，可能与人格障碍患者的认知缺陷有关。

**3. 病理生理因素** 人格障碍者的双亲中脑电图异常率较高，近似儿童脑电图。故有学者认为人格障碍是大脑发育成熟延迟的表现。大脑皮质成熟延迟在一定程度上说明其冲动控制和社会意识成熟延迟。出生或婴幼儿时感染、中毒等可能是大脑发育不成熟的原因。中年以后人格障碍有所改善，可能是大脑皮质成熟程度增加的结果。

### （二）心理社会环境因素

童年经历明显影响人格的形成，期间的重大精神刺激或生活挫折不利于幼儿人格的发育，如父母离异、父爱或母爱剥夺，儿童难于建立人际间良好的关系，可能会形成反社会型人格。教养方式不当也是人格障碍形成的重要因素。父母教育态度的不一致，对孩子粗暴、放纵溺爱、过分苛求等，父母酗酒、吸毒的不良"示范"作用，对人格发育均有不利影响。

## 三、严重程度及特质类型

ICD-10曾将人格障碍明确分为8种特殊类型的人格障碍，包括偏执型人格障碍、分裂样人格障碍、社交紊乱型人格障碍、情绪不稳型人格障碍、表演型人格障碍、强迫型人格障碍、焦虑（回避）型人格障碍、依赖型人格障碍以及其他特异型人格障碍、未特定人格障碍。而ICD-11则认为人格障碍的严重程度取决于个人在人际关系中的问题程度或履行预期社会和职业角色的能力和意愿。因此ICD-11的诊断标准变化较大。根据严重程度，分为轻、中、重度。

ICD-11中对轻度人格障碍的定义如下：符合人格障碍的所有一般诊断要求。该障碍影响了人格功能的某些领域，但是在某些情况下可能不明显。在多种人际关系和（或）履行预期职业和社会角色方面可能存在问题，但可以维持某些关系并履行某些职责。人格障碍具体表现通常是较轻微的。轻度人格障碍通常不会对自身或他人有实质性伤害。

ICD-11中对中度人格障碍的定义如下：符合人格障碍的所有一般诊断要求。该障碍影响了人格功能的多个领域，但某些人格功能领域则影响较小。在大多数人际关系中都存在问题，在履行在大多数预期的社会和职业角色时也受到一定影响。人格障碍的具体表现通常为中等程度，中度人格障碍有时会伤害自己或他人。

ICD – 11 中对重度人格障碍的定义如下：符合人格障碍的所有一般诊断要求。人际功能障碍对几乎所有关系都有严重影响，会导致履行预期社会、职业角色的能力和意愿丧失或受损。人格障碍的具体表现是严重的，影响到人格功能的大多数领域。严重人格障碍通常会伤害到自己或他人。

ICD – 11 将人格障碍分为 5 种人格特质，即负性情绪型、分离型、社交紊乱型、脱抑制型、强迫型。提示对人格障碍的诊断需要配合这五个维度进行判断。同时，ICD – 11 将边缘模型单独进行了阐释。这比以往变化较大。根据 ICD – 11 分类，常见人格障碍的主要临床表现如下。

### （一）负性情绪型

负性情感特质领域的核心特征是具有大量负性情感的经历。负性情感的常见表现包括以下几项。

（1）具有大量负性情感的经历，其频率和强度远远超于所处形势；

（2）情绪不稳定、情绪调节不良；

（3）态度消极；

（4）自尊心和自信心不强；

（5）无信任感。

### （二）分离型

分离特质领域的核心特征是有保持人际距离（社会分离）和情感距离（情感分离）的倾向。分离的常见表现（所有这些表现并非在某个特点时间同时出现在某个人身上）包括以下几项。

（1）社会脱离（避开社会、没有朋友和避免亲密）；

（2）情感脱离（寡言、冷漠、情感表达和情感体验少）。

### （三）社交紊乱型

又称反社会型，反社会性特质域的核心特征是无视他人权利和感受，包括：以自我为中心和缺乏同理心。反社会性的常见表现（所有这些表现并非在某个特点时间同时出现在某个人身上）包括以下几项。

（1）以自我为中心（例如，权利意识、期望得到他人敬仰、积极或消极地寻求关注行为、只关注自己的需求、欲望和舒适感而无视他人）。

（2）缺乏同理心，即对自己的行为（如欺骗、操控、剥削、刻薄）是否对他人造成伤害漠不关心、对他人的痛苦麻木不仁，为达目的冷酷无情。

### （四）脱抑制型

脱抑制特质领域的核心特征是有在外界或内在直接刺激（如，感觉、情绪、思想）下而轻率行事的倾向，行事时不考虑可能会出现的负面结果。脱抑制型的常见表现（所有这些表现并非在某个特点时间同时出现在某个人身上）包括：冲动、分心、不负责任、鲁莽和缺乏计划。

### （五）强迫型

强迫型特质领域的核心特征是狭隘在局限于自身的、刻板的完美标准和是非标准，强迫自己和他人的行为和形势以求符合这些标准。强迫性的常见表现（所有这些表现并非在某个特点时间同时出现在某个人身上）包括以下几项。

（1）完美主义，例如，对社会规则、义务和是非规范的关注，一板一眼，刻板、条理化、日常惯例，过度规划、对条理、顺序和整洁尤其注意。

（2）情感和行为约束，例如，对情绪表达的严格控制、固执和僵化、回避风险、执拗和审慎。

### （六）边缘模式

边缘模式描述词适用于人格障碍模式为人际关系、自我形象和情感普遍不稳定、特别冲动的个人，比如以下几种。

（1）发疯般地努力避开现实或想象中遗弃感。

（2）人际关系不稳定、紧张；身份认同障碍，表现为自身形象和自我意识的明显、持续不稳定。

（3）在高度负面情绪状态下有鲁莽行事的倾向，从而导致有可能产生自我伤害行为。

（4）反复发作自我伤害。

（5）情绪反应明显导致情绪不稳定。

（6）长期空虚感。

（7）与当时情势不符的强烈愤怒或难以控制愤怒。

（8）极大情感促进下出现的短暂分离症状或精神病样特征。

⊕ **知识链接**

### ICD-11 人格障碍内容与其他分类系统的比较

ICD-11 与 DSM-5 都是从一个连续谱的角度来看待人格障碍，但是 ICD-11 对于人格障碍的诊断有更大的改变，将人格障碍划分为轻度、中度以及重度。ICD-11 认为人格障碍的严重程度取决于个体在人际关系中的问题程度或履行预期社会和职业角色的能力和意愿。通过严重程度进行分类有助于选择合适的治疗方案并提示预后，避免不同类型人格障碍之间的共病。然后提出人格障碍的不同特质。临床上经常会发现一名患者身上存在多种人格障碍的特质，而对于一些尚不符合人格障碍的患者来讲，他们可能已经存在某个人格特质的情况。基于此类现状，人格障碍诊断标准的革新，有助于临床工作者对人格障碍更灵活的应用及判断。

## 四、诊断

既往对人格障碍的理解，倾向于对个人的人格状态进行是否符合诊断、是否存在障碍的判断，并进行障碍的分型。但是事实上，人格状态其实是一个连续谱，临床上经常会发现一个患者身上存在多种人格障碍的共病。

根据 ICD-11 的阐述，人格障碍分为轻、中、重度。并提出人格障碍可用特质这一定义来描述个人最突出且导致了人格障碍的人格特征。没有人格障碍或人格问题的人，其特质与正常的人格特征是连续的，特质不是诊断类别，而是代表了一组与基本人格结构相对应的维度。可根据需要采取多个特质来描述人格功能。个人的人格障碍越严重，突出的特质个数往往就越多。

## 五、治疗与预后

人格障碍的治疗较困难。相关治疗对行为的矫正可有一定效果。

**1. 药物治疗**　药物治疗可以改善症状。对偏执型、分裂样和分裂型人格障碍，选用第二代抗精神病药；对反社会型、边缘型、表演型和自恋型人格障碍，给予 SSRIs 或其他抗抑郁剂，可以考虑联用情感稳定剂或第二代抗精神病药；对回避型、依赖型和强迫型人格障碍，选用 SSRIs 或其他抗抑郁剂，可短期使用苯二氮䓬类。

**2. 心理治疗**　人格障碍者一般不会主动求医，常常是在适应困难而感到痛苦或出现情绪睡眠方面的症状时才就诊。医生与患者通过深入接触，与他们建立良好的关系，帮助认识个性缺陷，矫正不良习惯，帮助患者建立良好的行为模式。具体治疗详见相关章节。

具有反社会型人格特质的人格障碍因其危害社会的行为，需收容于工读学校、劳动教养机构对其行为矫正。总之，人格障碍治疗效果有限，预后欠佳。

PPT

# 第二节　性心理障碍

性心理障碍（psychosexual disorder），ICD – 11 称性欲倒错障碍（paraphilic disorders），其特征是持续强烈的非正常性唤起模式，泛指两性性行为明显偏离正常，主要以此作为性满足方式为主要特征的一组精神障碍。其正常的异性恋受到影响，性心理之外的精神活动却无明显异常。ICD – 10 将性心理障碍分为三种类型：性身份障碍（如易性症）、性偏好障碍（如恋物症、异装症、露阴症、窥阴症、摩擦症、性施虐与性受虐症）和性指向障碍（如同性恋）等。ICD – 11 中性心理障碍主要类型为露阴障碍、窥阴障碍、恋童障碍、摩擦障碍。

性心理障碍患者常具有下述性格特征：具有女性气质或异性气质、内向、孤僻、不喜交往、怕羞、安静、少动、温和等。性心理障碍与人格障碍不同，患者社会适应良好，没有反社会行为。

性心理障碍患者虽然违反社会习俗，但是不属于道德败坏、流氓成性或性欲亢进。实际上，大多数患者性欲低下，甚至性生活不正常，婚姻关系往往不和谐甚至破裂。他们的伦理观念正常，对满足性欲的异常方式有充分的辨认能力。事后愧疚，但难以自控。

性心理障碍不等同于性犯罪。性犯罪属司法概念，其中包含有性心理障碍的违法行为，但范围更广，诸如侮辱妇女、强奸、卖淫等。相当数量的男性患者自尊心受损时易产生偏见，对妇女产生强烈的仇恨和报复心理。性行为障碍者的冲动干扰社会秩序时，应予追究责任。

## 一、病因与发病机制

性心理障碍形成原因尚无定论，可能与下列因素有关。

**1. 生物学因素**　研究发现少数同性恋内分泌异常或性染色体畸变，但是大多数性心理障碍目前尚未发现特异性的生物学改变。

**2. 心理因素**　心理因素可能是性心理障碍形成的主要因素。心理动力学理论认为，性变态的性心理发展过程遇到挫折，退行到儿童早期幼稚的性心理发育阶段，表现为一种幼稚、不成熟的儿童性取乐行为。行为学理论认为，一些无关刺激通过某种偶然的机会与性兴奋结合，由于性快感的强烈体验，使其主动回忆当时情景时仍会出现性快感，进而强化形成条件化联系，产生并固化异常性行为。

**3. 社会环境因素**　性心理障碍与家庭的性教育失当和社会不良影响有关。父母因自身的喜好和期待，将男孩打扮成女孩或将女孩打扮成男孩；自幼生长于异性的环境中容易导致儿童心理朝异性方向发展。性心理障碍与文化背景也有一定的关系。如社会文化影响，使少女儿童最初的性欲过分压抑，使性欲改变发泄方向，可能与异常性行为方式出现有关。

## 二、临床表现

**1. 露阴障碍**　露阴障碍的特征是持续、集中以及强烈的性唤起模式，表现为持续的性想法、性幻想、性冲动或性行为，如：在无亲密接触意愿的前提下在公共场所将自己的生殖器暴露给陌生人。另外，露阴者必须对这些想法、幻想或冲动采取行动，或者对这些想法、幻想或冲动感到极度痛苦时才能确诊为露阴障碍。露阴障碍明确排除了经当事人同意而发生的两相情愿的露阴行为以及社会所认可的露阴行为。

**2. 窥阴障碍**　窥阴障碍的特征是持续、集中以及强烈的性唤起模式，表现为持续的性想法、性幻想、性冲动或性行为，如：在他人毫无戒备地脱衣服或性交时偷窥其裸体。此外，偷窥者必须对这些想法、幻想或冲动采取行动，或因这些想法、幻想或冲动而感到极度痛苦时才可诊断为窥阴障碍。窥阴障碍明确排除在被偷窥者同意后发生的两相情愿的偷窥行为。

**3. 恋童障碍**　恋童障碍的特征是持续、集中以及强烈的性唤起模式，表现为持续的性想法、性幻想、性冲动或性行为，涉及青春期前的儿童。此外，患者必须对这些想法、幻想或冲动采取行动，或者对这些想法、幻想或冲动感到极大痛苦时才能诊断为恋童障碍。该诊断不适用于青春期前后与年龄相仿同龄人发生性行为的儿童。

**4. 摩擦障碍**　摩擦障碍的特征是持续、集中以及强烈的性唤起模式，表现为持续的性想法、性幻想、性冲动或性行为，如：在拥挤的公共场所通过触碰或摩擦未征得同意的人从而激起个人反应。此外，患者必须对这些想法、幻想或冲动采取行动，或者对这些想法、幻想或冲动感到极度痛苦时才能诊断为摩擦障碍。摩擦障碍明确排除了经当事人同意而发生的双方自愿的触摸或摩擦。

## 三、诊断

性心理障碍的诊断主要依据详细的病史、生活史和临床表现，并且要做相关检查排除躯体器质性病变。

性心理障碍的共同特征如下。

1. 性行为不同于正常人，难以纠正。

2. 对行为具有辨认能力，难以自控。

3. 平时社会适应良好，无突出的人格偏离和智能障碍。

## 四、治疗

性心理障碍治疗困难，患者与家人深感痛苦，对症治疗可有一定效果。

**1. 正面教育**　明确指出行为的不良后果，影响就业、升学等，教育患者通过意志克服。

**2. 心理治疗**　效果有限。治疗愿望强烈并且深感不安或痛苦者疗效较好，发生较早、病程长、年龄 40 岁以上者疗效差。可采取认知治疗进行自我心理纠正，详见相关章节。

答案解析

**目标检测**

1. 人格障碍与人格改变有何不同？

2. 人格障碍的治疗措施有哪些？其预后如何？

3. 简要叙述性心理障碍的可能病因。

（刘炳伦　王盟）

书网融合……

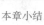

本章小结　　　　　题库

# 第十四章　神经发育障碍

📖 学习目标

1. **掌握**　智力发育障碍、孤独症谱系障碍、注意缺陷多动障碍、抽动障碍的诊断要点。
2. **熟悉**　智力发育障碍、孤独症谱系障碍、注意缺陷多动障碍、抽动障碍的治疗方法。
3. **了解**　智力发育障碍、孤独症谱系障碍、注意缺陷多动障碍、抽动障碍的发病机制。
4. 学会智力发育障碍、孤独症谱系障碍、注意缺陷多动障碍、抽动障碍的诊断要点与治疗原则；具备识别神经发育障碍各类型的能力。

## 第一节　智力发育障碍

PPT

智力发育障碍，又叫精神发育迟滞，ICD‑11 和 DSM‑5 中修改为智力发育障碍，定义为发生在发育阶段（18 岁）以前，以智力和社会适应能力发育迟缓，未能达到相应年龄水平为主要临床表现的一组精神障碍。智力发育障碍患者智商 <70 分或低于同年龄段人群均值的两个标准差。社会适应能力低下是指患者在认知、语言、情感、意志和社会化等方面能力显著低于同龄人。

### 一、流行病学

智力发言障碍在国内外的患病率为 1%~3%，其中 85% 为轻度患者，不同地区的患病率出现差异可能与所使用的诊断标准、调查方法及研究人群不同有关。世界卫生组织报道，轻度智力发育障碍的患病率为 3%，中重度 3‰~4‰，男性智力发育障碍多于女性，男女比例为 1.5∶1。

### 二、病因与发病机制

智力发育障碍的病因多而复杂，从围产期到 18 岁以前各种影响神经系统发育因素都可以导致智力发育障碍，部分可查及明确病因，多数无法确定病因。具体与下列因素相关。

**1. 遗传因素**

（1）染色体异常　常染色体和性染色体的单体型、三倍体和多倍体等染色体异常均会导致智力异常；染色体的倒位、缺失、易位、重复以及环形染色体和等臂染色体等也可导致智力发育障碍。如唐氏综合征、先天性卵巢发育不全、先天性睾丸发育不全、男性 X 染色体数目增多、脆性 X 染色体综合征等都是导致智力障碍的染色体异常疾病。

（2）基因异常　一些遗传代谢性疾病的 DNA 分子结构异常，导致遗传代谢性所需酶的活性不足或缺乏，可出现智力发育异常。其中苯丙酮尿症、半乳糖血症、戈谢病、家族性黑蒙性痴呆、脂质沉积症、黏多糖病、脑白质营养不良等常见。少数如结节性硬化、神经纤维瘤、Sturge‑Weber 综合征、萎缩性肌强直症、先天性甲状腺功能低下、着色性干皮病等疾病则是多基因改变出现智力发育障碍。

**2. 先天性颅脑畸形**　如特发性小头畸形、先天性脑积水、神经管闭合不全等疾病均可导致智力发育障碍。

**3. 出生前的有害因素** 高龄产妇、营养不良、抽烟饮酒；母孕期病毒、细菌、螺旋体、寄生虫等感染；使用 CNS、内分泌和代谢系统、化疗类及水杨酸类药物，所处环境中含有铅、汞等有害物质，过度暴露在放射线和电磁波辐射下；妊娠期疾病和并发症如糖尿病、严重贫血、肾脏病、甲状腺疾病、先兆流产、妊娠高血压、先兆子痫、多胎妊娠、前置胎盘、胎盘早期剥离、胎儿宫内窘迫、脐带绕颈、产程过长、产伤、早产等都是导致智力发育障碍的危险因素。

**4. 出生后不良因素** 新生儿疾病、儿童期疾病、环境因素、脑外伤等都是导致智力发育异常的原因。

## 三、临床表现

根据智力低下程度和日常社会适应能力缺陷程度将智力发育障碍分为以下四个等级。不同等级的智力发育障碍患者智力发育和日常适应能力受损程度不同。

**1. 轻度** 智商为 50~69 分，在智力发育障碍患者中占 85%，一般成年后智力水平相当于 9~12 岁正常小孩水平。患者在幼儿时期就表现为发育迟缓，语言发育迟缓，词语不丰富，理解能力及分析能力差，抽象思维能力不发达，后期能够完全独立生活，自行穿衣、吃饭、洗漱、大小便控制及简单家务等日常活动都可以完成。就读小学时学习困难，学习成绩常常不及格或者留级，勉强能够完成小学学业。虽然日常生活用语流畅，但是理解能力及语言使用能力比正常人群差。另外患者虽然在学业上有困难，但是也可通过职业训练在成年后能从事简单的非技术性工作，获得简单的生存技能和生活能力，大多可以独立生活。

**2. 中度** 智商为 35~49 分，成年后智商水平相当于 6~9 岁正常小孩水平，在智力发育障碍患者中占 10%。患者从幼年期智力及运动发育就明显不如同龄正常孩子，发育迟缓，言语发育差，表现为发音含糊不清，虽然能够掌握基本的日常生活用语，但是词汇贫乏，不能完全表达含义，计算能力为个位数的加减法，不能适应普通小学就读，一般在特殊教育学校学习。经过规范的特殊教育与训练可学会自理简单生活，能够完成简单的体力劳动，但是质量差、效率低，只能半独立生活，需要他人协助。

**3. 重度** 智商为 20~34 分，成年后智力水平相当于 3~6 岁正常儿童水平，占智力发育障碍患者中的 3%~4%。患者出生时就表现为明显的发育迟缓，经过训练后会掌握简单的语句，但不能进行有效的语言交流，不会计数，不能在普通学校就读，患者动作笨拙，不灵活，在长期反复教育训练后能够自己进食或进行一些简单的生活，但日常生活需要他人照顾，不能独立生活。而且这类患者在出生时常常伴随显著的运动功能损害，身体畸形，伴发有癫痫等神经系统疾病，不具有社会行为能力，情绪控制差，反复训练后能够获得简单的生活能力。

**4. 极重度** 智商小于 20 分，成年后智力水平相当于 3 岁左右正常小孩水平，在智力发育障碍中占 1%~2%。完全没有语言能力，对危险不会判断或躲避，不认识亲人，无防御和自卫能力，只有原始的情绪反应，只能通过哭闹来表达，生活不能自理，大小便失禁，完全依靠他人帮助生活，常伴有严重的神经系统疾病或者畸形，一般难以活到成年。

## 四、诊断与鉴别诊断

**1. 诊断** 18 岁以前有智力低下及社会适应困难的临床表现，智力测验的结果智商低于 70，可诊断为智力发育障碍，再根据其临床表现来确定严重程度。智力发育障碍（ICD-11）另一诊断名称为"精神发育迟滞"（ICD-10）。

智力并不是一种单一的属性，而是对许多不同的、或多或少特异技能的整体评定。智力水平的评定应基于所有可利用的资料，包括临床发现、适应性行为（参照个体的文化背景进行判断）及心理测验的结果。所测得的 IQ 值，只提供了一个参考，应考虑跨文化效度的问题，而不应僵化地应用。

该种障碍的诊断需要全面采集病史、精神检查和躯体检查、仔细了解患者的生长发育史，选择适合患者发育水平的量表评估患者发育情况，根据磁共振、遗传免疫及基因筛查、视频脑电图、内分泌代谢等检查对智力发育障碍的病因确定具有重要意义，同时为今后的优生优育提供信息及指导意义。生长发育类量表包括：韦氏智力测验及社会适应量表、贝利婴幼儿发育量表、盖泽尔发育诊断量表等。

**2. 鉴别诊断**

（1）精神分裂症　精神分裂症儿童在发病前智力正常，有起病及症状持续和演变过程，有确切的精神病性症状表现，这些是和智力发育障碍的鉴别要点。

（2）孤独症谱系障碍　虽然孤独症患者中有近一半以上的患者伴有智力发育障碍，但是孤独症具有特征性临床表现：如言语及交流能力和社交能力明显落后于单纯的智力发育障碍患者，并具有刻板行为及狭窄的兴趣爱好等临床表现。智力发育障碍患者的言语及社交水平与其智力水平相当，其社会化程度较好。

（3）注意缺陷多动障碍　智力发育障碍患者部分伴有注意缺陷和多动症状，在轻度智力发育障碍患者的诊断中也可能会出现误诊，但通过智力测验及社会适应性量表评估发现，注意缺陷多动儿童智力大都在正常水平上，而且通过系统药物治疗及训练后大多数注意缺陷多动障碍患者的成绩能够得到明显提高，达到与其智力相当水平。而智力发育障碍患者在注意力及多动症状改善后仍无法有学业的改善，理解能力及社会适应性仍低于正常水平。

## 五、治疗与预后

智力发育障碍的治疗原则以教育和康复训练为主，辅以心理治疗，少数出现精神症状及情绪症状的患者则需要药物对症治疗；检查后能够明确病因的智力发育障碍也可以选择对应药物治疗。

**1. 治疗**

（1）康复训练及教育　主要由学校、家长及康复训练师相互配合进行，特殊教育学校的目的在于使患者能够掌握与其智力发育水平相当的文化知识、日常生活技能和社会适应能力。在康复训练中训练师需要因材施教，提高智力发育障碍患者的生活质量及社会适应能力。

（2）心理治疗　在患者出现异常情绪及行为时可以选择适合的心理治疗方式，最为有效的方式为行为治疗。通过行为治疗能够帮助患者建立和巩固正常行为模式及减少患者的攻击行为及自伤行为，帮助患者更好地参与学校培训及康复训练。同时增加家庭协助，帮助其父母减轻心理压力及了解疾病，减轻焦虑，更好地配合专业人员进行康复训练。

（3）药物治疗　①病因治疗：针对病因明确患者治疗措施。比如苯丙酮尿症患者予以相应的饮食治疗，对于先天性甲状腺功能低下患者予以甲状腺激素替代治疗，对于先天性脑积水或颅脑畸形患者可选择外科手术治疗。对于一些单基因遗传疾病可选择基因治疗。②对症治疗：如智力发育障碍患者同患有其他精神疾病时，可以选择适合的精神药物治疗。如有自伤或精神症状患者可选择抗精神病药物治疗，有情绪障碍患者可选择抗抑郁药物、心境稳定剂、抗焦虑药物等治疗，伴有多动症状的可选择哌甲酯等药物改善多动症状等。一般都是小剂量开始使用逐渐加量到有效剂量，对症治疗的目的是以此来改善患者症状，增加训练适应性，减轻康复训练的难度。

**2. 预防**

（1）做好婚前、妊娠期、产前检查及儿童期保健。

（2）孕妇应加强营养，避免有害因素及放射性伤害；婴幼儿预防 CNS 损伤和感染，注意早期教育。

（3）家族成员中有智力发育障碍者应进行遗传咨询和产前诊断，防止缺陷胎儿出生。

（4）禁止近亲结婚，避免高龄妊娠。

（5）早发现、早诊断、早干预，促进康复和减轻损害。

**3. 预后**  智力发育障碍是无法逆转的，因此应该做好疾病的预防工作，做好婚前检查、遗传疾病监测，做好围产期保健，避免围产期感染，防止并及早发现神经系统发育异常情况。这些都是预防出现智力发育障碍的重要手段，能够有效地预防智力障碍的发生及避免进一步加重。

# 第二节　孤独症谱系障碍

PPT

⇨ **案例引导**

　　**临床案例**　患儿，男，4 岁，从小不和人亲近，行为孤僻，不会主动和父母寻求抱抱。患儿在父母离开时无明显反应，父母抱起他时也不会看父母，不会和其他小朋友玩，也不会接受其他孩子邀请参与到游戏中去。3 岁后，患儿在家人的反复教导下才会开口说话，多为模仿家人教导的发音，多为叠音。不会主动说出自己的需求，只会带大人到想要的东西面前。平时最喜欢看天气预报，一旦被转台，患者就会歇斯底里哭喊不停，转回他喜欢的天气预报播放后才能安静。特别喜欢小汽车的轮胎，每次看到小汽车就挪不开步子，要去玩，患者玩耍小汽车的方式是把汽车轮子不停在手上或地上摩擦，不会拿着小汽车模仿开车的滴滴声音。无重大疾病史、精神及神经疾病家族史。

　　**讨论**　患者诊断是什么？诊断依据是什么？需要和哪些疾病鉴别？

孤独症最先由美国医生 Kanner 发现，并命名诊断为"早发性婴儿孤独症"（early infantile autism），其表现为：极端孤僻、不与其他人发生人际交往关系、语言发育迟缓、没有语言交流能力、活动单调重复。ICD－11 和 DSM－5 诊断分类为孤独症谱系障碍（autism spectrum disorder，ASD）。

## 一、流行病学

孤独症谱系障碍起病时间多在 3 岁以内，国外研究发现该疾病患病率为（4.7～12.7）/万，国内研究本病的患病率为（2.8～17.89）/万，男性高于女性，男女比例为 4.3∶1。女性少见，但女性孤独症患者往往症状较重。

## 二、病因与发病机制

孤独症谱系障碍是一个发病机制及病因极其复杂的疾病，研究表明孤独症谱系障碍是一个与遗传因素关系密切的疾病，同时环境因素也增加了发病相关风险，具体发病机制尚未明确，仍需要进一步探讨。

目前国际公认的是，其为遗传与环境因素共同作用的疾病，遗传为主要病因，因此在 ICD－11、DSM－5 中都将此类疾病归结于神经发育系统障碍。

**1. 遗传因素**  家系调查、细胞学与分子生物学研究表明孤独症的遗传率高达 80%～90%，双生子研究表明同卵双生子同病率是异卵双生子 3 倍。遗传关联发现 100 多个孤独症易感基因。染色体区域的微缺失或微重复可能与该疾病有显著关联。

**2. 脑结构和功能异常**  在磁共振等脑功能及形态研究中发现部分孤独症患者存在脑结构异常改变，如小脑发育不良、脑干、杏仁核缩小、胼胝、海马等脑区缩小、大脑体积增大、侧脑室扩大、尾状核体积增大等表现。

**3. 神经生化因素** 部分研究表明孤独症患者的 5 - HT 等神经递质相对正常人群有改变，另外部分研究显示孤独症儿童脑脊液中 DA 代谢产物高草香酸（HVA）水平较正常人群增高，但目前暂无一致性定论。

**4. 免疫因素** 在免疫方面研究发现部分孤独症患者淋巴细胞数量减少，免疫功能下降等改变，而白介素 - 6 等炎症因子增高。因此部分学者还提出了炎性假说。

**5. 围产期不利因素** 目前研究显示包括母孕期的高龄产妇、先兆流产、病毒感染、服药、吸烟、羊水污染、胎位异常、宫内窘迫、缺氧、早产、母亲情绪不稳定、低体重儿等围产期不利因素是导致孤独症谱系障碍的危险因素。

## 三、临床表现

孤独症谱系障碍具有三大核心症状：交流障碍、社会交往障碍、刻板重复行为与狭窄的兴趣爱好。

**1. 交流障碍** 是孤独症谱系障碍的核心症状之一，孤独症患者同时存在言语及非言语方面发育异常表现，往往言语发育落后是孤独症患儿就诊的主要原因。孤独症谱系障碍患者的言语发展及交流方面存在明显缺陷，多数患儿较正常儿童言语发育落后，部分儿童也可出现言语倒退甚至完全消失；孤独症患者对言语词汇的理解能力差，对于言语中的成语、玩笑等不能很好理解；部分孤独症谱系障碍患者有自己独特的语言表达形式，例如会机械性模仿他人用语、出现重复刻板言语，句子和语境与周围环境不协调；另外孤独症谱系障碍患者说话时会失去抑扬顿挫的语调，叠音叠字等。孤独症儿童不能很好理解词语及语句的意义，也不能很好运用语言进行有效的社会沟通。另外患者在非言语交流方面也有明显障碍，他们的表情、动作、姿势等方面改变很少，除了哭、笑等简单表情外，其他细腻的情感表达及手势、点头、摇头等非言语沟通方式患者也不能正确运用。

**2. 社会交往障碍** 孤独症患者在社会交往方面存在明显缺陷，他们缺乏社会交往的兴趣、缺乏社会交往技巧和方法、情感交流互动少、难以理解他人情绪和想法、不能根据需要调整社交行为模式。典型的表现为：与人无目光对视、呼唤其名字没有反应、缺乏与人交往的意愿、不懂社会规则、难以建立友谊关系、成年后也难以对异性感兴趣、难以建立亲密关系。

**3. 刻板重复行为与狭窄的兴趣爱好** 孤独症患者常迷恋于某一固定的行为活动或物品，如喜欢旋转物品、坐电梯等；喜欢看固定的广告、天气预报，走固定路线、将物品排列成直线或吃少数的固定食物等，对正常儿童喜欢的游戏、玩具等都无兴趣。在钟爱的某一物品被拿走，或固定行为被打断时，患者会情绪失控、哭闹不安。另外患者还伴有一些常人难以理解的怪异行为，如从手指缝中观察周围事物、转圈或踮脚尖走路等。

**4. 其他的症状及表现** 孤独症谱系障碍患者部分会出现听觉过敏等表现，有的也会出现情绪不稳定、自伤、冲动攻击等行为及幻觉等精神症状。由于孤独症谱系障碍患儿大脑发育不平衡，小部分患儿会出现超越同龄儿童的特殊能力，如在识记、计算或在音乐、绘画方面有一些特殊才能，但绝大部分孤独症谱系障碍患儿伴有智力发育障碍。

## 四、诊断与鉴别诊断

目前孤独症谱系障碍的诊断依据为其典型的行为及特征表现。详细地采集客观病史及了解与年龄相关的发育情况，进行智力、孤独症症状等方面的评估能够更全面了解儿童精神心理发展及行为特征；全面的精神状况检查、体格检查、神经系统检查及 MRI、脑电图等辅助检查能够为诊断与鉴别诊断提供依据。

**1. 诊断标准**

（1）ICD-10 儿童孤独症诊断标准　在下列 1、2、3 项中至少有 7 条，且 1 项至少有 2 条，2、3 项至少有 1 条。人际交往存在质的损害，至少 2 条。

1）对集体游戏缺乏兴趣，孤独，不能对集体的欢乐产生共鸣。

2）缺乏与他人进行交往的技巧，不能以适合其智龄的方式与同龄人建立伙伴关系，如仅以拉人、推人、搂抱作为与同伴的交往方式。

3）自娱自乐，与周围环境缺少交往，缺乏相应的观察和应有的情感反应（包括对父母的存在与否无响应反应）。

4）不会恰当运用眼对眼的注视以及面部表情、手势姿势与他人交流。

5）不会做扮演性游戏和模仿社会的游戏。

6）当时身体不适或不愉快时，不会寻求同情和安慰；对别人的身体不适或不愉快也不会表示关心和安慰。

7）言语交流存在质的损害，主要为语言运用功能的损害。

8）口语发育延迟或不会使用语言表达，也不会用手势、模仿等与他人沟通。

9）语言理解能力明显受损，常听不懂指令，不会表达自己的需要和痛苦，很少提问，对别人的话也缺乏反应。

10）学习语言有困难，但常有无意义的模仿言语、反响性言语，应用代词混乱。

11）经常重复使用与环境无关的词语或不时发出怪声。

12）有言语能力的患儿，不能主动与人交谈，维持交谈及简单应对。

13）言语的声调、重音、速度、节奏等方面异常，言语刻板。

14）兴趣狭窄和活动刻板、重复、坚持环境和生活方式不变。

15）兴趣局限，常专注于某种或多种模式，如旋转的电扇、广告词等。

16）活动过度，来回踱步、奔跑、转圈等。

17）拒绝改变刻板重复的动作或姿势，否则会出现明显的烦躁和不安。

18）过分依恋某些气味、物品或玩具的一部分，并从中得到满足。

19）强迫性地固着于特殊而无用的常规或仪式性动作或活动。

（2）严重标准　社会交往功能受损。

（3）病程标准　通常起病于 3 岁以内。

（4）排除标准　排除 Rett 综合征、童年瓦解性精神障碍（Heller 综合征）、Asperger 综合征（在 ICD-11 中，该综合征也被纳入孤独症谱系障碍）。

**2. 鉴别诊断**

（1）智力发育障碍　该障碍患者有一定交流能力，且社会交往水平、言语发育水平与其智力水平相当，无明显兴趣狭窄和刻板重复行为，表现为全面智力水平下降。如果患儿同时存在孤独症谱系障碍和智力发育障碍的典型症状，两个诊断均要做出。

（2）精神分裂症　儿童精神分裂症很难和孤独症谱系障碍相鉴别，主要鉴别要点：①精神分裂症儿童病前言语表达完整，无言语发育落后表现；②精神分裂症患儿存在精神病性症状，如病理性幻听或妄想、可疑的感知觉和思维障碍等；③精神分裂症患儿的怪异行为并不以刻板重复为主要特征，而表现为自言自语或沉迷于幻觉的世界中；④抗精神病药物治疗有效。

（4）Asperger 综合征　ICD-11 和 DSM-5 都已将之归于孤独症谱系障碍，其社会交往障碍、重复，刻板的兴趣和活动方式等临床表现与孤独症相同，但没有明显的语言和智能障碍。

（5）Heller 综合征　又称婴儿痴呆，为儿童期瓦解性精神障碍，是一种脑变性病，非常罕见，出生后有数年正常发育，3~4 岁起病，进行性智力退化，最后发展到痴呆。

（6）Rett 综合征　呈进行性智力下降，临床表现类似孤独症，鉴别要点在于该病多见于女性，有明显的共济失调，肌张力异常，脊柱侧凸或后凸，生长发育延迟等躯体及神经系统症状体征。

## 五、治疗与预后

孤独症谱系障碍治疗原则如下：早发现、早诊断、早干预、早治疗，选择科学有效治疗方法、坚持综合长期治疗。建议在患者 2 岁以前即可进行专业的干预治疗，提倡采用具有良好循证医学证据支持的治疗方式治疗，持之以恒的干预训练能够改善患者的社会功能和适应性，减轻家庭负担，提高患者及家庭的生活质量。

1. 治疗

（1）教育及行为干预治疗　为主要治疗手段，目前使用最多的为应用行为分析治疗。它强调学校、医疗、社区、家庭四位一体，达到训练模式和策略的持续性和最终的成功，操作者的水平也决定了效果的好坏。主要原理为操作性条件反射策略，可减少儿童的过度行为，增加与他人交流和互动性。这些方法除了在培训机构实施外，还可以教导父母在家中使用这些方式不断对孩子进行训练。

（2）药物治疗　虽然没有明确的证据支持药物能够有效改善孤独症或孤独症谱系患儿的社交及交流障碍，但如果孤独症谱系障碍患儿出现情绪不稳定、自伤或攻击行为影响干预治疗时，应该及时采用药物治疗，这能让患者更好地参与行为训练。例如经典抗精神病药物中氟哌啶醇对刻板、退缩、攻击、多动、对物体的非正常依恋、坐立不安、违拗、发怒、情绪不稳等均有改善，对社会交往及学习可有改善；非典型抗精神病药如利培酮、阿立哌唑、奥氮平、富马酸喹硫平、齐拉西酮等在改善患者的易激惹、重复的行为及增强自控能力上具有一定效果；SSRIs 如氟西汀能减少重复行为和攻击性；治疗注意缺陷多动的药物如哌甲酯、托莫西汀等能够增加患者注意力，虽然药物不能改变孤独症谱系障碍的核心特征，但有时能使患者更容易地融入学校和接受行为治疗。

（3）家庭支持　孤独症谱系患者在长期治疗中需要得到家庭的支持和帮助，因此增加家庭支持能够给患者的功能发展及健康成长带来保障。具体应该给予家庭如下指导：①家长的心理支持和指导；②增加疾病知识教育，使家长了解疾病、对患儿的治疗及服务有充分认识；③增加教育训练方面的指导，使得家长掌握管理患儿的能力及掌握照顾、同时家庭中训练患儿行为的基本方法，以更好地配合医师、老师的训练，增加训练机会。

2. 预后　该疾病的预后多不良，研究表明孤独症多为长期慢性病程，且共患病多，多数患儿预后不良，疾病伴随终生，少数患儿预后良好。因此早期诊断和干预是改善孤独症及孤独症谱系儿童预后非常重要的手段。

⊕ 知识链接

### 应用行为分析法

应用行为分析法（applied behavior analysis，ABA）是孤独症谱系障碍患者干预的重要手段。应用行为分析法是指将任务（即教学的知识、技能、行为、习惯等）按照一定的方法和顺序分解成一系列的较小的和相对独立的步骤，然后采用适当的强化方法，应用行为分析法以分解目标、强化与辅助为原则，强调将每一项要教的技能分解为小单元进行处理，然后一步步地反复练习，使用提示帮助孩子作出正确的反应，并给予适当及时的强化。按照任务分解确定的顺序逐步训练每一小步骤，直到孩子掌握所有步骤，最终可以独立完成任务，并且在其他场合下能够应用其所学会的知识、技能。

PPT

# 第三节　注意缺陷多动障碍

**⇒ 案例引导**

　　**临床案例**　患儿，男，9岁，自幼格外活泼好动，从上幼儿园起就好奇心特别强，总是不遵守规则，中午不睡午觉，有时趁着老师不注意溜出教室到处爬高走低。患儿上课坐不住，经常去和前后左右的孩子说话，容易生气，经常因为和小朋友玩游戏时有冲突而打架；到小学后这些情况没有改善，上课仍会坐不住，老在凳子上扭来扭去，或趴在桌子上不停地去削橡皮玩，严重时还会离开座位在教室内走动，被老师批评也不以为然；下课后经常和同学打闹，吵架。患儿放学回家后做作业很拖拉，总是要妈妈守着才能勉强做一点，而且还总是边做边玩，家长时常发现，患儿的铅笔本子等经常不记得带回家，或者把别人的书和本子带回家了。家人反应患儿平时看起来挺聪明的，学玩游戏很快，一到正式学习就不行，考试分数时高时低，卷面上经常错写或者漏写。到医院检查韦氏儿童智力评估为107分。无神经系统及精神疾病家族史。

　　**讨论**　患者诊断是什么？临床表现有哪些？

　　注意缺陷多动障碍（attention deficit hyperactivity disorder，ADHD）简称多动症，主要表现为与年龄不相符合的注意力分散，不分场合的过度活动，情绪冲动并伴有认知功能障碍和学习困难，其智力正常或接近正常。

## 一、流行病学

　　ADHD的国内患病率为1.5%~10%，国外为3%~5%，男女比例为（4~9）:1，男性多于女性，症状在学龄前出现，多在9岁左右被确诊。

## 二、病因与发病机制

　　该病发病机制并不明确，目前研究多认为是遗传与环境共同作用导致该病。

　　**1. 遗传因素**　研究显示ADHD存在家庭聚集现象。ADHD父母及同胞患病率高于正常人群患病率的2~8倍。国外双生子研究显示ADHD遗传度为0.75~0.91。

　　**2. 基因与生化因素**　目前公认ADHD是多基因遗传的复杂疾病，是多个微效基因以及环境的危险因素而共同作用的结果，另外DA、5-HT和NE等递质系统的相关基因改变也增加了ADHD的易感性。

　　**3. 母孕期不利因素**　母孕期的酗酒、吸烟感染、中毒、营养不良、服药、饮酒、吸烟，以及宫内窒息、分娩时所致的脑损伤、产程过长、过期产、早产、新生儿体重偏低等均是ADHD患病的危险因素。

　　**4. 环境因素**　X线照射暴露、长期暴露铅含量高的环境中等均为ADHD的患病危险因素。

　　**5. 脑结构及神经电生理**　近年来在神经系统研究中发现ADHD患者大脑结构方面及脑电图方面均有异常改变。

## 三、临床表现

　　ADHD症状多种多样，常因年龄、环境、周围人的态度不同而表现不同。

　　**1. 活动过度**　大都开始于幼儿早期，进入小学后因受到各种限制，表现得更为突出，部分儿童在婴幼儿期会从摇篮或小车中往外爬，学会走路时以跑代步，学龄前看书时会撕书，精力旺盛，翻箱倒柜，学龄期上课时小动作不断，屁股在凳子上扭来扭去，在书上涂鸦，手脚不停，看到什么都要碰一下，常和同学打架或者发生争执，话多，喜欢插嘴，干扰其他人做事，惹人厌烦。

**2. 注意力难以集中** 患儿容易受到环境影响而分神，集中注意力的时间短，他们在玩积木或其他游戏时，往往也显得不专心。他们在上课时，专心听课的时间短暂，老师布置的作业常听不清，以致做作业时常出现遗漏、倒置和解释错误。他们对来自各方的刺激几乎都起反应，不能滤过无关刺激，所以注意力难以集中。

**3. 情绪不稳定** 冲动任性，不能等待，必须即刻满足；情绪不稳定的时候会大喊大叫，或者哄闹，没有耐心，做什么事情都虎头蛇尾。冲动任性是 ADHD 的突出的表现行为。

**4. 学习困难** ADHD 儿童的智力水平大都正常或接近正常，但因为注意缺陷多动症状会对学习有一定影响。如在画画时分不清主体和背景的关系，经常远处的山画得很大，而近处的人画得很小，有些患儿写错或读错数字，例如把 6 写成 9，把 d 写成 b，甚至分不清左或右，他们还在诵读、拼音、书写时跳行或跳字，造成漏写或漏读。

一般 ADHD 患者在做作业、从事重复性的工作或活动时，其注意力的维持有最大的困难。有吸引力或有新鲜感的环境中，这些症状会有所减轻，在连续而直接的强化刺激下注意力会有明显改善，比如患者在读书时注意力维持很困难，而在玩网络游戏时可以持续几个小时玩耍。

## 四、诊断与鉴别诊断

目前还是根据患儿、家长和老师提供的病史、临床表现特征、体格检查（包括神经系统检查），精神状况检查及适合的量表评估来进行诊断的。

**1. 诊断** 该症主要特征是注意损害和多动：两个表现对于诊断都属必需，而且必须在一个以上场合（诸如居家、教室、诊所）中表现突出。

伴发的其他表现不足以作为诊断依据，甚至并非必需，但对诊断有所助益。患有本障碍的儿童有以下特点：在社会交往中缺乏控制力，在危险场合行事鲁莽，冲动性地违犯社会规范（表现为强行加入或打断他人的活动，抢先回答别人尚未说完的问题，或难以按顺序等候）。

特征性行为问题应该早发（六岁以前），并且长期存在。但在学龄前，多动的辨认很困难，因为正常变异很宽，在学龄前儿童中只有对极端的病例才能下诊断。

在成年期仍可诊断多动障碍。其依据相同，但对注意和活动的评价应参照发育上适当的常模。

ICD－10 强调注意障碍和多动/冲动两大主征同时存在，而 ICD－11 将之分为"ADHD，主要表现为注意缺陷""ADHD，主要表现为多动冲动"以及"ADHD，组合表现"三个类型。

ICD－10 将当前严重程度分为以下几种。

轻度：几乎没有，如果有的话，出现超过诊断需要的症状，且症状导致社会或职业功能的较小损害。

中度：功能损害处于轻度和重度之间。

重度：出现很多超过诊断需要的症状，或出现一些症状特别严重，或症状导致显著的社会或职业功能损害。

排除标准：症状不是发生在精神分裂症或其他儿童期精神障碍病程中，也不好用其他精神障碍解释（情感障碍、焦虑障碍、分离或人格障碍）。值得注意的是，不再把广泛性发育障碍、孤独症谱系障碍作为排除标准。

**2. 鉴别诊断**

（1）智力发育障碍　与 ADHD 相对比，智力发育障碍的过度活动没有目的性，缺乏判断能力，另外智力发育障碍儿童智力水平低于正常水平，学习能力与其智力水平相一致；而 ADHD 儿童智力正常，学习能力明显低于其智力水平。

（2）孤独症谱系障碍　孤独症谱系障碍患者，也可以出现多动、冲动和注意不集中等症状，但孤独症儿童有独特的社会功能受损和人际交往及语言方面的缺陷；而注意缺陷多动儿童在社交和人际关系方面发育正常。当诊断标准都符合时，两者可以共病。

（3）抑郁障碍　儿童抑郁障碍患者在病程中也会出现情绪激越、注意力不集中表现，而且青春期的 ADHD 儿童因为长期的不愉快而会出现低落等情绪改变。但是双方的鉴别点在于抑郁障碍患儿的注意力不集中为发作性，且其情绪症状严重，随着抑郁症状的改善，其注意不集中等表现也能随之完全改善；而 ADHD 患者的注意力不集中及多动表现是从小即存在的，是长期、慢性的，不随着情绪变化而改变。

（4）品行障碍　品行障碍与 ADHD 存在共病的可能。但品行障碍患者多为不服从他人管教，且具有频发的反社会及犯罪行为。而大多数 ADHD 儿童并没有严重的反社会行为，而且 ADHD 儿童并不想有破坏性的行为和举止，但因自控能力差而能做出冲动和不考虑后果的事情，事后往往后悔和懊恼。

## 五、治疗与预后

一般认为 ADHD 治疗应是包括药物治疗、父母培训学校干预和儿童行为矫正措施的综合治疗。

**1. 治疗**

（1）药物治疗　ADHD 的药物治疗在 6 岁以后使用，药物分为中枢兴奋剂和非中枢兴奋剂两大类。①中枢兴奋剂：大部分 ADHD 儿童的治疗采用兴奋剂类药物，例如利他林、右旋苯丙胺，我国批准使用的是哌甲酯及其缓释片（专注达），70%~85% 的 ADHD 儿童服药后有改善，能够增加患者的积极情绪、人际互动质量也有所提升。②非中枢兴奋剂：包括托莫西汀、可乐定和脉法辛、安非他酮缓释片、单胺氧化酶抑制剂、SSRIs 等，通过影响 NE 水平改善患者自控能力、改善多动症状及提升认知表现，但抗抑郁药对于治疗 ADHD 不如兴奋剂有效。

（2）非药物治疗　①父母培训：ADHD 儿童的父母面对更多紧张的亲子关系问题，药物治疗难以改变其抚养模式，父母培训聚焦于父母处理亲子关系和家庭关系的技巧，在治疗师的特殊帮助下能够让父母和孩子较为和谐相处，学习如何选择表现父母的期望值，父母培训内容为 12~16 单元。②学校教育项目：ADHD 的学校干预非常重要，33% 的 ADHD 儿童存在学业困难，学校的教育项目能够帮助解决其在学校容易发生沮丧和缺少学习的动机问题，在结合药物治疗能促使患儿在学业中发挥自己的潜力，提高成绩。③社会化技能培训：ADHD 儿童在人际交往方面也有一些问题，在有条件情况下建议增加多动症儿童与有同情心的伙伴多接触，如加入某些运动队活动，为的是增加患者的社会化的环境接触。另外体能训练能够帮助他们增加控制冲动与攻击行为。如拳击、柔道、网球等，能够增加患儿的自我控制能力、自律性及自尊等。④认知行为治疗等心理治疗方法：对 ADHD 患儿控制冲动多动行为、增加自我控制能力均是有效的。

**2. 预后**　近半数患者在 4 岁以前发病，ADHD 研究中发现多动预后不一，30% 患者在青春期以后症状逐渐消失，50%~70% 的 ADHD 会持续到成年，且成年后该患者更容易罹患各种精神类疾病，如成年后 ADHD 患者有 16%~31% 共病重度抑郁，19%~37% 共病恶劣心境，15% 共病双相障碍，且共病双相的患者起病年龄比一般人群早，对稳定剂的效果比非 ADHD 组差。ADHD 儿童成人后反社会人格障碍比率为 18%~24%，成年后物质滥用的风险也较高。

### ADHD 行为矫正八步法

适用于年龄在 2~10 岁儿童，步骤如下。

1. 设置每天花 20~30 分钟亲子游戏时间，改善亲子关系。

2. 使用表扬的方法，使孩子服从学习的有效指令。

3. 提出更有效的要求，培养孩子的责任感。

4. 用关注法增强孩子的自控力，也适用于课堂。

5. 建立家庭代币方案，确定每天任务，根据每个任务的难易程度确定奖励机制。

6. 使用扣分管理不良行为，使用扣分机制纠正不良行为，但不要同时纠正多个不良行为。

7. 设置单调的地方暂时隔离来处理严重不良行为。

8. 在父母在的情况下进一步扩大隔离法的使用范围，在家庭外的地方告诉孩子必须遵守哪些规则，告知奖赏内容，否则减分或者暂时隔离。

PPT

# 第四节　抽动障碍

抽动障碍（tic disorder）是一种起病于儿童和青少年时期的一种复杂的慢性疾病，主要表现为不自主地突发、快速、重复、非节律性、刻板的单一或多部位肌肉运动和发声抽动。根据临床病程表现分为：短暂性抽动障碍、慢性运动或发声抽动障碍、发声与多种运动联合抽动障碍（也称为抽动秽语综合征，Tourette 综合征）3 个类型。抽动障碍可因应激、焦虑、疲劳、兴奋、发热而加重，也可因放松、全神贯注或睡眠而减轻或消失。

## 一、流行病学特点

多起病于学龄期，7~11 岁为发病高峰期，国外研究报道学龄儿童中的患病率为 12%~16%，国内报道 8~12 岁人群抽动障碍患病率为 2.42%，男性多于女性，比例为（3~4）∶1。

## 二、病因与发病机制

抽动障碍的发病机制并未明确。病因复杂，为遗传因素、神经生理、神经生化及环境因素相互作用的疾病。

**1. 遗传因素**　目前研究表明该障碍与遗传相关，但遗传方式并不明确，多数认为抽动障碍为多基因遗传疾病。

**2. 神经生化因素**　抽动障碍患者的神经生化研究中发现其神经递质有诸多改变，如 DA 活动过度，DA 受体超敏，谷氨酸水平增高，NE 功能失调，5-HT 水平下降，Ach 不足，GABA 抑制功能降低，基底节和下丘脑脑啡肽功能障碍等，但并无统一结论。

**3. 脑电图及脑结构改变**　50%~60% 的抽动症患儿脑电图存在非特异性改变，部分患者存在头部 CT 出现脑萎缩等改变，PET 提示抽动症患者的基底节、额叶皮质及颞叶有代谢过度表现。

**4. 社会心理因素**　抽动症状与心理压力和紧张相关，应激因素是导致诱发有遗传易感性的个体发生抽动的原因。

**5. 其他因素**　部分报道提示 $\beta$ 溶血性链球菌感染、中枢兴奋性药物、部分抗精神病药物也可能诱发抽动，Tourette 综合征患者在进食海鲜、食用色素和食物添加剂后会导致抽动症状加剧。

## 三、临床表现

**1. 短暂性抽动障碍**　即一过性抽动障碍，病程多不超过 1 年，是儿童期最常见的一种抽动障碍，青春期前儿童多见，以单纯性一过性肌肉抽动为主要表现，大多数表现为简单性运动抽动和（或）发声性抽动。其中简单性运动型抽动居多，最常见的运动型抽动为面部、头颈及手臂的抽动；少数为单纯的发声抽动。病程中抽动症状可以表现为时轻时重，紧张、过度兴奋及疲劳等情况下症状会加重，一般不会导致严重后果。

**2. 慢性运动性或发声性抽动**　慢性运动或发声抽动障碍一般与其他抽动障碍一样起病于儿童早期，病程超过 1 年，运动抽动和发声抽动不会同时存在，表现为一种或多种的运动抽动或发声抽动，抽动形式相对单一、持续、刻板。症状表现时好时坏，严重程度波动不定，也会因为紧张、兴奋及疲劳等情况出现病情加重表现。最为常见的简单复杂抽动，以运动性抽动多见，尤其是面部、头部、肢体抽动，发声抽动明显较少，多表现为清嗓子和吸鼻子。

**3. Tourette 综合征（Tourette syndrome，TS）**　发声和多种运动联合抽动障碍，又称为发声和多种运动联合抽动障碍，多在青春期左右出现，是一种慢性神经精神障碍性疾病，TS 的临床表现是抽动障碍中最复杂、最严重、诊断和治疗最困难的一种类型。始发年龄多为 5~8 岁，起初表现与短暂运动性抽动障碍相似，抽动较轻且持续时间较短，主要为面部、头部、上肢的抽动。随着病程的延续，抽动症状一直存在且症状类型越来越多，分布范围越来越广，通常从上往下发展，从身体的上部发展到躯干甚至腿部，而抽动形式也从简单性抽动（如眨眼睛、皱鼻子、甩手、摇头等），发展为大量的复杂性运动型抽动，如挤眉弄眼、拍打、触摸、旋转、跳跃、弹击等。并在运动性抽动持续一两年后又发展出发声性抽动，早期从简单的发声抽动往后发展为出现复杂的发声性抽动，约 1/3 患者会出现秽语等，抽动严重者可伤害自己，部分抽动有先兆性表现或想要抽动的冲动。该疾病对患儿的自尊和自信产生严重的影响，对儿童的身心发展和认知功能均有损害，严重影响其社会适应能力，甚至可迁延致残。

## 四、诊断与鉴别诊断

**1. 诊断标准**　ICD-10 抽动障碍的诊断标准如下。

（1）短暂性抽动障碍　18 岁以前起病，单一或多种运动或发声抽动，或者两者兼有的抽动在大多数日子每天发生多次，至少持续 4 周，病程不超过 12 个月。无 Tourette 综合征病史，也不是躯体情况或药物不良反应所致。

（2）慢性运动或发声抽动障碍　18 岁以前起病，运动或发声抽动，但只其中之一，在大多数日子每天发生多次，至少持续 12 个月。在这一年当中没有持续 2 个月以上的缓解期。无 Tourette 综合征病史，也不是躯体情况或药物不良反应所致。

（3）发声与多种运动联合抽动障碍（Tourette 综合征）　18 岁前起病，在某些时期具有多种运动抽动与一种或几种发声抽动，但不要求同时存在。抽动频率必须是每天多次，几乎天天都出现 1 年以上，在这一年当中没有持续达到 2 个月以上的缓解期。

**2. 严重程度评估**　临床上常用耶鲁抽动量表来评估运动型抽动和发声性抽动，从抽动的次数、频度、强度、复杂性、干扰的五个方面来评估抽动对患者的损害情况，按照得分判断抽动的严重程度。小于 25 分为轻度，25~50 分为重度，大于 50 分为重度，耶鲁抽动量表也用于疗效评价：减分率大于

60%为显效，30%～59%为好转，小于30%为无效。

**3. 鉴别诊断**

（1）小舞蹈症　患者多为儿童，因风湿性感染所致，出现舞蹈样异常运动改变，多为单侧的，无发声抽动，实验室检查中发现风湿性感染的体征和阳性化验结果，且抗风湿治疗有效。

（2）肌阵挛　是癫痫的一种发作型，符合癫痫发作特点，发作时有意识障碍，发作时间短暂，脑电图异常改变可作为诊断依据，且该疾病病因多样，使用解痉挛药物有效果。

（3）肝豆状核变性　是神经系统疾病，铜离子代谢异常所致，血清铜离子升高，血浆铜蓝蛋白减低，有肝损害，锥体外系反应及精神症状，角膜检查有 K－F 环等特征性改变，可作为鉴别诊断依据。

（4）急性运动型障碍　在使用抗精神障碍药物后出现的不自主的运动震颤和肌张力异常，使用抗精神障碍药物拮抗剂后症状会消失。

## 五、治疗与预后

抽动障碍为慢性疾病，治疗原则建议以综合治疗为主，包括心理治疗、药物治疗、环境改善等。

**1. 治疗**

（1）心理治疗　是综合治疗的重要环节，以注意转移及认知行为治疗为主，另外行为矫正治疗、习惯反向训练、自我监督法、放松练习、生物反馈等治疗能够改善患者的冲动行为及抽动频率。心理治疗在针对抽动导致的形象受损、自尊受挫、抵抗外界压力方面有重要意义，是预防疾病复发及减少并发症的主要手段。

（2）药物治疗　目的在于解决抽动本身即伴随症状，现在我们选用抗精神病药物为主要治疗药物，用药原则为小剂量开始，尽量单一用药，缓慢加药及减药，防止药物不良反应及抽动症状加重或反弹。目前氟哌啶醇为治疗抽动障碍最有效药物，起始剂量为 0.5mg，每周可增加 0.5mg，一般使用剂量为每日 0.5～6mg，不良反应为锥体外系反应；硫必利虽然效果不如氟哌啶醇，但副作用小，常用治疗剂量为每日 50～100mg，每日 2～3 次，主要不良反应为头晕、无力、嗜睡；可乐定为 α 肾上腺素能受体激动剂，药物不良反应小，效果低于硫必利，但可用于治疗共病 ADHD 的抽动障碍患者，该药物起始剂量为每日 0.05mg，一般治疗剂量为每日 0.05～0.3mg。可每日分为 2～3 次服用，主要不良反应为部分患儿出现过度镇静，少数偶尔出现体位性低血压。目前可以用可乐定贴片来代替口服片剂，贴剂可连续 7 天向体内持续释放药物，副作用更小。另外新型抗精神病药物中如利醅酮、喹硫平、奥氮平、阿立哌唑、齐拉西酮等药物也有研究数据证明对抽动障碍治疗有良好效果，且出现迟发型运动障碍的可能性比经典抗精神病药物低。

对于共患病方面的治疗，在共患强迫障碍时可使用氯米帕明、舍曲林、氟伏沙明等药物治疗；共患 ADHD 时首选托莫西汀，其次可选可乐定治疗，如果效果不明显可选用抗抑郁药物治疗；伴发有自伤行为的患者可使用氟西汀治疗。

（3）环境改善　妥善的饮食调整及安全放松的环境或能减轻抽动障碍症状，例如日常作息规律、避免劳累、适当体育运动和文娱活动能缓解患者紧张的心情及减轻抽动表现；避免食用食物添加剂、色素、咖啡因和水杨酸等，有报道可减少抽动出现。

**2. 预后**　一般来说短暂性抽动障碍预后良好，慢性抽动障碍虽然迁延，但预后相对较好，TS 综合征预后最差，对患者的社会功能影响较大，需要长期服药才能控制，停药后容易复发，部分患者抽动症状可持续到成年甚至终生。

答案解析

## 目标检测

1. 简述智力发育障碍的定义、严重程度的分级。其不同程度的表现特点有哪些？

2. 孤独症谱系障碍的典型表现有哪些？需要与哪些疾病相鉴别？治疗方法有哪些？

3. 注意缺陷障碍的临床表现特点有哪些？治疗方法有哪些？

4. 抽动障碍的临床分型及其临床表现有哪些？抽动障碍药物的主要治疗方法有哪些？抽动障碍非药物方法有哪些？

（刘学军　叶海森）

书网融合……

本章小结

题库

# 第十五章 自杀、攻击行为与危机干预

📖 **学习目标**

1. **掌握** 自杀行为的预防与干预；危机干预的基本工作程序。
2. **熟悉** 攻击行为的处理；危机干预方法。
3. **了解** 自杀危险性评估；攻击行为相关危险因素。
4. 学会危机干预基本操作方法；具备识别自杀行为和攻击行为危险因素的能力。

## 第一节 自杀行为

PPT

➡ **案例引导**

临床案例 患者，女，20岁，公司职员，因心情不好、悲观、绝望1年，加重伴自杀1天入院。

1年前患者的爷爷去世，开始出现心情不好，悲观，感到生命无任何可以留恋的，绝望，想死，每天下班回到出租房就悲痛、哭泣数小时直到疲乏无力而入睡。1周前陪伴自己1年的猫走失，患者的绝望感进一步严重。1天前周末一人在家，服用60片止痛药自杀，被房东发现后送往医院抢救。

患者母亲曾有产后抑郁障碍。从小父母在外打工，自己和爷爷奶奶一起生活，和他们的感情非常好，心理依赖性很强。17岁独自来到城市打工。3年前奶奶病逝，心理受到打击，约1年后逐渐好转。1年前爷爷也得重病去世，患者没有见到爷爷最后一面，再次受到巨大的打击并一直自责。从此心情没有再好过。

讨论 本患者的自杀风险因素有哪些？怎样给本患者制定自杀预防策略？

## 一、概述

自杀（suicide）是指故意伤害自身生命的行为。对于人类来说，自杀是一个常见于不同历史时期、不同文化和不同社会的普遍现象。它是一种全球现象，也是一个严重的公共卫生问题，在人类死亡原因中位居第十七位。

虽然我国不是高自杀率国家，但由于人口基数庞大。自杀防治工作具有重要的临床意义和社会意义，工作任重道远。

### （一）流行病学

每年有超过70万人死于自杀，即每40秒就有一人死于自杀。自杀会在整个生命周期中发生。数据表明，每存在一个自杀死亡的成年人，可能就存在20个有自杀企图的人。

据WHO 2019年的数据，全球自杀死亡率为9/10万人，男性（12.6/10万）高于女性（5.4/10

万），77%的自杀死亡者来自于中低收入国家。一半以上的自杀事件（58%）发生在50岁之前。自杀是15~29岁青年男女死亡的第四大原因，是15~19岁青少年第三大死因。我国自杀率为6.7/10万。

虽然在2000~2019年这20年来，全球自杀率略有下降，但是受COVID-19的影响，2020年以后许多国家的自杀率又呈现上升趋势。

### （二）自杀的分类

不少学者对自杀与自杀行为进行了分类，但至今为止，还没有人针对自杀行为的每一类或亚型提出可操作的判断标准。我国学者肖水源根据我国的实际情况，以自杀行为的客观后果和主体的客观行动为主要依据，将自杀分为如下五类。

（1）自杀死亡（completed suicide）　是指采取了伤害自己生命的行动，且该行动直接导致了死亡的结局。

（2）自杀未遂（attempted suicide）　是指采取了伤害自己生命的行动，但该行动没有直接导致死亡的结局。自杀未遂者通常存在躯体损伤。

（3）自杀准备（suicidal preparation）　是指做了自杀行动的准备，但没有采取导致伤害生命的行动。包括实际准备了用于自我伤害的物质、工具、方法，或者到自杀现场作了实际的考察。

（4）自杀计划（suicidal plan）　是指有了明确的伤害自己的计划，但没有进行任何实际的准备，更没有采取任何实际的行动。

（5）自杀意念（suicidal ideation）　是指有了明确的伤害自己的意愿，但没有形成自杀的计划，没有行动准备，更没有实际的伤害自己的行动。

### （三）自杀方式

自杀方式是决定一个国家或地区自杀率高低的重要因素，自杀方式主要与本国的文化以及自杀工具的获得性相关。东方国家的自杀者较多采用服药的方法，西方国家的自杀者较多使用枪击的方法。

服毒自杀是最常见的自杀方式之一，其成功率和毒物的种类、剂量的高低等具有相关性。服毒自杀也是我国最常见的自杀方式。高坠自杀常发生于高层建筑多的城市，或名山、高桥等，且高坠自杀致死率高。自缢是一种传统的自杀方式，常见且又难以预防。煤气自杀（包括家用煤气和汽车废气等）在20世纪中叶较为常见。烧炭自杀是20世纪90年代和21世纪初兴起的一种自杀方式。网络自杀是互联网时代值得关注的自杀方式，具有自杀企图的人通过网络认识，在网上制定自杀计划，相约集体自杀。

## 二、自杀行为的危险因素

**1. 躯体疾病**　在自杀死亡者中患有各种慢性、难治性躯体疾病者占25%~75%。有文献报告，传染性疾病（如艾滋病）、性传播性疾病、CNS疾病、内分泌系统疾病、泌尿系统疾病、各种恶性肿瘤等疾病患者，自杀危险性都有不同程度的增高。

**2. 精神疾病**　自杀死亡者中有90%以上的自杀者患有精神疾病，最常见的是抑郁障碍、酒精成瘾和精神分裂症。有研究表明抑郁障碍患者中有15%自杀死亡，25%自杀未遂。精神分裂症患者的自杀率是普通人群的20~50倍，约10%的患者死于自杀，20%自杀未遂。此外，共患精神障碍、人格障碍也是自杀死亡者常见的一个特征。

**3. 心理社会应激**　重大负性生活事件也可能成为自杀的直接原因或诱因。研究显示绝大多数的自杀死亡者自杀前经历过负性生活事件，包括急性和慢性的应激事件。最常见的有婚姻问题、家庭纠纷、恋爱受挫。其他常见事件有个人的躯体疾病、与工作和学习有关的问题、经济困难等。这些应激事件常起到"扳机"（trigger）作用，触发自杀。

**4. 人格特质**　冲动性是非致死性自杀行为产生的危险原因。研究显示，50%的自杀未遂者自述在采取行为之前考虑自杀的时间不超过 2 小时，其中 35% 的人不超过 10 分钟，14% 的人不超过 1 分钟。绝望是 Beck 认知理论中的抑郁认知三联征（指对自身、世界和未来的消极观念）之一，研究证实，绝望可以预测最终的自杀行为。

## 三、自杀危险性的评估

对相关患者进行自杀危险性的评估是预防自杀的重要环节和组成部分。

### （一）自杀的基本线索

在临床工作中，发现患者有下列情况之一时，应考虑到患者在近期内有进行自杀的可能性。

1. 患者在近期内有过自我伤害或自杀未遂的行动，其自杀死亡的可能性比没有类似历史的患者高几十倍到上百倍。

2. 患者向亲属、朋友、医务人员以及其他人或者在日记、作品中透露了对人生的悲观情绪，甚至表露过自杀的意愿。

3. 患者不愿意与别人讨论自杀问题，是自杀的一个重要的危险信号。

4. 有自杀危险性的患者不愿接受医疗照顾，特别是不愿意住院治疗或在急诊室留观。

5. 患者和别人，特别是和有医学知识的朋友讨论自杀的方法，搜集有关自杀的资料，或者购买、储存自杀的药物、有毒化学物质，或者准备可用于自杀的工具，或者在江河、大海、水库、高楼等处徘徊是短期内出现自杀行为的重要线索。

6. 有抑郁情绪的患者，如各种抑郁障碍、各种精神障碍、躯体疾病导致的抑郁反应，如出现情绪突然"好转"，应警惕自杀的可能性。

7. 精神障碍患者，特别是抑郁障碍、精神分裂症、酒精或药物依赖者，有自责、自罪、被害妄想，或者有指令性幻听、强制性思维等症状者，应警惕自杀的可能性。

### （二）自杀的评估

**1. 自杀意念的评估**　自杀意念的评估主要有以下几点。

（1）自杀意念的强度　从强度来看，最轻的自杀意念仅表现为感到活着没有意思，觉得活着还不如死了好。较强的自杀意念直接指向自我毁灭，明确地想采取行动结束自己的生命。

（2）自杀意念的频率　自杀意念可以是一过性的，也可以是间歇出现的或持续性的。一般地说一过性自杀意念者采取自杀行动的危险性不大，间歇性自杀意念者可能出现冲动性自杀，而慢性自杀意念者常常可能因为生活事件起"扳机点"作用，促发自杀行为。

（3）自杀计划　自杀计划是在自杀意念基础上的进一步发展。有自杀计划者出现危险情况的可能性大大增加。

（4）自杀动机　自杀动机是导致患者自杀的心理动力，在一定程度上也反映了自杀意念的强度。一般说来，以个人内心动机如对生活失去兴趣、悲观厌世、企图通过自杀逃避困境或者实现自己人格完整等为主的患者对于死的愿望较为强烈，成功的可能性较大。反之，以人际动机，即企图通过自杀行为去影响、说服、操纵、改变、支配、报复别人为主的患者的自杀死亡的危险性相对较低。

（5）未来安排　患者是否对自杀后的事情进行了安排、是否留遗嘱、遗书或是否和亲人、朋友告别等也是一个关键因素，做好了未来安排的人自杀危险性比较大。

**2. 对抗自杀的内部资源**　评估患者本人抵抗自杀意念的资料，既有助于对其自杀危险性进行全面的评估，也可以为预防自杀收集重要的资料。

（1）精神状况　对每一个有自杀危险性的患者都应常规性地进行全面而详细的精神状况评估，并重点注意精神状况是否影响了患者控制自己行为的能力，是否影响了其分析问题和解决问题的能力，是否影响了其对自杀行为后果的认知。抑郁障碍和精神分裂症患者受到幻觉、妄想的支配，对抗自杀意念的能力明显下降甚至完全丧失，自杀危险性较大。此外，酒精和药物依赖患者也是自杀的高危人群。

（2）价值观念　患者的价值观念既可以成为自杀的原因，也可以成为对抗自杀的重要资源。例如，一名以健康为主要价值指向的患者可能因为不能面对疾病或意外伤害导致的残疾而自杀，一名把名誉和面子作为最高价值的患者可能因为受到侮辱而自杀。

（3）个性心理特征　具有下列心理特征者在精神应激状况下自杀的可能性比较大：①对全社会特别是对周围人群抱有深刻的敌意，喜欢从阴暗面看问题；②缺乏决断力；③从思想上，感情上把自己与社会隔离开来，人际交往少；④认识范围狭窄，采取非此即彼和以偏概全的思维方式，看不到解决问题的多种途径；⑤行为具有冲动性；⑥情绪不成熟、神经质。

（4）个人经历　丰富的个人经历和以前处理类似心理危机的成功经验，可以降低处于危机中患者自杀的危险性；相反，在职业和家庭生活方面不成功的人自杀的可能性较大。亲人、朋友中有过自杀死亡者，可能成为患者学习和模仿的榜样，也会增加自杀的危险性。

**3. 外部环境**　对自杀危险性的外部环境评估的主要内容包括以下几项。

（1）导致自杀的社会文化压力　在任何一个社会中，社会的价值观念、道德标准、行为规范、风俗习惯等制度性的东西，都会对个体的一些行为进行赞赏和鼓励，对另一些行为进行贬损和歧视。同时，不同的文化对同一种行为也可能出现完全不同的态度。即使在同一社会中，对不同情境，不同个体的同一种行为也可以出现完全相反的评判。

（2）个体可获得的情感和物质支持　在应激状况下，良好的社会支持是降低患者自杀危险性的重要因素。在对自杀危险进行临床评估时，应注意观察患者来医院探视的亲人和朋友的数量以及对患者关心的程度，那些社会支持数量少、质量低的患者，人际关系不好者，特别是孤独的老年患者，在精神应激状况下自杀的危险性相对较高，必须保持高度的警惕性。

总之，只要从上面几个方面对患者进行认真、细致、全面的观察，对自杀危险性进行临床预测是完全可能的。

## 四、自杀的预防与干预

自杀的影响因素虽然非常复杂，但在一定的程度上，自杀是可以预防并进行干预的。自杀预防与干预（suicide prevention and intervention）对个体而言，意味着通过识别个体的自杀危险因素，采取预防措施及时阻止其自杀行为的发生；对群体而言，意味着通过一系列的措施（如普及有关自杀的常识）提高人们的心理健康水平，以减少全体人群的自杀率。

### （一）全民预防性干预策略

**1. 提高人群的心理健康水平**　包括：①普及心理卫生常识；②在中小学校开设针对性较强的心理卫生课，使学生初步了解自己的心理，提高分析和解决问题、应付挫折、表达思维和情绪的能力；③完善社区心理咨询和心理保健系统。

**2. 普及有关自杀和自杀预防的知识**　社会中广泛存在对自杀的误解，因此，应通过各种形式的健康教育，使公众了解关于自杀和自杀预防的正确知识，主要包括以下几个方面。

（1）自杀是可以预防的。只要注意到自杀的危险信号，并做出及时、适当的处理，就有可能预防自杀。

（2）社会上每个人都要关心自杀预防问题。

（3）一个人对生和死的态度通常是矛盾的，不能因为一个人在是否自杀这个问题上犹豫不决，就认为他或她没有自杀的危险性。

（4）向别人表达自杀的意愿，标志着一个人处于内心痛苦之中，是向外界求助的重要信号，不能说明没有自杀危险性。

（5）与想自杀的人讨论其自杀意念，及时对其自杀危险性进行评估，使他或她感到关心、理解、同情和支持，有利于自杀预防。

（6）任何情况下都不应该与别人讨论自杀的方法，特别不要评价哪种自杀方法容易致死，哪种方法痛苦较轻之类的问题，在没有必要的情况下也不应该向患者介绍自杀的例子。

（7）自杀不是愚蠢的行为，不应将自杀意念指责为"愚蠢"的想法。

（8）自杀的原因很复杂，不应简单地归因于精神障碍或生活事件，而是要综合分析。

（9）自杀行为的致命性与死亡意愿的强烈程度不一定相关。有的人死亡愿望非常强烈，但采用的方法不足以致死或者被及时救起；有的人死亡意愿并不强烈，也可能导致死亡，而且这一类人今后自杀的可能性也比一般人群高得多。

（10）心理咨询、心理治疗是自杀预防的重要手段，但对于有精神障碍和严重情绪问题的人来说，药物治疗、精神科专科住院治疗同样是预防自杀的重要手段。

**3. 减少自杀的机会**　加强对常见自杀手段的管理可以减少自杀，对自杀手段的管理主要包括以下几项。

（1）加强武器管理，特别是枪支管理　对处于自杀危机中的持枪者应暂时剥夺其使用枪支的权力。

（2）加强有毒物质的管理　对工业生产必需的有毒化学物质要实施严格的管理制度。对人类有害的高致命性化学杀虫剂、灭鼠剂等不应在市场推广。加强对镇静药和抗抑郁药品的管理。

（3）加强对危险场所的防护和管理　如对多发自杀行为的大桥、高楼、风景名胜地进行针对性强的管理。

**4. 建立预防自杀的专门机构**　各种专门的预防自杀机构，如自杀预防中心、危机干预中心、救难中心、生命热线等在自杀预防与干预中能发挥极大的作用。国内市级以上医疗机构都建立了相应的自杀预防机制。

**5. 培训基层医务工作者、心理咨询工作者以及学校教师**　他们是危机个体最早接触到的专业人员，这些人员的自杀预防思想及干预技能的掌握，对自杀预防工作意义重大。我国心理咨询对自杀的必要知识，尤其是非医学专业出身的心理咨询者对与自杀有关的精神障碍认识性仍不足。近年来，我国学校建立了基本的自杀预防体系，但教师的相关培训仍待提高。

**6. 指导媒体对自杀个案的报道指导**　统计发现每次轰动性自杀新闻报道后的两个月内，自杀的平均人数比平时增加 58 人。因此，规范新闻媒体对自杀个案报道的形式和内容，是从全人群的水平上进行自杀预防的必要措施。关于如何正确地报道自杀事件，可参阅世界卫生组织编写的《自杀事件媒体报道指南》。

（二）选择性预防干预策略

选择性自杀预防干预策略是为那些具有特定自杀危险因素的亚群体，如精神障碍患者、物质滥用者、家庭虐待的受害者以及农村妇女等提供自杀预防相关的教育培训以及干预服务。一般以学校或社区等机构为单位开展，强调的是亚群体及其所处环境的危险性，对具体每个群体成员则不予以特别的强调。

### （三）针对性预防干预策略

自杀的针对性预防干预是对已明显具有自杀危险因素的个体开展相应的治疗及危机干预服务，工作重点在于改变个体水平的危险因素，如未治疗的抑郁障碍、已发生过的自伤或自杀行为或者自尊心低、社会联系少等，但对环境危险因素则未过于强调。最典型的自杀针对性预防干预就是个体的心理危机干预。

自杀者往往都处于严重心理危机之中，而对个体的自杀心理危机干预的目的就是"阻断危机的发生或发生过程中的自杀企图"。这一工作通常需要专业的危机干预工作者才能实施。

在自杀预防干预的实践中，指向群体水平的选择性预防干预和指向个体水平的针对性预防干预策略，往往是相互结合开展的。

PPT

# 第二节　攻击行为

## 一、概述

广义的攻击行为（aggressive behavior）包括有动机、有目的、有意图地对人（他人和自身）、动物和其他目标进行伤害或破坏行为。而狭义的攻击行为则仅指对自身以外目标的伤害或破坏行为。暴力行为（violence）是攻击行为的极端形式。此处仅讨论医学领域内攻击行为的相关因素、评估及处置。

人类的攻击性行为主要分为冲动性和有计划的侵犯他人两种，前者常伴随着情感超负荷，多有外界诱发因素，实施者事后多有悔意；但后者则多存在目标驱动，系有计划、预谋的行为，通常不会后悔，具有更高的危险性。

由于对攻击行为的定义和分类不同，关于攻击行为发生率的研究结果差异很大，跨度从 20% 至 70%。据世界卫生组织统计，每年约有 143 万人死于暴力行为（不包括战争）；更多人在非致命性暴力行为中受伤。大多数暴力行为是冲动性攻击的产物。在 18 岁以上人群中，1/4 的男性和 1/2 的女性是冲动性攻击行为的受害者。

## 二、攻击行为的危险因素

### （一）生物学因素

**1. 性别**　普通人群中男女发生攻击行为的比例为 9∶1，精神障碍中无明显差异。

**2. 年龄**　攻击行为多发生在青春期，几乎是成年时期的 2 倍，攻击行为发生率在 30 岁以后开始下降。

**3. 遗传**　攻击行为存在一定的家族聚集现象，符合多基因遗传的特点。

**4. 神经生化**　DA、5-HT、NE、Ach、谷氨酸与 GABA 等参与了攻击性行为。

**5. 神经内分泌**　雄性激素、血糖、抗利尿激素、催产素、内源性阿片类物质浓度、睾酮、类固醇水平和促肾上腺皮质激素的水平变化可能与攻击行为有关。

**6. 脑结构与功能**　左右大脑半球的均衡性发展与协调功能、额叶和颞叶功能、脑电图慢波活动以及前额叶、杏仁核、海马等与攻击行为可能有关。

### （二）心理学因素

具有攻击行为的人格特征包括：多疑、固执、缺乏同情心与社会责任感、情绪不稳定、喜欢追求刺激、不愿意延迟满足自己的欲望、缺乏自信与自尊、应付现实与社会交往的能力差等。在认知上倾向于外部归因方式者，可能存在内隐性认知加工过程偏差，这一偏差可能导致攻击行为发生的概率上升；智力水平低下者攻击行为的危险也增高。

### （三）社会学因素

有以下特征者，攻击行为的危险性会增高：职业不稳定、失业、低收入和社会阶层低等；早年不良的家庭环境；受教育年限低；周围环境暴力氛围的示范榜样；婚姻稳定性差、缺少社会支持；存在环境触发因素，如被误解、受到歧视、失去原有的地位等。

### （四）精神疾病

精神病性障碍、人格障碍（尤其是反社会型人格障碍）、药物和酒精滥用等精神障碍患者较一般人群更容易发生攻击行为。其他精神病性障碍，如双相障碍、颅脑外伤后患者等也常伴有攻击行为。

## 三、攻击行为的危险性评估

精神障碍患者攻击行为的相关因素很多，危险性评估的基本内容主要包括以下方面。

**1. 既往攻击性行为的历史及相关特点**　如以前有过一次或多次暴力行为、多次冲动行为以及存在难以应对的应激性事件、反社会特点与缺乏社会支持等易感性等。

**2. 人格特征**　如离奇的暴力行为、事先缺乏刺激诱因、事后缺乏后悔、对主要事实持续否认、易冲动、不能接受批评和挫折、精力旺盛、自我中心和为人轻浮。

**3. 精神状态**　如病态嫉妒、偏执观念、欺骗性、缺乏自我控制、治疗依从性差、酒精或药物滥用等。研究证实精神活性物质的使用是相关性最高的危险因素，而处于精神障碍急性期、躁狂状态、偏执状态发生暴力行为的危险性较大。

**4. 环境因素**　如精神刺激或突发事件再出现的可能、社交困难和缺乏支持等。

虽然危险性评估对临床工作的安全性及减少暴力事件和犯罪等非常有帮助，但是，我们要认识到目前对攻击行为危险性评估的局限性，评估实际上远未达到"精确"的程度。

## 四、攻击行为的处理

**1. 攻击行为的处理原则**

（1）求助　攻击行为发生时，可要求安全保卫人员到场，必要时可寻求警察或其他能制服攻击暴力患者的人员帮助。

（2）展示权威　控制局面，让攻击者知道应该如何做。

（3）保护自身安全　与攻击者保持恰当的距离，保持门路畅通。

（4）解除凶器　处理或治疗前，要解除攻击者的凶器，如不合作，可强制解除。

（5）隔离　尽快带离公共场所，尽量减少攻击目标，避免外界刺激。

（6）约束　当语言不能制止攻击冲动时，可采取保护性约束。

（7）药物干预　明显兴奋激越或情绪焦虑时，可给予抗精神病药物或苯二氮䓬类药物肌注或口服。

**2. 攻击行为的治疗**

（1）住院治疗　精神分裂症、双相障碍、各种脑器质性精神障碍、物质依赖等精神病患者，当存在明显的攻击暴力倾向或行为，可能危及他人或自身时，应及时给予短期封闭式住院治疗。

（2）门诊治疗　品行障碍、人格障碍、器质性人格改变、智力发育障碍等精神障碍往往伴有明显的攻击倾向。对于这类患者由于原发病治疗效果不确切，可考虑门诊治疗，包括心理治疗和药物治疗。

（3）药物及物理治疗　精神病患者在治疗原发疾病过程中，尽可能选择镇静作用强、抗攻击作用好的药物，如抗精神病药物（如氯氮平、奥氮平、氟哌啶醇等）以及心境稳定剂等。

## 五、家庭暴力

**1. 概述**　家庭暴力（domestic violence）是指对家庭成员进行伤害、折磨、摧残和压迫等方面的攻击行为，其手段有殴打、捆绑、残害身体、凌辱人格、限制人身自由、遗弃以及性虐待等。家庭暴力不仅是一个社会问题，也是一个医学问题和公共卫生问题。

美国调查结果显示，大约10%以上的美国家庭曾发生过家庭暴力。英国的调查资料显示，有近1/3的妇女遭受过至少一次暴力攻击。2003年，中国学者曹玉萍等对我国家庭暴力的流行学调查发现，家庭暴力总发生率为16.2%，现发生率为11.6%。2011—2012年对相同人群调查显示，家庭暴力中男性施暴者占69.2%，夫妻暴力发生的首位诱发因素为子女教育问题，最常见的暴力形式都是羞辱和谩骂。

**2. 家庭暴力发生的相关因素**　家庭暴力的发生和社会文化、社会心理和生物学因素相关。

（1）社会文化因素　中国的传统文化主张男尊女卑，包容家庭中的体罚，可能成为家庭暴力的发源地。

（2）社会心理因素　家庭事务纠纷、孩子教育问题、婚姻危机、经济紧张、居住拥挤是导致家庭关系紧张以致发生暴力的常见原因。家庭暴力与个体的性格特征、心理障碍和精神状态也密切相关。

（3）生物学因素　5 - HT、儿茶酚胺氧位甲基转移酶、单胺氧化酶（MAO）可能参与调控攻击行为。

**3. 家庭暴力的不良后果**

（1）对于家庭　家庭暴力行为破坏家庭气氛，破坏原有的家庭秩序，造成家庭的经济损失，婚姻破裂和家庭解体是最严重的后果。我国每年大约有将近110万户家庭是以解体作为家庭暴力的最终结局。

（2）对于受虐者　受虐者常常被打成轻伤、重伤，甚至致残、致死。家庭暴力对受虐者心理健康损害更多见。受虐者可因不堪忍受而被迫自杀，或者导致更大的暴力犯罪。

（3）对于施暴者　施暴者的行为往往使自己在家庭中处于孤立状态，严重的施暴者也可能受到舆论谴责、行政处分、治安处罚甚至法律制裁。

（4）对于社会　家庭暴力常引发负面行为，如酗酒、吸毒、流浪、偷盗、卖淫、自杀等，扰乱了社会治安，如果进一步出现暴力、投毒、纵火等反社会行为，危害更大。

**4. 家庭暴力与精神卫生**　精神卫生问题与家庭暴力密切相关。

（1）受虐者　长期受虐的人更易产生抑郁障碍和其他的精神障碍，并与自杀相关。

（2）施暴者　据精神卫生机构司法鉴定中心报告，在申请精神疾病司法鉴定的施暴者中，大约60%是精神病患者，30%属于人格障碍、酗酒、吸毒、嗜赌或性变态者。

（3）其他　家庭暴力对儿童的影响尤为突出。家庭暴力可影响受虐者及其他家庭成员的心理健康，如焦虑、抑郁、自杀、人际关系障碍和品行障碍等发生率明显增高。

**5. 家庭暴力的防治方法**

（1）危机干预　英格兰于1974年建立了世界上第一家正规的妇女庇护所，专门为在家庭暴力中受虐的家庭妇女提供危机干预。2016年随着《中华人民共和国反家庭暴力法》的颁布实施，我国也将建立起相应的家庭暴力危机干预措施和机构，保护家庭暴力受害者。

（2）躯体治疗　根据主诉重点检查躯体损伤，必要时应迅速进行相关的实验室检查，避免延误病情。对于孕期的受虐者应特别注意胎儿的状况。对于长期受虐的老年人，要注意机体的免疫力和心理健康。

（3）心理治疗　中国学者提出群体的心理教育－家庭的心理咨询－个体的心理治疗的"三合一的心理治疗模式"。①群体的心理教育：针对研究社区的全体成员，采用宣讲方式，进行心理健康教育，普及法律知识。②家庭的心理咨询：以家庭为单位，采用咨询方式，协助每个家庭成员解决各种心理问题，改善家庭成员之间的互动模式。③个体的心理治疗：针对当事者，对施虐者和受虐者分别进行心理治疗，主要进行情绪控制、行为矫正、精神应激与应对方式以及沟通技能的训练等。研究显示，通过以上措施可以降低一半以上的家庭暴力发生。

# 第三节　危机与危机干预

PPT

## 一、危机的概念

危机（crisis）是指个体面临突然或重大负性生活事件（如至亲死亡、婚姻破裂或自然灾害等）时，在一段时间内以个人的资源和应对机制无法解决，导致个体出现的心理失衡状态。

一般来说，危机需要满足以下三个标准：①事件往往突发，并对心理造成重大影响；②引起个体出现急性情绪困扰并在认知、行为甚至躯体反应等方面出现功能失调，但其表现不足以诊断为任何精神障碍；③个体运用平常解决问题的方法和技巧难以应付或应对失效，可能造成其社会功能下降或角色混乱。

经过重新认识和调整，大多数处于危机情况的人可以建立新的平衡，渡过危机。危机的持续时间一般较为短暂，不超过 6～8 周。

## 二、危机的类型与结局

### （一）危机的类型

**1. 发展性危机**　在人的成长和发展过程中出现的，如求学、工作、恋爱、结婚、生育、退休等。

**2. 境遇性危机**　遭遇罕见或异乎寻常的事件，如交通事故、空难、地震与火灾等。

**3. 存在性危机**　人生的重大问题，如目的、独立性、自由、价值、意义等。

### （二）危机的结局

危机的结局一般有三个；①有效地应付和渡过危机，获得经验和成长；②暂时渡过危机，但并没有真正将危机造成的影响解决好，而是遗留下一些心理问题等，以后在一定条件下会再次浮起；③心理、生理崩溃，发生精神障碍。

## 三、危机干预

危机干预（crisis intervention）是指心理危机干预工作者利用专业技术，帮助处于危机的个体渡过心理危机，恢复生理、心理社会功能水平。危机干预是短程和紧急心理治疗，本质上属于支持性心理治疗，是为解决或改善当事人的困境而发展起来的，以解决问题为主，一般不涉及当事人的人格塑造。

**（一）危机干预的目标和时机**

危机干预的目标就是阻止危机反应的恶化，加速康复过程，预防危机反应，恢复社会功能。

危机事件发生时是进行心理危机干预的最佳时机。危机发生后应尽早开展心理危机干预，如果危机持续，可以在几周内进行，但一般认为若在危机发生6周后进行，其效果就微乎其微了。

**（二）危机干预的对象**

干预对象至少包括与危机事件有关的四类人员。

（1）亲历事件的幸存者；

（2）事件遇难者或幸存者的亲属；

（3）事件的现场目击者（包括现场救援人员）；

（4）事件的其他相关人员，如非现场救援人员、公共突发事件发生地的邻近区域人员等。

早期心理干预，应根据其心理状况的具体情况，分别采用全面整体干预与个别重点干预。

**（三）危机干预的队伍组成**

危机干预队伍一部分是精神卫生工作者，另一部分由职业救援人员、消防人员、军队人员、警察、医疗工作者、老师、学生、政府工作人员、社区工作人员、志愿者等组成。干预者的队伍组成后应进行培训，其内容包括精神卫生工作者为其他人员讲解创伤的心理过程、基本访谈的技巧、倾听的技巧、处理问题的技巧等心理学医学方面知识；其他人员向各行业的人员介绍和现场讲解各行业的工作和压力情况等。

**（四）危机干预的基本工作程序**

**1. 出发前准备**

（1）了解危机事件的基本情况，包括类型、伤亡人数、道路、天气、通讯和物资供应等；了解目前政府救援计划和实施情况等。

（2）复习本次危机事件引起的主要躯体损伤的基本医疗救护知识和技术，例如骨折伤员的搬运、创伤止血等。

（3）明确即将开展干预的地点，准备好交通地图。

（4）初步估计干预对象及其分布和数量。

（5）制定初步的干预方案和实施计划。

（6）对没有心理危机干预经验的队员，进行紧急心理危机干预培训。

（7）准备宣传手册及简易评估工具，熟悉主要干预技术。

（8）做好团队食宿的计划和准备，包括队员自用物品、常用药品的配备等。

（9）外援心理援助医疗队在到达灾区之前，尽量与当地联络人进行沟通，了解危机事件情况，做到心中有数。

**2. 现场工作流程**

（1）接到任务后按时间到达指定地点，接受当地救援指挥部指挥，熟悉危机事件情况，确定工作目标人群和场所。

（2）在已有心理危机干预方案的地方，按照方案开展干预；还没有制订心理危机干预方案的地方，抓紧制订干预方案。

（3）分小组到需要干预的场所开展干预活动。在医院，建议采用线索调查和跟随各科医生查房的方法发现心理创伤较重者；在重大灾难转移集中安置点，建议采用线索调查和现场巡查的方式发现需要干预的对象，同时发放心理救援宣传资料；在灾难发生的现场，在抢救生命的过程中发现心理创伤较重者并随时干预。

（4）使用简易评估工具，对需要干预的对象进行筛查，确定重点人群。

（5）根据评估结果，对心理应激反应较重的人员及时进行初步心理干预。

（6）对筛选出有急性心理应激反应的人员进行治疗及随访。

（7）有条件的地方，要对危机事件处理工作的组织者、社区干部、救援人员采取集体讲座、个体辅导、集体心理干预等措施，教会他们简单的沟通技巧、自身心理保健方法等。

（8）及时总结当天工作。每天晚上召开碰头会，对工作方案进行调整，计划次日的工作，同时进行团队内的相互支持，最好有督导。

（9）将干预结果及时向当地危机事件处理指挥部负责人进行汇报，提出对重点人群的干预指导性意见，特别是对重点人群开展救援工作时的注意事项。

（10）心理救援医疗队在工作结束后，要及时总结并汇报给有关部门，全队接受一次督导。

### （五）常用危机干预的方法

目前，创伤后早期干预最受关注和使用比较多的方法有：心理急救（psychological first aid，PFA）、心理疏泄［如紧急事件应激晤谈（critical incident stress debriefing，CISD）］、认知行为治疗，特别是聚焦创伤的认知行为治疗（trauma - focused cognitive behavioral therapy，TF - CBT）、眼动脱敏与再加工、药物治疗等。

**1. 心理急救**　PFA 指对遭受创伤需要干预的人提供人道性质的支持，是一种创伤后即刻干预的方法，目的是评估和缓解创伤后即刻压力、稳定心理和行为功能、易化心理和行为适应力、根据需要提供进一步医疗服务。PFA 被广泛应用于公共卫生、精神卫生、医疗及应急响应体系中，且被国际人道主义组织如世界卫生组织、国际红十字会等推荐使用。

**2. 紧急事件应激晤谈**　CISD 是一种包括心理疏泄的结构式回顾方法，常以小组方式进行来讨论对灾难的应激体验，目的是减轻精神创伤事件的影响，帮助个体在经历事件后能尽早恢复日常功能。CISD 通常在事件发生后 48 小时~10 天内进行，持续 3~4 小时；也有专家建议，重大灾难发生后可以在 3~4 周后进行。

**3. 聚焦创伤的认知行为治疗**　如果幸存者出现临床上明显的痛苦，或是社会、执业或其他领域的功能损害持续或加重超过 2 天，或符合 ASD 诊断，则应使用包含 4~5 个阶段的简易 TF - CBT 进行干预。相对于简单的教育和心理支持，在创伤后 2 周进行 TF - CBT 更能有效预防 PTSD 的发生和减少抑郁症状。

**4. 眼动脱敏与再加工**　EMDR 是以暴露为基础的一种治疗技术，由 Francine Shapiro 于 1991 年正式提出。它通过建立更具适应性的应对机制来减少痛苦记忆的长期影响。创伤后应激障碍实践指南中推荐 EMDR 能有效治疗急慢性 PTSD 症状，而且多数研究都证明了 EMDR 的有效性和安全性。

**5. 药物治疗**　对于精神创伤后急性症状如失眠或警觉度升高，可以予以简易的药物治疗和自我镇静方法。

总之，对于精神创伤急性期危机干预的方法，最为推崇 TF - CBT，EMDR 也有好的疗效。

⊕ **知识链接**

### 危机管理中的 SAFER – R 模型

SAFER 模型来源于美国的国际危机事件应激基金会，由艾弗里（Everly）于 1995 年提出，并于 2015 年修订成为 SAFER – R。我国学者 2016 年将该模型引入中国，并在 COVID – 19 心理危机干预中推荐使用。

S：stabilize，稳定化。通常包括：建立关系；满足基本需求；减轻急性压力源；稳定化技术等。

A：acknowledge the crisis，认识危机。认识危机就是让来访者叙事，邀请他叙述整个危机过程，包括发生了什么、他做了什么等。通过叙述事情的经过，来访者可以在一定程度上宣泄情绪。

F：facilitate understanding，增进理解。利用上一阶段获得的信息，干预者进一步帮助亲历者了解到自己在认知、情绪、躯体、行为、三观（世界观、人生观、价值观）等五个层面的"异常反应"都是"对非正常事件的正常反应"。

E：encourage effective coping，鼓励有效应对。有效应对方面的工作包括多个方面：满足基本需求，联络、支持，宣泄、疏泄，社会支持，提供信息，应激管理，解决问题，冲突化解，认知重建，心灵和信仰方面的应对，经济方面的应对，反复确认，正常化，给予希望。

R：recovery of referral，转诊。本身就有精神疾病、创伤，危机事件唤醒之前的疾病或创伤者；危机后出现严重精神障碍的患者需要服用药物者；可能患创伤后应激障碍者；有自杀风险者等，则需将来访者转介给医疗机构，从而更好、更及时地帮到他们。

**目标检测**

答案解析

1. 自杀相关的危险因素有哪些？自杀的预防与干预措施有哪些？
2. 临床工作中攻击行为的处理原则和治疗有哪些？
3. 危机干预的基本工作程序有哪些？
4. 常用的危机干预方法有哪些？

（张迎黎）

书网融合……

本章小结

题库

# 第十六章 会诊－联络精神病学

> **学习目标**
> 1. **掌握** 会诊－联络精神病学概念、基本技能、临床应用及处理。
> 2. **熟悉** 会诊－联络精神病学工作范畴和意义。
> 3. **了解** 会诊－联络精神病学的历史、现状与发展。
> 4. 学会识别各科躯体疾病引起或共病的精神障碍；具备会诊－联络精神病学的基本技能。

## 第一节 概 述

PPT

### 一、基本概念

**1. 会诊精神病学** 会诊精神病学是指精神科医生应其他科医生的邀请，对该科患者提出精神病学诊断、治疗和处理建议，提供咨询服务。

**2. 联络精神病学** 联络精神病学是指精神病学与其他学科之间进行联合，共同协作研究和处理躯体疾病。精神科医师与非精神科医师进行定期接触，帮助非精神科医务人员认识、处理患者的心理社会问题和精神病学问题，并进行精神病学教学和科研工作。联络精神科医师是医疗小组的成员，与相关人员密切配合，对患者、家属和非精神科医务人员起教育作用，预防和处理医患矛盾。

**3. 会诊－联络精神病学（consultation－liaison psychiatry，CLP）** CLP 是精神医学的一个重要分支，又称综合医院精神病学（general hospital psychiatry），是联系精神科与其他医学学科的纽带。是指精神专科医师应用精神科的知识和技能在综合医院的非精神科开展相关的临床、教学和科研工作，重点探讨社会心理因素对躯体疾病发生、发展、疗效和预后等方面的影响和躯体疾病引起或共病精神障碍的识别与处理。

### 二、历史、现状与发展

20 世纪 20～30 年代的美国开始提出会诊－联络精神病学的初步的概念。美国许多综合性医院陆续建立了精神科，以便在治疗患者、教学和临床研究方面加强精神病学与普通医学的联系。1939 年 Bilings 首先提出"联络精神病学"一词。1945 年以后，美国教学医院中联络精神病学服务组织继续增加。1959 年，欧洲各国（如英、法、德国等）也设立了精神科会诊服务，但没有正式的会诊联络机构。1959 年加拿大蒙特利尔皇家医院创建了会诊－联络精神病学组织，出版了《联络会诊精神医学》杂志，并制定和修订相关指南。20 世纪 70 年代以后，基于疾病谱的改变以及临床需求的增加，美国各级医生开始关注会诊－联络精神病学，包括初级保健医生对精神疾病的关注，使综合医院各科医生对精神科的认识进一步提高。20 世纪 70 年代以后，美国和欧洲各国 CLP 都得到了迅速发展，同时欧美各国也开始重视会诊－联络精神病学。1987 年，欧洲经济共同体资助欧洲 14 个国家的精神科医生组成了欧洲会诊－联络工作组，使 CLP 在欧洲得到了迅速发展。1997 年，欧洲会诊－联络精神病学及心身医学联合会成立之后，有更多的国家开始制定相关指南，并开始进行规范化的技术培训。

20世纪80年代，我国引入CLP的概念，并开展相关工作和研究。2006年中华医学会精神科分会成立会诊 - 联络精神病学协作组。目前国内大部分三级医院都成立了精神心理科，相继开展了这方面工作。目前有部分综合医院开展了相关工作，如"双心门诊"；老年科、妇科、耳鼻喉科、呼吸科、外科等非精神科都在开展"多学科联络会诊"等。多学科联络会诊（multi - disciplinary treatment，MDT）是由多学科资深专家以共同讨论的方式，为患者制定个性化诊疗方案的过程，尤其适用于肿瘤、肾衰、心衰等复杂疾病的诊疗。在MDT模式中，患者在治疗前可得到由内外科、影像科及相关学科专家等组成的专家团队的综合评估，以共同制定科学、合理、规范的治疗方法，如眩晕MDT、老年评估MDT、心脏移植MDT、糖尿病足MDT、心衰MDT等。

## 三、意义

**1. 有利于改善临床服务** 包括为非精神科医务人员提供精神科诊疗服务。

**2. 有利于加强教育培训** 包括向医学生、住院医师和非精神科医务工作者进行基本的精神病学教育培训。

**3. 有利于科学研究** 包括躯体疾病并发精神疾病以及躯体疾病心理和行为问题的研究。

4. 有利于非精神科医生逐渐认识到心理干预以及行为方式的调整对慢性疾病康复的重要性。

5. 通过会诊联络，可使患者缩短住院天数，提高病床周转率；预防事故发生，如自杀、外逃、伤人毁物和医患冲突等；及时转诊或处理有关患者，减轻患者痛苦，减少医疗资源浪费。

6. 提高临床各科对医学模式的认识和操作技巧。

7. 提高精神科医师对躯体疾病的处理水平。

8. 做好生物 - 心理 - 社会医学模式服务，促进疾病的康复。

⊕ **知识链接**

### 中国医师协会外科医师分会 MDT 专委会

2015年5月15日北京成立了"中国医师协会外科医师分会多学科综合治疗专业委员会"，简称"中国医师协会外科医师分会MDT专委会"。MDT专委会的主要工作目标是：推广MDT理念、制定MDT规范和共识；探索制定、推广可执行的MDT组织形式和流程；通过组织各地区MDT活动，协助提高国内各级医院MDT协作精神和诊疗水平；加强院际之间MDT协作和交流，打破院际间壁垒；将互联网引入MDT活动中，促进全国MDT开展。通过MDT专委会的工作让MDT理念深入人心，让规范化、合理化的疾病治疗从MDT模式中得到实现，让更多医生从MDT中获得成长，让更多患者从MDT中获益。

# 第二节 工作范畴

PPT

## 一、任务

1. 提供联络或会诊服务，对相关医护人员的精神科知识和技能进行再培训，包括精神科和非精神科的医生、护理人员。

2. 开展患者精神卫生相关知识的教育。

3. 协同各科医生解决患者的精神心理问题。

4. 掌握躯体疾病患者的精神症状或精神障碍的识别及治疗。

5. 对心理、社会因素以及精神症状在躯体疾病发生、临床表现、疗效、依从性、预后等因素影响的研究。

## 二、服务模式

1. 非精神科医生为主的服务模式。

2. 综合医院精神科为主的服务模式。这种模式在 20 世纪 90 年代大学教学医院开始发展精神科之后变得越来越普遍。部分中心在综合医院（如四川大学附属华西医院、中南大学湘雅二医院、上海同济大学附属同济医院）设有精神科住院和 CLP 服务。

3. 专科精神病院为主的服务模式。

4. 会诊－联络中心的服务模式。

PPT

# 第三节　基本技能

## 一、病例发现

### （一）病例发现的方法

精神科病例的发现离不开全面、完整且有重点的病史资料。由于精神疾病患者的特殊性，患者往往否认自己有精神疾病，或不能接受不适症状是由精神疾病所致，因此医生在采集病史时要尽可能地取得患者配合，耐心听取患者介绍自己病情相关内容，同时也从家属、陪同就诊者中尽可能地获取更多的病史资料。

病史获取过程中与其他临床科室有明显区别的地方。在一般资料的获取时，与精神科患者是否有自知力相关，可反映患者对自己精神状态的评估；详细问诊患者是否有精神刺激或重大精神创伤；从事的职业是否与疾病相关；患者的人际交往；起病的缓急，往往跟严重的器质性精神障碍相关。

若患者病史较长，具有反复发病，多次在外院就诊，仍未能解决的特点，那医师应高度怀疑患者可能为"躯体形式障碍"，该类疾病均有上述特点。如既往史有精神疾病，应详细询问是否有自伤、自杀、物质依赖、伤人毁物等病史，同时重点询问颅脑外伤、中毒、感染、高烧等病史。个人史主要询问患者精神发育情况、个性、个人生活习惯等。询问精神病家族史。

### （二）非精神科医生对病例发现工具的使用

**1. 必要的精神检查**　从以下四个方面进行简短的检查。

（1）一般情况　患者意识、定向力、仪态外表、接触情况、日常生活方面、睡眠及饮食方面。

（2）认知过程　感知觉障碍，常见感觉过敏；思维内容障碍，如妄想，非精神科医生能够感受到患者的想法非常脱离现实便可怀疑；思维形式障碍，如躁狂的患者言语增加、滔滔不绝，发现思维奔逸，抑郁的患者思维迟缓等。注意力、记忆力、智能检查。

（3）情感活动　首先可初步判断患者占优势的情感表现，如情绪高涨、低落、淡漠、愤怒等。情感是否稳定、协调。

（4）意志行为活动　主要判断有无意志活动及本能的增强或减退，观察亚木僵、主动被动等，是否存在自伤、自残行为等。

**2. 精神检查基本原则及技巧** 交流时以被检查者为中心，尊重和关注患者，多鼓励，不要歧视、训斥他们，多表达理解和支持，坚持"三不"原则，既"不陷入争辩、不轻易打断、不对患者进行法律和道德判断"。

**3. 必要的测评量表** 根据结果可辅助参考。常用量表包括宗氏抑郁自评量表、宗氏焦虑自评量表、PHQ－9、GAD－7、SCL－90、HCL－32、简明精神评定量表、阳性与阴性症状量表、汉密尔顿抑郁量表、汉密尔顿焦虑量表等。

## 二、诊断

**1. 诊断标准依据** ICD－10、ICD－11 和 DSM－5。

**2. 诊断思路** 遵循"SSD 诊断思路"，即"症状－综合征－诊断"的思维方法。主要从问诊及精神检查识别症状，再根据症状组合确定综合征或症状群，进行综合分析，提出可能的诊断假设。

## 三、沟通

首先医生应承认患者的痛苦和功能障碍，不能主观而又片面地判断，如认为患者"没病""装病"等，耐心听取患者的症状描述，对患者表示同情，并能进行帮助。

向患者尽可能地解释清楚，尽可能让患者能接受目前的诊断，不要因病耻感，以为自己得了"精神病"，不光彩，不敢进一步就诊，影响治疗。

允许患者对目前自己的判断持有怀疑的态度，若结合患者病史、检验报告、诊断标准等仍无法获得患者信任，可推荐患者"边治疗边观察"，在后期随访过程中逐渐获得患者信任，也可推荐患者进一步前往专科就诊。

做好医患沟通，使患者及家属初步认识目前患者的疾病状态，沟通好处理及治疗方案，以获取配合。

## 四、干预

依据精神科会诊意见继续在本科室治疗，并按会诊意见治疗。如需要转诊到精神科就诊治疗，联系好住院事宜转诊。

## 五、治疗

治疗原则：病因治疗；对症治疗；提供必要的心理治疗；做好精神障碍的康复与随访跟踪。

# 第四节 临床应用及处理

PPT

## 一、躯体化障碍

### （一）临床特征

患者主诉有各种躯体不适症状，但经过医生查体及全面检查，未发现器质性病变。主要表现为受自主神经支配的器官系统（如心血管系统、呼吸系统、胃肠道系统、肌肉骨骼系统或泌尿生殖系统等）的各种不适主诉。

两个特点：①自主神经功能紊乱，如心慌、出汗、脸红、颤抖；②非特异性症状，如部位不定的疼痛、烧灼感、沉重感、紧束感、肿胀感等。

患者的疾病体验、表达，对疾病的解释、归因、求助动机，对医师的期望等心理活动具个体特异性和主观性。

### （二）会诊联络要点与诊断治疗

1. 会诊前仔细查阅相关病历资料。

2. 与主管医生沟通，明确会诊的原因及患者相关情况。

3. 必要时与家属沟通，准确了解患者的病史、当前和过去的社会功能以及当前或过去的社会心理应激源。

4. 建立良好的医患关系，患者能接受诊断及治疗。

5. 通过精神检查寻找精神症状，注意观察患者对问题的情绪反应程度。

6. 通过体格检查，包括必要的神经系统检查、实验室检查进行综合评估分析。

7. 使用心理测评：除常用评估量表外，适当选择明尼苏达多相人格量表，对可能是装病、疑病有一定的参考依据。

8. 依据 ICD-11 躯体化障碍的诊断标准。

9. 躯体化障碍患者的治疗依从性欠佳，大多数患者抵制精神科会诊，所以会诊医师首先建立良好的医患关系，才能使患者更好地配合治疗，更快地见到疗效，形成一个良性循环。

## 二、疼痛

**1. 概念**  国际疼痛研究组织（IASP）对疼痛的定义为："一种与组织损伤或潜在损伤相关的不愉快的主观感觉及情感体验"。生理条件下，当机体受到威胁时，疼痛可以提供警报信号，是不可缺少的一种生命保护功能。但在病理条件下，疼痛往往与自主神经活动、运动反射、心理和情绪反应交织在一起，也是大多数疾病具有的共同症状，给患者带来痛苦。

**2. 沟通**  精神科会诊医师先与主管医师沟通，详细了解患者相关情况，再会诊。如果患者会诊后建议转精神科，主管医师要与患者先沟通好，以免患者对转诊有所抵触。另外，精神科会诊并介入治疗后，还是要反复排除器质性疾病，以免漏诊，耽误治疗。如有腹部疼痛患者，反复就诊多家医院，诉没有器质性疾病，在精神科住院，考虑有精神心理问题，干预后疼痛也有缓解，但疼痛仍有波动，后进一步检查，发现胰腺癌。

**3. 治疗原则**  除病因治疗、对症精神科药物治疗外，心理干预如催眠治疗、瑜伽和冥想、康复训练、健康教育、认知行为疗法对疼痛的控制也有一定疗效。

## 三、脑器质性综合征

脑器质性综合征常分为谵妄和痴呆。

**1. 谵妄**

（1）概念及临床症状  谵妄是急性或亚急性起病的注意障碍（即指向、聚焦、维持和转移注意的能力减弱）和意识障碍（即对环境的定向力减弱），此障碍在很短的时间内发展，通常为数小时至数天，在 1 天内症状常出现波动，并伴其他认知障碍（如记忆、语言、视空间功能或感知觉障碍等），可影响睡眠觉醒周期，睡眠倒错。谵妄常见于老年群体，如急诊老年患者、住院老年患者时常出现谵妄。

（2）治疗原则  病因治疗、对症治疗、支持治疗。

**2. 痴呆**

（1）概述及临床症状  痴呆被定义为一组较严重的、持续的认知障碍。临床上以缓慢出现的智能减退为主要特征，伴有不同程度的人格改变，但无意识障碍。近记忆受损是最早的核心临床表现之一。

另外一个早期症状是学习新知识、掌握新技能的能力下降，主要是近事记忆功能受损。随着病情的进展，患者远事记忆也会受损，抽象思维丧失，对一般事物的理解力和判断力越来越差，注意力日渐受损，可能出现计算困难以及时间地点和人物定向障碍。非系统性妄想，内容通常与被盗、遗失、疑病、被害或者配偶的不忠有关。当智能全面衰退、痴呆严重时，患者自理能力丧失甚至失去言语对答能力，有大小便失禁的现象。

（2）治疗　见相关章节。

## 四、伴有精神病性症状的内、外科等疾病

对伴有急性精神病性症状的内科、外科患者，精神科会诊医师首先要鉴别精神状态的异常是患者原有精神疾病的波动，还是躯体疾病导致的各种精神症状。

首先是排除导致精神症状出现的潜在躯体疾病。内科学检查应该包括全面的病史采集、全面的系统回顾、生命体征的评估，再根据指征进行体格检查和实验室检查。医生需要警惕某些特点人群（如无家可归者、静脉注射毒品者），因为这些人群常常是具有躯体疾病危险因素的个体。

精神科医师在处理伴有精神病性症状的内科、外科等学科疾病患者中，需要做好综合评估并诊断后，给予抗精神病药规范化治疗，并做好监测随访，及时处理。

## 五、焦虑、抑郁症状

**1. 概述**　在综合医院接受诊疗的患者中，有相当一部分存在不同程度的焦虑/抑郁症状。

**2. 焦虑症状**

（1）焦虑相关的躯体化症状/心理生理综合征　通过仔细询问，我们可分辨出这些症状是否与应激有关。患者对许多生活事件有过度的担忧、紧张、害怕等。常见的躯体化症状是头晕、心悸、胸闷、气短、肌肉紧张、出汗、尿频、恶心、呕吐和便秘等。任何与躯体疾病相关的躯体症状都可能因焦虑而被夸大或加剧，例如疼痛。

（2）焦虑综合征的管理和治疗　通过使用抗焦虑药物、抗抑郁药物、心理干预（包括认知行为疗法、安抚、支持性心理治疗、放松训练、正念训练和自我催眠）来减轻焦虑。

**3. 抑郁症状**

（1）抑郁相关的躯体症状/心理生理综合征　对躯体症状的抱怨在抑郁障碍中很常见。抑郁相关症状包括睡眠障碍、食欲不振、头痛、体重减轻、便秘、性欲减退，而女性中的闭经、便秘、疲劳和身体疼痛不适尤其常见。还应寻找精神心理症状，如情感低落、兴趣下降、内疚、无价值、无助、绝望及自杀意念等症状。临床医生应回顾患者的抑郁病史、家族史及其他相关临床资料的收集。

（2）抑郁综合征的治疗和管理　具体治疗见抑郁障碍治疗章节。

## 六、会诊－联络精神病学的特殊情况

### （一）医疗系统处理困难的患者

**1. 困难患者的类型及临床特征**　激惹状态的患者会出现攻击行为；内疚、丧偶的患者可能会好争论；颞叶癫痫患者出现思维黏滞；躁狂发作患者常常有情绪爆发，他们的看护者顾及名声会产生焦虑；精神分裂症患者会变得不听话。"困难患者"也可能是有人格障碍的人。分裂型、依赖型或偏执型人格障碍的患者与治疗医生并不难相处。但是，反社会型、边缘型或自恋型人格障碍患者中的有些人会成为"困难患者"。反社会型人格障碍的特征是：漠视他人权利和具有暴力倾向。边缘型人格障碍的特征是：人际关系不稳定、内省性低、情感不稳定、易冲动。自恋型人格障碍的特征是：举止浮夸、缺乏共情。

**2. 面对医疗系统处理困难患者的原则**

（1）理解患者的真实压力。

（2）避免打破必要的防御。

（3）避免过度刺激患者想接近的愿望。

（4）避免过度刺激患者的愤怒。

（5）避免挑战患者自恋的权利。

**3. 精神科会诊医师角色**　会诊医师首先应直接询问主管医生，因为书面记录不能反映管理困难患者中的所有问题。会诊医师也应询问护士有关患者对常规医疗措施的反应，会诊医师比较医嘱与实际执行医嘱的差别。

会诊医师在处理"困难患者"的过程中承担的角色是：采用咨询者—导向的方法，用反移情的技巧将愤怒和恐惧从患者身上引开，并能积极调动患者和会诊医师之间的关系；会诊医师还应积极推行一种行为管理方式，并记述在医疗病历上，以了解患者在与医生的持续接触中产生的需求；尊重患者的权利而避免触碰患者所需的防御；对依赖、操控、愤怒和自我毁灭行为进行严格的限制。

**4. 精神科医生的工作**　做精神状态检查；完成心理测评；诊断与鉴别诊断；完成标准访谈（包括移情和反移情的应用）；评估自杀风险；评估冲动攻击风险；评估物质滥用及成瘾性、依赖模式。建议给予短程心理干预。

### （二）外科手术前后的心理反应

手术是一种心理应激源，最常见的应激反应为焦虑、抑郁、紧张等。重视手术前心理干预，确保患者保持最佳状态面对手术，提升患者配合度，可有效强化手术治疗的有效性和安全性。

手术前后的会诊中应注意：给患者以同情心和亲切感，理解其疾患的痛苦以及恐惧和焦虑等心理负担；细心认真地听取患者的叙述、要求和猜疑，在可能的情况下给以充分的解释和鼓励，使其配合治疗。让患者了解术后可能出现的疼痛、功能破坏或残缺等情况，使其面对现实，做好充分的思想准备；帮助减轻与患者有关的不利心理行为因素，避免其对药物依赖、长期卧床、活动迟缓、局部或全身肌肉紧张或废用性萎缩等情况的发生。

### （三）ICU 综合征

⇒ **案例引导**

> **临床案例**　患者，男，43 岁，干部，冠状动脉旁路移植术后带气管插管返回病房，行呼吸机辅助呼吸，全麻清醒后剧烈躁动，出现快速心律失常，心率达 150 次/分以上，立即采取相应措施，镇静药物对症治疗，病情稳定后，于次日上午 10：00 拔除气管插管，由于过分紧张，情绪激动，怀疑手术疗效。
>
> **讨论**　该患者的 ICU 综合征的可能风险因素？怎样给本患者制定 ICU 综合征预防策略？

ICU（intensive care unit）综合征：指患者在 ICU 监护过程中出现的以心理障碍为主，兼具其他表现的一组临床综合征。

患者临床表现呈多样性，程度轻重不一，主要是以精神障碍为主，兼有其他伴随症状。

**1. 谵妄状态**　是本征最常见的症状。

**2. 思维障碍**　既可通过语言，又可通过行为表现出来。

**3. 情感障碍**　少数患者表现为情感高涨和欣快症，多数患者表现为情感低落。

**4. 行为动作障碍**　行为动作失常，如乱喊乱叫、撕衣毁物、打人骂人等。

**5. 智能障碍** 老年患者常见。

**6. 其他表现** 失眠（夜不眠、昼浅眠）、头痛、腰背痛、便秘、腹泻、皮肤异样感等。

会诊时应根据患者不同心理特点，给予不同心理支持、疏导及疾病宣教，以预防 ICU 综合征的发生。对于已发生 ICU 综合征的患者，通过分析导致其不良心理反应的主要原因和影响因素，制定合理的干预计划，采取针对性的个体化干预措施，把危险因素控制到最低点，并充分调动患者的自身心理防御机制，使其尽快康复。

### （四）器官移植

**1. 器官移植患者最常出现的心理障碍**

（1）忧郁 对出现的术后并发症表示担忧，术后产生排斥反应等时，产生无助感。

（2）不顺从医疗 包括不能按医嘱服药，不能按医嘱调配饮食，失约未回医院门诊，违反医嘱出院、离院等。

（3）焦虑 常合并自主神经功能亢进的症状，如恶心、呼吸急促、胸闷、出冷汗、心悸等。

（4）器质性脑症候群表现 注意力不集中，意识、知觉障碍，谵妄状态或伴有癫痫出现。

（5）物质滥用 认为生存时间有限，对生活作息、饮食等任意放纵。

**2. 器官移植后患者需要面临 3 个心理调试阶段**

（1）外物植入的异体阶段 患者会出现被不明陌生人体器官植入身体的异样感，过度专注保护该器官。一些适应不良的患者甚至产生幻觉、肮脏、排斥、恶心与恐惧不安心理。

（2）部分融入身体阶段 随着抗排斥药物习惯性服用，异物感逐渐减少，对外来器官过度呵护关注感消退。

（3）完全一体化阶段 患者恢复到以前生活习惯，不会觉得身体有任何异样感。但有些患者可能不太遵从医嘱，恢复到以前不良饮食与生活作息状态，导致了器官再度衰竭病变。

### （五）恶性肿瘤患者

**1. 心理特征** 得知自己诊断后，可能经历的心理状态一般分为 5 个阶段。

（1）否认期 怀疑诊断错了或与别人搞混了，对医生的诊断表示否认，多数患者要求复查。

（2）恐惧焦虑期 诊断确切无疑时，出现焦虑、恐慌和惧怕心理，感到死神就要降临。

（3）妥协期 一种患者积极接受诊断，认为既然无法摆脱这一命运，不如在有限的时间里多感受人生的乐趣，他们常能配合治疗和护理，并主动参加社会活动；另一类患者则消极接受命运，认为自己无法与命运抗争，死亡是在所难免，他们经常交替出现愤怒与抑郁，加速了癌症的进程。

（4）抑郁期 因医疗费用，感觉自己成为家庭的负担。表现为消极被动、活动减少、情绪低沉、沉默不语及行为退缩，陷入极度的沮丧和绝望中。

（5）接受期 经过以上一个或几个时期的经历后，有些患者逐渐接受了自己身患癌症的现实，情绪趋向稳定，比较正确而客观地面对现实、面对未来。

**2. 肿瘤患者伴发的精神心理症状** 常见的有焦虑障碍、抑郁障碍、躯体症状及相关障碍、适应障碍、谵妄及睡眠障碍。

**3. 治疗**

（1）非药物治疗 包括认知行为治疗、支持性心理治疗、生物反馈疗法、放松训练、治疗性沟通等。

（2）药物治疗原则 病因治疗、对症治疗及支持治疗。

## 七、精神科急会诊

### （一）精神科急会诊概述

是急诊医学的一个分支，也是临床精神病学的一个分支。精神科急会诊是综合医院会诊－联络的核心内容之一。

主要涉及精神和行为障碍、危及生命的紧急处理，并能迅速有效地解除患者痛苦，防止病情进一步恶化，尽最大努力挽救患者的生命。

### （二）常见门诊急会诊精神心理问题

1. 各种急性精神障碍的急诊处理、自杀行为。
2. 脑器质性和躯体疾病所致的意识障碍。
3. 精神药物过量和中毒。
4. 精神药物不良反应。
5. 与精神活性物质滥用有关的精神障碍。
6. 儿童和青少年的心理问题。
7. 社会心理危机问题：天灾人祸、重大事故等。

### （三）精神科急会诊评估

1. 病史的采集：重点是器质性精神障碍的病史采集。
2. 初步评估精神症状是器质性疾病引起还是功能性精神疾病所致。
3. 精神疾病诊断的初步评估。
4. 依据病情和经验作出病情严重程度的评估。
5. 进一步处理评估门诊治疗还是住院治疗。

### （四）会诊联络急会诊需住院治疗患者

1. 病情严重（幻觉、妄想突出等）或躯体情况较差的患者。
2. 具有严重自杀行为和企图患者，具有冲动暴力倾向和行为的患者。
3. 木僵、不合作或生活不能自理患者。
4. 治疗依从性差患者。
5. 诊断不明或需进一步住院观察和检查的患者。

### （五）精神科急会诊处理原则

1. 鉴别器质性或功能性精神障碍、有否共病，考虑患者年龄，女性是否妊娠或哺乳。
2. 尽快控制患者兴奋躁动、自杀和暴力行为。
3. 纠正水电、酸碱平衡失调，治疗原发疾病。
4. 严重消极言语和行为的患者，要高度重视并向患者家属交代、沟通和签字。
5. 有严重躯体疾病患者及时请相应科室急会诊，应立即转入相应临床科室处理。

## 第五节 展 望

随着科技的不断进展以及人们对美好的更高层次的医疗需求，现代医学模式不断更新发展，会诊－联络精神病学愈发受到重视。部分国家已经开始强调非精神科医生应邀请精神科医生会诊处理躯体疾病伴发的精神心理问题。对于需要长期精神科服务的患者，也需要精神科与非精神科医生的联合查房。近年来美国部分医院开始组成包括精神科医生在内的专业团队，提供专门服务，临终关怀小组也有精神科医生的参与。目前，欧美国家会诊－联络精神病学服务，除综合科室和精神科的医务人员外，还会邀请患者、家庭成员、护士、社会工作者等参与制定医疗方案，甚至还需要伦理审查工作人员和医院管理人员参与解决一些复杂的问题。在法国、英国等国家，MDT 模式已经成为医院医疗体系的重要组成部分。

目前国内的会诊－联络精神病学服务模式以邀请精神科医生会诊为主，主要是协助疾病的诊断和指导用药。部分医院开展了联络精神病学服务模式，跟踪随访服务，开展了联合查房。中华医学会精神病学分会综合医院精神心理研究协作组起草了"联络会诊精神医学相关指南"，会诊－联络精神病学将会越来越规范。

现代医学技术发展日新月异，特别是大型综合医院，其学科分类越来越细，出现更多的专科和亚专科，会诊－联络精神病学服务会越做越规范，越来越细化。其中 MDT 可最大限度减少患者的误诊误治，缩短患者诊断和治疗等待时间，增加治疗方案的可选择性，制定最佳治疗手段，改善患者预后，同时避免了不停转诊、重复检查给患者家庭带来的负担，从而提高了患者满意度。

会诊－联络精神病学已不仅是精神医学的一个重要分支，也是整个现代医学发展的客观需要，它必将在全世界兴起并发展。

答案解析

## 目标检测

1. 什么是会诊－联络精神病学？
2. 会诊－联络精神病学任务是什么？
3. 会诊－联络精神病学服务模式有哪些？
4. 会诊－联络精神病学的意义是什么？
5. 常见的需要精神科急会诊的心理问题有哪些？

（邹韶红　胡曼娜）

书网融合……

本章小结

题库

# 第十七章　躯体治疗

精神障碍的躯体治疗（somatotherapy）主要包括药物治疗和物理治疗。药物治疗是改善精神障碍，尤其是严重精神障碍的主要措施。物理治疗，尤其是改良电抽搐治疗，在精神障碍急性期治疗中具有重要地位。

## 第一节　药物治疗概述

精神障碍的药物治疗是指通过应用精神药物来改变病态行为、思维或心境的一种治疗手段。20 世纪 50 年代初，第一个治疗精神障碍的合成药物氯丙嗪的出现，开创了现代精神药物治疗的新纪元。最近十几年，精神障碍的药物治疗学是临床医学领域内发展最为迅速的学科之一，各类新的精神药物正在不断开发上市。

精神药物（psychoactive medication）在传统上按其临床作用特分为：①抗精神病药物（antipsychotics）；②抗抑郁药物（antidepressants）；③心境稳定剂（mood stabilizers）或抗躁狂药物（antimanic drugs）；④抗焦虑药物（anxiolytic drugs）。此外，还有用于儿童注意缺陷和多动障碍的精神振奋药（psychostimulants）和改善脑循环及改善神经细胞代谢的脑代谢药，将在相应章节中介绍。

精神药物是亲脂性化合物，易于肠道吸收和通过血脑屏障，最终到达脑部而起作用。除锂盐外，多数精神药物主要通过肝脏代谢，导致极性增强、亲水性增加，有利于肾脏排泄。也可通过乳汁排泄，故哺乳期妇女需停止哺乳。一般来说，精神药物的半衰期较长，尤其在疾病稳定期或维持治疗期间，往往采用每日 1 次的给药方式即可。儿童和老年人代谢和排泄药物的能力低，药物清除半衰期可能延长，药物剂量应比成人适当减少。

除锂盐外，大多数精神药物的靶蛋白是内源性神经递质的受体或转运体，治疗指数高，用药安全。药物的药效学相互作用可引发毒性不良反应。例如，单胺氧化酶抑制剂与三环类抗抑郁剂或 SSRIs 合用，可以促发 5 - HT 综合征；抗精神病药物、抗胆碱能药物和 TCAs 合用，可以引起胆碱能危象。

精神病患者对药物治疗依从性差，因此掌握精神药物治疗的原则、提高患者及家属对服药必要性的认识、减少药物不良反应的发生以及使用新一代药物或长效缓释制剂，是解决依从性差的有效手段。

PPT

# 第二节　抗精神病药物

⇒ **案例引导**

　　**临床案例**　患者，女，43岁，半年前父亲车祸病故，此后出现情绪低落、回避社交，失眠。4个月前独处时经常听见有声音跟自己说话，说父亲病故与某个中央领导人有关，故多次给公安机关写信反映其父亲被害之事，近1个月感到自己的思维不能自由支配，自己的想法还没有说出来已经人人皆知，为此经常伤心落泪。神经系统检查未见异常。有高血压病史4年，长期服用硝苯地平片，血压控制欠佳，目前血压160/90mmHg。入院诊断及治疗：精神分裂症，高血压病。入院后完善血常规、肝功能、肾功能、彩超等检查均正常，调整降压药物为缬沙坦，测血压波动在120~141/67~88mmHg。

　　**讨论**　该患者治疗过程中可选用的抗精神病药物有哪些？其作用机制是什么？如果治疗过程中出现手足震颤、肌张力高如何处理？该患者维持期的治疗需要多长时间？

　　抗精神病药物（antipsychotic drugs）主要用于治疗精神分裂症、躁狂发作和其他具有精神病性症状的精神障碍。

## 一、分类

### （一）第一代抗精神病药

　　又称神经阻滞剂（neuroleptics）、传统抗精神病药、典型抗精神病药，或称DA受体阻滞剂。其主要药理作用为阻断中枢多巴胺 $D_2$ 受体，治疗中可发生锥体外系副作用和催乳素水平升高。代表药物为氯丙嗪、氟哌啶醇等。按临床作用特点分为低、中、高效价三类。低效价类以氯丙嗪为代表，镇静作用强、抗胆碱能作用明显、对心血管和肝脏毒性较大、锥体外系副作用较小、治疗剂量较大；中、高效价类分别以奋乃静和氟哌啶醇为代表，抗幻觉妄想作用突出、镇静作用较弱、对心血管和肝脏毒性小、锥体外系副作用较大、治疗剂量较小。

### （二）第二代抗精神病药

　　又称非传统抗精神病药、非典型抗精神病药、新型抗精神病药物等。在治疗剂量时，较少产生锥体外系副作用，但少数药物催乳素水平升高较明显。按药理作用分为四类：①5-HT和DA受体拮抗剂（serotonin-dopamine antagonists，SDAs），如利培酮、喹硫平、奥氮平、齐拉西酮、哌罗匹隆、布南色林、鲁拉西酮等。②多受体作用药（multi-acting receptor targeted agents，MARTAs），如氯氮平。③选择性 $D_2/D_3$ 受体拮抗剂，如氨磺必利。④DA受体部分激动剂，如阿立哌唑。

　　抗精神病药物的化学结构分类对药物开发和临床应用均有意义。如果某个抗精神病药物在充足剂量、充足疗程下效果不佳，则可以换用不同化学结构的药物。化学结构分类见表17-1。

表17-1　常有抗精神病药物的分类和剂量范围

| 分类及药名 | 剂量及范围（mg/d）* | 氯丙嗪等效剂量（mg）** | 半衰期（小时） |
|---|---|---|---|
| **第一代抗精神病药物** | | | |
| 吩噻嗪类（phenothiazines） | | | |
| 氯丙嗪（chlorpromazine） | 300~600 | 100 | 24 |

续表

| 分类及药名 | 剂量及范围（mg/d）＊ | 氯丙嗪等效剂量（mg）＊＊ | 半衰期（小时） |
|---|---|---|---|
| 硫利达嗪（thioridazine） | 300～600 | 100 | 24 |
| 奋乃静（perphenazine） | 16～64 | 10 | 10 |
| 三氟拉嗪（trifluoperazine） | 15～50 | 5 | 24 |
| 氟奋乃静（fluphenazine） | 5～20 | 2 | 33 |
| 癸氟奋乃静（fluphenazine decanoate） | 12.5～50/2周 | (5) | |
| 硫杂蒽类（thioxanthenes） | | | |
| 氯普噻吨（chlorprothixene） | 300～600 | 100 | 30 |
| 丁酰苯类（butyrophenon） | | | |
| 氟哌啶醇（haloperidol） | 5～20 | 2 | 21 |
| 癸氟哌啶醇（haloperidol decanoate） | 50～200/4周 | (20) | |
| 五氟利多（penfiuridol） | 20～120/周 | (10) | |
| 苯甲酰胺类（benzamides） | | | |
| 舒必利（sulpiride） | 600～1200 | 200 | 8 |
| 二苯氧氮平（dibenzoxazepine） | | | |
| 洛沙平（loxapine） | 30～100 | 10 | 4 |

**第二代抗精神病药物**

| 分类及药名 | 剂量及范围（mg/d）＊ | 氯丙嗪等效剂量（mg）＊＊ | 半衰期（小时） |
|---|---|---|---|
| 苯异噁唑类（benzisoxazole） | | | |
| 利培酮（risperidone） | 2～8 | (1) | 24 |
| 利培酮微球（risperidone for depot suspension） | 25－50/2周 | | |
| 帕利哌酮（paliperidone） | 3～12 | (1.5) | (缓释片) |
| 棕榈酸帕利哌酮（paliperidone palmitate） | 39～234/4周 | | |
| 伊潘立酮（iloperidone） | 12～24 | | 18 |
| 苯异硫唑类（benzisothiazole） | | | |
| 齐拉西酮（ziprasidone） | 80～160 | (40) | 7 |
| 苯异噻唑类（benzothiazole） | | | |
| 哌罗匹隆（perospirone） | 12～48 | | 2.5 |
| 鲁拉西酮（lurasidone） | 40～120 | | 18 |
| 二苯二氮䓬类（dibenzodiazepines） | | | |
| 氯氮平（clozapine） | 150～600 | (50) | 12 |
| 奥氮平（olanzapine） | 10～20 | (5) | 33 |
| 阿塞那平（asenapine） | 10 | | 24 |
| 二苯硫氮䓬类（dibenzothiazepine） | | | |
| 喹硫平（quetiapine） | 300～750 | (100) | 6 |
| 苯甲酰胺类（benzamides） | | | |
| 氨磺必利（amisulpride） | 400～1200 | (200) | 12 |
| 喹诺酮类（quinolinone） | | | |
| 阿立哌唑（aripiprazole） | 10～30 | (5) | 75 |
| 苯基吡啶类（phenylpyridine） | | | |
| 布南色林（blonanserin） | 8～24 | | 12 |

注：＊剂量范围主要参考美国精神病学会（Practice Guidelines for the Treatment of Patients With Schizophrenia，Second Edition，2010）。
＊＊相对于氯丙嗪100mg 的等效剂量，即效价的通俗表述，括号内为估计值供参考。

## 二、作用机制

目前几乎所有的抗精神病药物都能阻断脑内 DA 受体（尤其是多巴胺 $D_2$ 受体）而具有抗精神病作用。大致地说，传统抗精神病药物（尤其是吩噻嗪类）主要有 4 种受体阻断作用，包括 $D_2$、$\alpha_1$、$M_1$ 和 $H_1$ 受体。新一代抗精神病药物在阻断多巴胺 $D_2$ 受体基础上，还通过阻断脑内 5 - HT 受体（主要是 5 - $HT_2A$ 受体），增强抗精神病作用、减少 DA 受体阻断的副作用。

抗精神病药物主要受体的阻断作用特点分述如下。

**1. DA 受体阻断作用**　主要是阻断 $D_2$ 受体。脑内 DA 能系统有 4 条投射通路，其中中脑边缘通路与抗幻觉妄想等抗精神病作用有关；中脑皮质通路与药源性阴性症状和抑郁有关；黑质纹状体通路与锥体外系副作用有关；下丘脑至垂体的结节漏斗通路与催乳素水平升高导致的副作用有关。

**2. 5 - HT 受体阻断作用**　主要阻断 5 - $HT_2A$ 受体。5 - HT 阻断剂具有潜在的抗精神病作用，5 - $HT_2/D_2$ 受体阻断比值高者，锥体外系副作用发生率低并能部分改善阴性症状。

**3. 肾上腺素受体阻断作用**　主要是阻断 $\alpha_1$ 受体。产生镇静、体位性低血压、心动过速、性功能减退、射精延迟等副作用。

**4. 胆碱受体阻断作用**　主要是阻断 $M_1$ 受体。可产生多种抗胆碱能副作用，如口干、便秘、排尿困难、视物模糊、记忆障碍等。

**5. 组胺受体阻断作用**　主要是阻断 $H_1$ 受体。可产生过度镇静和体重增加的副作用。此外，DA 受体部分激动剂如阿立哌唑，对于 DA 功能亢进的脑区发挥拮抗作用，而对于 DA 功能低下的脑区则起到一定的激动作用。

新一代抗精神病药物中，5 - HT 和 DA 受体拮抗剂（SDAs）类抗精神病药受体作用相对简单，主要是 5 - $HT_2$ 和 $D_2$ 受体的阻断作用；多受体作用药类抗精神病药的多受体阻断作用系传统药物与 SDAs 类药物受体作用的综合，但 $D_2$ 受体阻断的副作用相对少见，选择性 $D_2/D_3$ 受体拮抗剂阻断作用明确简单；而 $D_2$ 受体部分激动剂与以往药物有所不同，主要通过减少 DA 释放起到治疗作用。

## 三、临床应用

抗精神病药物的治疗作用可以归为以下 3 个方面：①抗精神病作用，即抗幻觉、妄想作用（治疗阳性症状）和激活作用（治疗阴性症状和认知缺陷）；②非特异性镇静作用；③预防疾病复发作用。

### （一）适应证

抗精神病药物主要用于治疗精神分裂症和预防精神分裂症的复发、控制躁狂发作，还可以用于其他具有精神病性症状的非器质性或器质性精神障碍。

### （二）禁忌证

严重的心血管疾病、肝脏疾病、肾脏疾病以及有严重的全身感染、甲状腺功能减退和肾上腺皮质功能减退、重症肌无力、闭角型青光眼、既往同种药物过敏史禁用。白细胞过低、老年人、孕期和哺乳期妇女等应慎用。

### （三）用法和剂量

**1. 药物的选择**　主要取决于副作用的差别，兴奋躁动者宜选用镇静作用强的抗精神病药物或采用注射制剂（氟哌啶醇、氯丙嗪等）治疗。长效制剂有利于解决服药不合作的问题，从而减少复发，但发生迟发性运动障碍可能性较大。目前，新一代抗精神病药物在临床中有取代传统药物的趋势。

**2. 急性期的治疗**　用药前必须排除禁忌证，做好常规检查。首次发作、起病或复发、病情加剧的患者，均应视为急性期治疗。对于合作患者，以口服给药为主。多数情况下，采用逐渐加量法。一般 1 周内逐渐加至有效治疗剂量。急性症状在有效剂量治疗 2～4 周后开始改善，多数患者 4～8 周症状可得到充分缓解。如剂量充足，治疗 4～6 周无效或疗效不明显者，可考虑换药。在获得较为彻底缓解基础上，仍要继续以急性期有效剂量巩固治疗至少 6 个月，然后缓慢减量进入维持治疗。对于兴奋躁动较严重，不合作或者不肯服药患者，可以短期注射给药。通常使用氟哌啶醇或氯丙嗪。一般来说，肌注氟哌啶醇 5～10mg 或氯丙嗪 50～100mg。出现肌张力障碍可注射抗胆碱能药物东莨菪碱 0.3mg 对抗。也可与抗精神病药物注射交替进行，从而减少合用抗精神病药物剂量。

**3. 维持治疗**　一般维持剂量比治疗剂量低，传统药物的维持剂量可以减至治疗剂量的 1/2；除氯氮平外，可以采用急性期有效剂量维持治疗。临床研究表明，持续 2 年的维持治疗可以将精神分裂症患者的复发率降至 40%，过低的维持剂量仍有较高的复发率。对于首发的、缓慢起病的患者，维持治疗时间至少 5 年。急性发作、缓解迅速彻底的患者，维持治疗时间可以相应较短。反复发作、经常波动或缓解不全的患者需要无限期或终身治疗。

## 四、不良反应和处理

由于抗精神病药物具有许多药理作用，所以不良反应较多，特异质反应也常见。处理和预防药物的不良反应与治疗原发病同等重要。

### （一）锥体外系反应

系传统抗精神病药物治疗最常见的神经系统不良反应，包括 4 种表现：

**1. 急性肌张力障碍（acute dystonia）**　出现最早，男性、儿童较女性常见。呈现不由自主的、奇特的表现，包括眼上翻、斜颈、颈后倾、面部怪相和扭曲、张口困难、吐舌、角弓反张和脊柱侧弯等。常就诊于急诊科，易被误诊为破伤风、癫痫、分离转换障碍等，服用抗精神病药物史有助于确立诊断。处理：肌注东莨菪碱 0.3mg 或异丙嗪 25mg 可即时缓解。有时需减少药物剂量，加服抗胆碱能药如盐酸苯海索，或换服锥体外系反应低的药物。

**2. 静坐不能（akathisia）**　在治疗 1～2 周后最为常见，发生率约为 20%。表现为无法控制的激越不安、不能静坐、反复走动。易误诊为精神病性激越或精神病加剧，故而错误地增加抗精神病药剂量，而使症状进一步恶化。处理：苯二氮䓬类药和 β - 受体阻滞剂如普萘洛尔等有效，而抗胆碱能药无效。有时需减少抗精神病药剂量，或选用锥体外系反应低的药物。

**3. 类帕金森症（Parkinsonism）**　最为常见，在治疗的最初 1～2 个月发生，发生率可高达 56%。表现为：肌张力高、运动不能、震颤和自主神经功能紊乱。最初始的形式是运动迟缓，体征上主要为手足震颤、肌张力增高，严重者有慌张步态、面具脸、协调运动的丧失、僵硬、佝偻姿势、粗大震颤、流涎和皮脂溢出。处理：服用抗胆碱能药物盐酸苯海索，剂量范围每日 2～12mg，应该在 2～3 个月后逐渐停用。

**4. 迟发性运动障碍（tardive dyskinesia，TD）**　多发生于持续用药数年后，用药时间越长，且发生率越高。表现为不自主的、有节律的刻板式运动。睡眠时消失、情绪激动时加重。早期体征常是舌或口唇周围的轻微震颤。处理：早期发现、早期处理。关键在于预防、使用最低有效剂量或换用锥体外系反应低的药物。异丙嗪和银杏叶提取物可能具有一定改善作用。抗胆碱能药物会促进和加重 TD，应避免使用。

### （二）其他 CNS 不良反应

**1. 恶性综合征（malignant syndrome）**　是一种少见、严重的不良反应。临床特征是：意识波动、肌肉强直、高热和自主神经功能不稳定。最常见于氟哌啶醇、氯丙嗪和氟奋乃静等药物治疗时。药物加量过快、用量过高、脱水、营养不足、合并躯体疾病以及气候炎热等因素，可能与恶性综合征的发生、发展有关。可以发现肌酸磷酸激酶浓度升高，但不是确诊的指征。处理是停用抗精神病药物，并给予对症支持治疗。可以使用肌肉松弛剂丹曲林和促进中枢 DA 功能的溴隐亭治疗。

**2. 癫痫发作**　抗精神病药物能降低抽搐阈值而诱发癫痫，多见于氯氮平、氯丙嗪和硫利达嗪。氟哌啶醇和氟奋乃静等在治疗伴有癫痫的精神病患者中可能较为安全。

### （三）自主神经的不良反应

抗胆碱能副作用表现为：口干、视力模糊、排尿困难和便秘等。硫利达嗪、氯丙嗪和氯氮平等较常见，严重副作用包括尿潴留、麻痹性肠梗阻及口腔感染，尤其是抗精神病药物合并抗胆碱能药物及 TCAs 物治疗时更容易发生。α–肾上腺素能阻滞作用表现为：体位性低血压、反射性心动过速以及射精延迟或抑制。处理：头低脚高位卧床；严重者应给予输液治疗，并给予 NE、间羟胺等升压，禁用肾上腺素。

### （四）代谢内分泌的不良反应

体重增加较常见，与食欲增加、活动减少有关。催乳素分泌增加，妇女中常见泌乳、闭经及性快感减少，男性常见于性欲丧失、勃起困难及射精抑制。

### （五）精神方面的不良反应

过度镇静作用，吩噻嗪类药物倾向于抑制精神运动、注意，但不影响高级认知功能。奋乃静、氟奋乃静、舒必利、三氟拉嗪、利培酮、阿立哌唑有轻度激活或振奋作用，可以产生焦虑、激越。精神分裂症发病初期和恢复期均可出现抑郁症状。抗胆碱能作用强的抗精神病药物如氯氮平、氯丙嗪等较易出现撤药反应，如失眠、焦虑等，应予以注意。

### （六）QT 间期延长与心源性猝死

某些抗精神病药尤其是硫利达嗪可导致心电图 QT 间期延长等，罕见严重者出现尖端扭转性心律失常，极少数可能发展成室颤或猝死。

### （七）其他不良反应

抗精神病药物对肝脏的影响为谷丙转氨酶（ALT）升高，多为一过性，可自行恢复，一般无自觉症状，轻者可合并护肝治疗；重者或出现黄疸时应立即停药，加强护肝治疗。胆汁阻塞性黄疸罕见，有时合并胆汁性肝硬化。其他罕见的变态反应包括药疹、伴发热的哮喘、水肿、关节炎和淋巴结病。

粒细胞缺乏罕见，氯氮平发生率较高，氯丙嗪和硫利达嗪有偶发的病例。如果白细胞计数低，应避免使用氯氮平、氯丙嗪、硫利达嗪等，应用这些药物时应常规定期检测血象。

### （八）过量中毒

精神分裂症患者常常企图过量服用抗精神病药物自杀，其中意外过量见于儿童。最早征象是激越或意识混浊，脑电图显示突出的慢波，伴有严重低血压、心律失常及低体温。毒扁豆碱可用作解毒药。由于过量药物本身抗胆碱能作用，锥体外系反应通常不明显。血液透析效果欠佳，治疗基本上是对症性的。洗胃、大量输液及维持正常体温，应用抗癫痫药物控制癫痫等。

## 五、药物间的相互作用

抗精神病药物可以增加 TCAs 的血药浓度、诱发癫痫、加剧抗胆碱不良反应；逆转肾上腺素的升压作用；减弱抗高血压药胍乙啶的降压作用，增加 $\beta$ 受体阻断剂及钙离子通道阻断剂的血药浓度导致低血压；加强其他中枢抑制剂如酒精以及利尿剂的作用。

抗酸药影响抗精神病药物吸收。吸烟可以降低某些抗精神病药如氯氮平的血药浓度。卡马西平通过诱导肝脏药物代谢酶，明显降低氟哌啶醇、氯氮平血浆浓度而使精神症状恶化，增加氯氮平发生粒细胞缺乏的危险性。某些 SSRIs，如氟西汀、帕罗西汀和氟伏沙明抑制肝脏药物代谢酶，增加抗精神病药物的血药浓度，导致不良反应发生或加剧。

## 六、常用抗精神病药物

药物使用频率在不同时期和地区有所区别。目前新一代抗精神病药物的应用在发达国家、国内发达地区已占据主导地位。

### （一）第一代抗精神病药

**1. 氯丙嗪**　多为口服给药，也有注射制剂能快速有效地控制兴奋和急性精神病性症状。较易产生体位性低血压、锥体外系反应、抗胆碱能反应（如口干、便秘、心动过速等）、催乳素水平升高以及皮疹。

**2. 奋乃静**　适用于老年或伴有躯体疾病者，主要不良反应为锥体外系症状。

**3. 氟哌啶醇**　注射剂常用于处理精神科的急诊问题。也适用于老年或伴有躯体疾病的兴奋躁动的精神病患者。小剂量也用于治疗儿童抽动秽语综合征。主要不良反应为锥体外系症状。长效制剂不良反应较口服用药作用轻。

**4. 五氟利多**　为口服长效制剂，每周给药一次。该药碾碎后易溶于水，无色无味，给药方便，常用于不配合治疗的患者。主要不良反应为锥体外系症状，少数患者可发生迟发性运动障碍和抑郁。

**5. 舒必利**　静脉滴注可用于缓解患者的紧张症性精神运动迟滞。治疗精神分裂症需要较高剂量，主要不良反应为体重增加、泌乳、闭经、性功能减退，锥体外系症状少见。

### （二）第二代抗精神病药

**1. 氯氮平**　该药几乎不引起锥体外系症状及迟发性运动障碍，推荐用于治疗难治性、伴自杀或无法耐受锥体外系症状的精神分裂症患者。易出现体位性低血压、过度镇静作用，故起始剂量宜低。体重增加、心动过速、便秘、排尿困难、流涎等多见。此外还可出现体温升高、癫痫发作、心肌炎和恶性综合征。粒细胞缺乏症发生率约为 1%。临床使用过程中需监测血常规、体重、血糖、血脂。

**2. 利培酮和帕利哌酮**　利培酮是氟哌啶醇与 5 - HT2a 阻滞剂利坦色林化合而成的新型药物，其活性代谢物 9 - 羟利培酮即帕利帕酮已作为新型抗精神病药物开发上市。利培酮有口服片剂、水剂及长效注射剂，帕利哌酮有长效注射剂。对精神分裂症疗效较好，不良反应为激越、失眠以及高泌乳素血症等，较大剂量可出现锥体外系反应。

**3. 奥氮平**　化学结构和药理作用与氯氮平类似，但对血象无明显影响。主要不良反应为头晕、嗜睡、便秘、体重增加等，锥体外系症状少见。对精神分裂症有较好的疗效。临床使用中应进行体重、血糖和血脂监测。

**4. 喹硫平**　对精神分裂症阳性症状的治疗作用较弱，情感症状也有一定疗效。主要不良反应为嗜睡、体位性低血压等，锥体外系症状少见，几乎不引起锥体外系症状及迟发性运动障碍。

**5. 齐拉西酮**　需与食物同服提高生物利用度，对精神分裂症疗效肯定，可能对精神分裂症阴性症状和情感症状的疗效略有优势。锥体外系症状少见，几乎不引起体重增加。

**6. 阿立哌唑**　治疗作用与氟哌啶醇相当，用药初期易导致激越、焦虑，几乎不影响体重，极少发生锥体外系症状。是目前唯一用于临床的多巴胺 $D_2$ 受体的部分激动剂。

**7. 氨磺必利**　是舒必利的衍生物，不良反应与其类似。对精神分裂症临床疗效好，小剂量可以改善阴性症状，大剂量对幻觉妄想等疗效显著，但泌乳素水平升高和心电图 QT 间期延长较多见。

**8. 哌罗匹隆**　不良反应有锥体外系反应和失眠、困倦等神经精神症状。对 DA 和 5 - HT 系统引起的行为异常有效，可缓解精神分裂症的阳性和阴性症状，并激动 5 - HT 受体使前额皮层 DA 释放增加，进而改善认知功能。

**9. 鲁拉西酮**　对多巴胺 $D_2$、$5HT_{2A}$ 及 5 - HT$_7$ 受体均具有高度亲和力。对 $\alpha_2$、5 - HT$_{1A}$ 受体也具有中度亲和力，是 5 - HT$_{1A}$ 受体部分激动剂，对精神分裂症阳性症状、阴性症状及认知症状均有改善，且对情感症状效果较好。心脏 QT 间期延长较少见。

**10. 布南色林**　对多巴胺 $D_2$、$D_3$ 受体及 5 - HT$_{2A}$ 受体均具有高度亲和力，对精神分裂症阳性和阴性症状有效，不良反应为显著的锥体外系反应。

**11. 阿塞那平**　不良反应为过度镇静、头晕。为 5 - HT 受体、$\alpha$ - 肾上腺素受体、多巴胺受体 β 组胺 H 受体拮抗药，对 M 胆碱受体没有亲和力，能改善精神病性阳性和阴性症状，躁狂及双相障碍混合发作。

**12. 伊潘立酮**　具有多种受体亲和作用，具有新型非典型抗精神病药的重要特征高 5 - HT$_{2A}$/$D_2$ 拮抗比率，对多巴胺 $D_3$ 也有很高的亲和力。可以降低大脑边缘系统的 DA 能活性而减轻阳性症状，也能增加额叶皮层的 DA 能活性，故能改善患者阴性症状及认知缺陷。

# 第三节　抗抑郁药物

PPT

## ⇒ 案例引导

　　**临床案例**　患者，女，17 岁，6 个月前因学习压力大出现情绪低落，脑子反应迟钝，感觉大脑像生了锈一样，有时感头沉，上课注意力不能集中，经常乱思乱想，不愿与周围人交往。3 个月前与妹妹吵架被父母批评后出现伤心哭泣，失眠，对周围事情不感兴趣，觉得活着没有意思，曾试图割腕自杀，被家人及时发现送往医院治疗。神经系统检查未见异常。

　　**入院诊断及治疗：** 抑郁障碍。入院后完善血常规、肝功能、肾功能、心电图等检查均正常。

　　**讨论**　该患者治疗中可选用的抗抑郁药物有哪些？如果早期治疗过程中出现恶心、干呕等胃肠道不适症状，需要立即停药吗？能否加用苯二氮䓬类改善睡眠？

　　抗抑郁药物（antidepressant drugs）是一类治疗各种抑郁状态的药物，但不会提高正常人的情绪。这类药物不仅能治疗各类抑郁障碍，对惊恐障碍、焦虑、恐惧障碍、强迫障碍、疑病及慢性疼痛等都有一定疗效。

　　抗抑郁药物根据化学结构及作用机制的不同分为以下几类：①选择性 5 - HT 再摄取抑制剂（SS-RIs）；②5 - HT 和 NE 再摄取抑制剂（SNRIs）；③NE 和 DA 再摄取抑制剂（NDRIs）；④选择性 NE 再摄取抑制剂（NRIs）；⑤5 - HT 阻滞和再摄取抑制剂（SARIs）；⑥$\alpha_2$ 肾上腺素受体阻滞剂或 NE 能及特异性 5 - HT 能抗抑郁药（NaSSAs）；⑦褪黑素能抗抑郁药；⑧三环类抗抑郁药（TCAs），包括在此基础上开发出来的杂环或四环类抗抑郁药；⑨单胺氧化酶抑制剂（MAOIs）；⑩治疗抑郁的植物药或中成药。TCAs 和 MAOIs 均属传统抗抑郁药物，其他均为新型抗抑郁药物。

　　抗抑郁药物的作用机制，除褪黑素受体激动剂外，均以增强中枢单胺神经递质系统功能为主。中枢单胺神经递质包括吲哚胺类的 5 - HT 以及儿茶酚胺类的 NE 和 DA。TCAs、SSRIs、SNRIs、NDRIs、NRIs 和 SARIs 是阻滞 1 种或 2 种单胺神经递质的胞体膜和突触前膜上的转运体，增加胞体间隙和突触间隙相应递质浓度；这些抗抑郁药物阻滞 5 - HT、NE 和 DA 再摄取的作用是有差异的。进一步的研究发现，抗抑郁药物对递质再摄取的抑制作用是立即发生的，而长期用药后则可以降低受体的敏感性（下调作用），这与抗抑郁药物的临床效应滞后（用药2~3周后起效）密切相关。如5-HT再摄取的抑制首先是增加胞体部位突触间隙内源性5-HT浓度，通过下调突触前胞体膜上的$5-HT_{1A}$受体，增加末梢释放5-HT，进而下调突触后膜受体，最终达到抗抑郁作用。此外，MAOIs是抑制单胺氧化酶，减少突触前膜以及突触间隙的单胺递质失活；$\alpha_2$肾上腺素受体阻滞剂则是阻滞突触前$\alpha_2$自身受体，促进神经末梢NE和5-HT的释放。

传统抗抑郁药物TCAs和MAOIs由于毒副作用受到一定限制；新型抗抑郁药物与传统药物相比疗效相当，毒副作用更小，使用安全。除MAOIs只作为二线药物外，SSRIs其他递质机制的新型抗抑郁药物以及TCAs均可作为一线抗抑郁药物。常用的抗抑郁药物见表17-2。抗抑郁药物经常需要与其他药物联合使用，因此药物间相互作用是临床合理用药的关键问题，抗抑郁药物对细胞色素P450酶的影响见表17-3。

表17-2　常用抗抑郁药物的分类和剂量范围

| 分类和药名 | 起始剂量（mg/d） | 剂量范围（mg/d） |
|---|---|---|
| **三环类抗抑郁药（TCAs）** | | |
| 丙米嗪（imipramine） | 25~50 | 100~300 |
| 氯米帕明（clomipramine） | 25~50 | 100~300 |
| 阿米替林（amitriptyline） | 25~50 | 100~300 |
| 多塞平（doxepin） | 25~50 | 100~300 |
| 马普替林（maprotiline） | 75 | 100~225 |
| **单胺氧化酶抑制剂（MAOIs）** | | |
| 吗氯贝胺（moclobemide） | 150 | 300~600 |
| **选择性5-HT再摄取抑制剂（SSRIs）** | | |
| 氟西汀（fluoxetine） | 20 | 20~60 |
| 帕罗西汀（paroxetine） | 20 | 20~60 |
| 舍曲林（sertraline） | 50 | 50~200 |
| 氟伏沙明（fluvoxamine） | 50~100 | 100~300 |
| 西酞普兰（citalopram） | 20 | 20~60 |
| 艾司西肽普兰（escitalopram） | 10 | 10~20 |
| **5-HT和NE再摄取抑制剂（SNRIs）** | | |
| 文拉法辛（venlafaxine） | 37.5~75 | 75~375 |
| 度洛西汀（duloxetine） | 60 | 60~120 |
| 米那普仑（milnacipran） | 50 | 50~100 |
| **NE和DA再摄取抑制剂（NDRIs）** | | |
| 安非他酮（bupropion） | 150 | 300~450 |
| **选择性NE再摄取抑制剂（NRIs）** | | |
| 瑞波西汀（reboxetine） | 4 | 8~12 |
| **5-HT阻滞和再摄取抑制剂（SARIs）** | | |
| 曲唑酮（trazodone） | 150 | 150~300 |
| 伏硫西汀（vortioxetine） | 5~10 | 5~20 |
| **$\alpha_2$肾上腺受体阻滞剂** | | |
| 米安色林（mianserine） | 30 | 30~90 |
| 米氮平（mirtazpine，NaSSAs） | 15 | 15~45 |
| **褪黑素受体激动剂** | | |
| 阿戈美拉汀（agomelatine） | 25 | 25~50 |

注：主要参考美国精神病学会 Practice Guidelines for the Treatment Patients With Majordepressive disorde，Third Edition（2010）。

表 17 – 3　抗抑郁药物对细胞色素 P450 酶的抑制

| | 1A2 | 2C9 | 2C19 | 2D6 | 3A4 |
|---|---|---|---|---|---|
| 氟西汀 | + + | + | + + | + + + | + |
| 帕罗西汀 | + | + | + | + + + | + |
| 舍曲林 | + | + | + + | + + | + + |
| 氟伏沙明 | + + + | + + | + + | + | + + |
| 西酞普兰 | + | | + | + | |
| 艾司西肽普兰 | | | | + + | |
| 文拉法辛 | | | | + | |
| 度洛西汀 | | | | + + | |
| 安非他酮 | | | | + + + | |
| 米氮片 | + | | | | |
| 丙米嗪 | + | | + | + | + |
| 阿米替林 | + | + | | | |

注：+ + + = 强抑制，+ + = 中度抑制，+ = 弱抑制。主要参考美国精神病学会 Practice Guidelines for the Treatment Patients With Majordepressive disorde，Third Edition（2010）。

# 一、传统抗抑郁药

包括 TCAs 和在此基础上开发出来的杂环或四环类抗抑郁药以及 MAOIs。

## （一）三环类抗抑郁药

TCAs 是临床上治疗抑郁障碍的首选药物之一。1957 年开始应用于临床，除了阻滞 NE 和 5 – HT 再摄取起到治疗作用外，TCAs 作为吩噻嗪类传统抗精神病药的衍生物也具有胆碱能 $M_1$、去甲肾上腺素能 $α_1$ 和组胺能 $H_1$ 受体阻断作用，而且对心脏、肝脏的毒性较大。由于 TCAs 治疗指数较为狭窄，药物的相互作用较为突出，治疗药物监测必要性较大。因为不良反应问题，目前多作为二线用药。

**1. 临床应用**

（1）适应证和禁忌证　适用于各类抑郁障碍。对精神分裂症患者伴有的抑郁症状，治疗应慎重，TCAs 可能使精神病性症状加重。还用于治疗焦虑、惊恐发作和恐惧障碍。小剂量丙米嗪可用于儿童遗尿症，氯米帕明则用于治疗强迫障碍。

严重心、肝及肾脏疾病、粒细胞减少症、青光眼、前列腺肥大、妊娠早期禁用。老年患者和癫痫慎用。

（2）药物选择　丙咪嗪镇静作用较弱，适用于迟滞性抑郁和儿童遗尿症。氯米帕明既能改善抑郁症状，也能治疗强迫障碍。多塞平抗抑郁作用较弱，但抗焦虑和镇静作用较强，常用于治疗恶劣心境障碍和慢性疼痛。阿米替林抗焦虑和镇静作用较强，适用于激越性抑郁。多塞平抗抑郁作用相对较弱，但镇静和抗焦虑作用较强，常用于治疗恶劣心境障碍和慢性疼痛。马普替林心肝毒性较少，以往常用于老年抑郁患者。

（3）用法和用量　从小剂量开始，在最初 1 ~ 2 周内逐渐加至最大有效剂量，服药后首先是睡眠得到改善，其疗效在治疗 2 ~ 4 周后出现。例如，丙咪嗪初始剂量应以每日 25 ~ 50mg 开始，每日增加 25mg，直至达到 100mg，维持治疗 1 周。如果疗效轻微或无明显疗效，可逐渐加至 100 ~ 200mg。如果仍无明显疗效，应检测血药浓度，如果剂量足够，治疗 6 ~ 8 周无效或疗效不明显者，应换药治疗。

经过急性期抗抑郁治疗，抑郁症状已缓解，此时应以有效治疗剂量巩固治疗。维持治疗剂量应低于有效治疗剂量，可根据病情和不良反应逐渐减少剂量，一般维持治疗 6 个月或更长时间。以后缓慢减药直至停药。反复发作者应长期维持，以预防复发。

**2. 不良反应及处理**　相对于新型抗抑郁药物而言，大多数 TCAs 不良反应重，其发生频率、严重程度与剂量、血药浓度呈正相关，同时与躯体情况亦相关。

（1）抗胆碱能作用　TCAs 治疗过程中最常见的不良反应，早于抗抑郁疗效前。表现为口干、便秘、视物模糊等。随着治疗症状逐渐减轻。严重者出现尿潴留、肠麻痹。处理：原则上应减少抗抑郁药物剂量，必要时加拟胆碱能药物对抗不良反应。

（2）CNS 不良反应　多数 TCAs 具有镇静作用，出现震颤时应减量或应用 β 受体阻滞剂如普萘洛尔或换药。癫痫患者或有癫痫病史者，特别是用药初期或加量过快和用量过大时，TCAs 易促发癫痫发作。TCAs 导致的药源性意识模糊或谵妄，老年患者易出现，并且与血药浓度相关。TCAs 致脑电图异常也与血药浓度密切相关。TCAs 还可诱发睡前幻觉、精神病性症状和躁狂。

（3）心血管不良反应　临床上最常见，α-肾上腺素能受体的阻断可导致体位性低血压、头晕、心动过速等，老年人和充血性心衰患者较多见。TCAs 可导致 QT 间期延长（奎尼丁样作用）从而诱发心律失常。TCAs 还可致 PR 间期、QRS 延长，引起二度、三度传导阻滞。治疗过程中注意复查心电图。

（4）性方面不良反应　应详细询问病史，弄清是疾病本身还是药物不良反应。与 TCAs 有关的性功能障碍包括射精障碍、阳痿、性兴趣和性快感降低等。可随着抑郁症状好转和药量减少而改善。

（5）体重增加　可能与组胺受体阻断有关。另外，某些患者可出现外周性水肿，此时应限制盐的摄入。

（6）过敏反应　轻度皮疹，给予对症治疗后可继续用药；较严重皮疹，应当逐渐减量或停药。偶有粒细胞缺乏发生，一旦出现应立即停药。

（7）过量中毒　超量服用或误服可发生严重毒性反应，一次吞服丙米嗪 1.25g 即可致死。临床表现为昏迷、癫痫发作、心律失常三联症，还可出现高热、低血压、肠麻痹、瞳孔扩大、呼吸抑制、心搏骤停。处理：试用毒扁豆碱缓解抗胆碱能作用，每半小时～1 小时重复给药 1～2mg；及时洗胃、输液；积极处理心律不齐；控制癫痫发作。由于三环类药物抗胆碱能作用使胃内容物排空延迟，即使过量服药数小时，仍应采取洗胃措施。

**3. 药物间的相互作用**　某些药物对 TCAs 血药浓度有影响。西咪替丁、哌甲酯、氯丙嗪、氟哌啶醇、甲状腺素、雌激素、奎宁等均可抑制 TCAs 代谢，使血药浓度增高。卡马西平、苯妥英、苯巴比妥、口服避孕药、酒精、吸烟均可诱导药物代谢酶，增加 TCAs 代谢，使血药浓度下降。

TCAs 对其他药物的影响表现为：拮抗可乐定、胍乙啶的抗高血压作用，加重安眠药、酒精等的中枢抑制，与拟交感药物合用导致高血压、癫痫发作，增加抗胆碱能药物、抗精神病药物的抗胆碱副作用，促进单胺氧化酶抑制剂的中枢神经毒性作用。

**（二）单胺氧化酶抑制剂**

MAOIs 主要分为两大类：一类称为不可逆 MAOIs，以肼类化合物、反苯环丙胺为代表，其副作用大，禁忌证多，国内已基本不用；另一类为可逆性 MAOIs，以吗氯贝胺为代表的新一代药物。

MAOIs 作为二线药物主要用于三环类或其他药物无效的抑郁障碍。此外，对伴有睡眠过多、食欲及体重增加的非典型或轻性抑郁，或焦虑抑郁混合状态效果较好。吗氯贝胺的禁忌证较老一代 MAOIs 较少。治疗初始剂量为每日 300～450mg，分 3 次口服。从第二周起，逐渐加量，最大可加至每日 600mg。

## 二、新型抗抑郁药物

目前常用的新型抗抑郁药物包括：①SSRIs；②SNRIs；③NDRIs；④NRIs；⑤SARIs；⑥NaSSAs；⑦褪黑素能抗抑郁药；⑧治疗抑郁的植物药或中成药。

### （一）选择性 5 - HT 再摄取抑制剂

SSRIs 是 20 世纪 80 年代开发并试用于临床的一类新型抗抑郁药物。目前常用于临床的 SSRIs 有 6 种：氟西汀、帕罗西汀、舍曲林、氟伏沙明、西酞普兰和艾司西酞普兰。这类药物选择性抑制突触前膜、胞体膜对 5 - HT 回收，对 NE 影响很小，几乎不影响 DA 回收。其中帕罗西汀、氟伏沙明均有轻度的抗胆碱能作用。

**1. 氟西汀**　半衰期最长，其活性代谢产物的半衰期可达 7 ~ 15 天。最理想的剂量是每日 20mg，随着剂量增加不良反应也有所增加。对肝脏 CYP2D6 酶抑制作用较强，与其他有关药物合用时有所禁忌。适用于各种抑郁障碍、强迫障碍和神经性贪食障碍等。

**2. 帕罗西汀**　对伴焦虑的抑郁障碍、惊恐障碍较适合。初始剂量为 20mg，根据情况每次增加 10mg，间隔时间应不少于 1 周。停药太快有撤药反应，因此撤药应缓慢进行。和氟西汀一样，帕罗西汀对 CYP2D6 酶的抑制作用也较强。

**3. 舍曲林**　适用于各种抑郁障碍、强迫障碍患者，包括儿童、青少年。抗抑郁初始剂量为每日 50mg，可酌情加量。舍曲林对肝脏细胞色素 P450 酶抑制作用弱，故很少与其他药物发生配伍禁忌。

**4. 氟伏沙明**　适用于各种抑郁障碍和强迫障碍患者，包括儿童、青少年，发生性功能障碍较少。每日剂量大于 100mg 时分 2 次服用。氟伏沙明对肝脏 CYP1A2 酶抑制作用强，应注意药物配伍禁忌。

**5. 西酞普兰和艾司西酞普兰**　适用于各种抑郁障碍或伴惊恐的抑郁障碍，常用每日剂量西酞普兰 20mg、艾司西酞普兰 10mg。两药对肝脏细胞色素 P450 酶的影响在 SSRIs 中最小，因此几乎没有药物配伍禁忌，安全性较强。

### （二）选择性 5 - HT 再摄取抑制剂和 NE 再摄取抑制剂

**1. 文拉法辛**　该药具有剂量依赖性单胺药理学特征。低剂量仅有 5 - HT 再摄取阻滞，用于非典型抑郁，不良反应与 SSRIs 类似，如恶心、激越、性功能障碍和失眠；中至高剂量有 5 - HT 和 NE 再摄取阻滞，用于严重抑郁和难治性抑郁障碍；非常高的剂量有 DA、5 - HT 和 NE 再摄取阻滞，不良反应为失眠、激越、恶心以及头痛和高血压。撤药反应常见，如胃肠道反应、头晕、出汗等。

**2. 度洛西汀**　中枢镇痛作用机制不明。除用于严重抑郁外，还能改善慢性疼痛如糖尿病性周围神经痛。主要不良反应包括胃部不适、头痛、口干、睡眠障碍、多汗、便秘、尿急和性功能障碍等。慢性酒精中毒和肝功能不全者慎用，未经治疗的窄角型青光眼患者禁用。

**3. 米那普仑**　可以同时抑制神经元对 5 - HT 和 NE 再摄取，从而使突出间隙的递质浓度增高，对 $\alpha$ - 肾上腺素受体、毒蕈碱受体和 $H_1$ 组胺受体无亲和力，对单胺氧化酶活性也没有影响。主要用于治疗抑郁障碍，也可用于纤维肌痛的治疗，常见不良反应为头晕、多汗、面部潮红、排尿困难等。

### （三）NE 能和特异性 5 - HT 能抗抑郁药

**米安色林和米氮平**　其药理作用主要是拮抗突触前 $\alpha_2$ 肾上腺素受体，以增加 NE 能和 5 - HT 能传递，还对 5 - $HT_2$ 和 $H_1$ 受体具有阻断作用。因此，除抗抑郁作用外，还有较强的镇静和抗焦虑作用。有体重增加、镇静等不良反应，少有性功能障碍或恶心、腹泻。米安色林有引起粒细胞减少的报道，需监测血象。米氮平单用或与其他抗抑郁药物合用可用于严重、难治性抑郁患者。

### （四）NE 和 DA 再摄取抑制剂

**安非他酮**　又称布普品，既有 DA 再摄取抑制作用，又具有激动 DA 的特性，为 NE 和 DA 双重再摄取抑制剂，长期大剂量服用可使 $\beta$ 肾上腺素受体下调。适用于双相抑郁、迟滞性抑郁、睡眠过多、认知缓慢或假性痴呆及对 5 - HT 能药物无效或不能耐受者，还可用于注意缺陷障碍、戒烟、兴奋剂的戒断和渴求。常见不良反应有坐立不安、失眠、头痛、恶心和出汗。有诱发癫痫的报道。

### （五）选择性 NE 再摄取抑制剂

瑞波西汀 为选择性 NE 再摄取抑制剂。尤其用于 SSRIs 治疗无效者。主要不良反应为口干、便秘、多汗、失眠、排尿困难、不安或体位性低血压等。老年患者对该药个体差异大、剂量不易掌握，因此不推荐使用。青光眼、前列腺增生、低血压以及新近心血管意外者禁用。

### （六）5 – HT 阻滞和再摄取抑制剂

**1. 曲唑酮** 既阻滞 5 – HT 受体又选择性地抑制 5 – HT 再摄取。通过 CYP2D6 酶介导生成一个共同的代谢产物 m – 氯苯哌嗪（mCPP）。适用于伴有焦虑、激越、睡眠障碍、性功能障碍的抑郁障碍患者。5 – HT 阻滞所致的不良反应为嗜睡、乏力。CYP2D6 缺乏或抑制时，mCPP 生成增多，导致头晕、失眠、激越、恶心等。初始用药出现激越和流感样症状，表明导致焦虑的 mCPP 产生较多。换用或加用 SSRIs 需慎重，缺乏 CYP2D6 酶者慎用。

**2. 伏硫西汀** 通过抑制 5 – HT 转运体的再摄取和调节 5 – HT 受体，后者包括拮抗 5 – HT$_3$、5 – HT$_7$、5 – HT$_{1D}$，部分激动 5 – HT$_{1B}$、激动 5 – HT$_{1A}$，发挥抗抑郁疗效。可改善抑郁及相关认知症状，有助于减少与 5 – HT 能再摄取抑制相关的恶心、呕吐、失眠、性功能障碍等不良反应，且对老年患者有效。与安非他酮合用时应关注恶心、腹泻及头痛风险。肾功能损害者无须剂量调整，轻中度肝功能损害者也无须调整剂量，严重肝功能损害者应用证据不足。

### （七）褪黑素受体激动剂

阿戈美拉汀 适用于治疗成人抑郁障碍或严重抑郁障碍患者。起效较快，能改善睡眠和日间功能。不影响性功能、体重、心率、血压。禁用于肝功能损害或与氟伏沙明、环丙沙星等合用。常见不良反应为头痛、头晕、失眠、胃肠道反应和转氨酶升高。

### （八）植物药或中成药

植物贯叶连翘提取物（圣约翰草）、巴戟天寡糖胶囊以及一些中成药如舒肝解郁胶囊等抗抑郁药也用于临床治疗。

# 第四节　心境稳定剂

PPT

⇒ **案例引导**

> **临床案例** 患者，男，25 岁，职员，2 周前与女朋友发生争吵后出现兴奋、话多，自觉脑子反应快，聪明过人，说话滔滔不绝，整天兴高采烈，喜欢购物，花钱大手大脚，整天打电话联系同学、朋友聚会，说自己能力强，向父母要钱说要开公司。情绪不稳定，易激惹，经常为小事发脾气，顷刻间又转怒为喜。在家人劝说下就诊，称自己没病，无需治疗。神经系统检查未见异常。诊断为躁狂发作。
>
> **讨论** 该患者治疗中可选用的情绪稳定剂有哪些？如果选用锂盐治疗，需要注意什么？如果患者出现粗大震颤、抽动、眩晕和意识障碍等如何处理？

心境稳定剂（mood stabilizers），又称抗躁狂药物（antimanic drugs），是治疗躁狂及预防双相障碍的躁狂或抑郁发作，且不会诱发躁狂或抑郁发作的一类药物。主要包括锂盐（碳酸锂）和某些抗癫痫药如卡马西平、丙戊酸盐、拉莫三嗪和加巴喷丁等。传统抗精神病药物如氯丙嗪、氟哌啶醇等可用于躁狂急性期治疗，因可能诱发抑郁发作，不能称为心境稳定剂；新一代抗精神病药奥氮平、利培酮、喹硫平、齐拉西酮和阿立哌唑等，可以用于躁狂或双相障碍急性期和维持期治疗，诱发抑郁的报告罕见。本节介绍前两类药物。

## 一、碳酸锂

碳酸锂（lithium carbonate）是锂盐的一种口服制剂，也有口服缓释剂型，为最常用的心境稳定剂。

### （一）作用机制

锂盐的普通制剂在 $1 \sim 2$ 小时内达峰浓度，缓释制剂在 $4 \sim 5$ 小时达峰浓度。锂均衡分布于体内全部含水空间，最终经过肾脏排出。其排泄受渗透因子控制，需要肾功能正常。锂的清除半衰期大约 22 小时，$4 \sim 5$ 天达稳态浓度。

锂盐能抑制脑内 NE、DA 和 Ach 的合成和释放，并增加突触前膜对 NE 和 5-HT 的再摄入。还能抑制腺苷酸环化酶，使第二信使环磷酸腺苷（cAMP）生成减少，降低靶细胞生理效应。此外，还可改善睡眠觉醒节律的紊乱。

### （二）临床应用

**1. 适应证和禁忌证**　适用于躁狂发作和双相障碍，对躁狂发作和双相障碍的躁狂或抑郁发作具有治疗、预防作用。分裂情感性精神病也可用锂盐治疗。对精神分裂症伴有情绪障碍和兴奋躁动者，可以作为抗精神病药物治疗的增效药物。

急慢性肾炎、肾功能不全、严重心血管疾病、重症肌无力、妊娠早期以及缺钠或低盐饮食者禁用。帕金森病、癫痫、糖尿病、甲状腺功能低下、神经性皮炎、老年性白内障患者慎用。

**2. 用法和剂量**　常用碳酸锂每片 250mg，饭后口服给药，一般开始每次给药 250mg，每日 $2 \sim 3$ 次，逐渐增加剂量，有效剂量范围为每日 $750 \sim 1500$mg，偶尔可达每日 2000mg。锂盐充分治疗情况下，总有效率 70%。一般至少 1 周起效，$6 \sim 8$ 周完全缓解，此后应以有效治疗剂量巩固治疗 $2 \sim 3$ 个月。可以停药的患者应逐步缓慢进行。

**3. 维持治疗**　锂盐的维持治疗适用于双相障碍及躁狂发作反复发作者。锂盐能减少复发次数和发作的严重程度。维持时间持续至病情稳定，达到既往发作 $2 \sim 3$ 个循环的间歇期或持续 $2 \sim 3$ 年。维持治疗量为治疗量的一半，即每日 $500 \sim 750$mg，血锂浓度为 $0.4 \sim 0.8$mmol/L。躁狂首次发作治愈后，一般不用维持治疗。

**4. 不良反应**　锂在肾脏与钠竞争重吸收，缺钠或肾脏疾病易导致体内锂的蓄积中毒。不良反应与血锂浓度相关。一般发生在服药后 $1 \sim 2$ 周，饮淡盐水可以减少不良反应。根据不良反应出现时间可分为早期、后期不良反应以及中毒先兆。

（1）早期不良反应　上腹不适、厌食、恶心、呕吐、稀便、腹泻、多尿、口干、无力、疲乏、嗜睡、手指震颤等。

（2）后期不良反应　持续多尿、烦渴、体重增加、甲状腺肿大、黏液性水肿、手指细震颤。粗大震颤提示血药浓度已接近中毒水平。由于锂盐干扰甲状腺素的合成，女性患者可引起甲状腺功能减退。类似低钾血症的心电图改变亦可发生，呈可逆性，与锂盐取代心肌钾有关。

（3）锂中毒先兆　表现为呕吐、腹泻、粗大震颤、抽动、呆滞、困倦、眩晕、构音不清和意识障碍等。应立即检测血锂浓度，如血锂超过 1.4mmol/L 应减量。如临床症状严重应立即停药。血锂浓度越高，脑电图改变越明显，因而监测脑电图有一定临床价值。

锂中毒的原因与处理

引起锂中毒的原因很多，包括肾脏疾病的影响、钠摄入减少、患者自服过量、年老体弱以及血锂浓度控制的不当等。中毒症状包括：共济失调、肢体运动协调障碍、肌肉抽动、言语不清和意识模糊，重者昏迷、死亡。一旦出现毒性反应需立即停用锂盐，大量给予生理盐水或高渗钠盐加速锂的排泄，或进行人工血液透析。一般无后遗症。

## 二、丙戊酸盐

丙戊酸盐（valprotea）常用的有丙戊酸钠和丙戊酸镁，并有双丙戊酸钠缓释制剂，也有丙戊酸钠口服溶液剂型。

### （一）临床应用

丙戊酸盐对躁狂发作的疗效与锂盐相当，对混合型躁狂、快速循环型双相障碍以及锂盐治疗无效者可能疗效更好。可与锂盐合用治疗难治性患者。肝脏、胰腺疾病者慎用，孕妇禁用。初始剂量每日400～600mg，分2～3次服用，每隔2～3日增加200mg，每日剂量范围800～1800mg。治疗浓度应达50～120mg/L。老年患者酌情减量。与氟哌啶醇、吩噻嗪类抗精神病药物、三环类抗抑郁药物、单胺氧化酶抑制剂合用时，可降低丙戊酸的效应。与卡马西平合用时可导致药物代谢加速，使二者血药浓度和半衰期降低。

### （二）不良反应

常见不良反应为胃肠道刺激症状，比如恶心、呕吐、畏食、腹泻等以及镇静、共济失调、震颤等。转氨酶升高较多见，造血系统不良反应少见，极少数患者尤其是儿童可出现罕见的中毒性肝炎和胰腺炎。药物过量的早期表现为恶心、呕吐、腹泻、厌食等消化道症状，之后出现肌无力、四肢震颤、共济失调、嗜睡、意识模糊或昏迷。应立即停药，并对症支持治疗。

## 三、卡马西平/奥卡西平

**卡马西平（carbamazepine）** 对治疗急性躁狂和预防躁狂发作均有效，尤其对锂盐治疗无效、不能耐受锂盐不良反应及快速循环发作的躁狂患者，效果较好。卡马西平与锂盐合用预防双相障碍复发，其疗效较锂盐与抗精神病药物合用要好。青光眼、前列腺肥大、糖尿病、酒精依赖者慎用，白细胞减少、血小板减少、肝功能异常以及妊娠期禁用。初始剂量每日400mg，分2次口服，每3～5日增加200mg，每日剂量范围400～1600mg，血浆水平应达4～12mg/L。卡马西平具有抗胆碱能作用，治疗期间可出现视物模糊、口干、便秘等不良反应。皮疹较多见，严重者出现剥脱性皮炎。偶尔可引起白细胞和血小板减少和肝损害。应监测血象的改变。奥卡西平（oxcarbazepine）是卡马西平结构变化的产物，比卡马西平不良反应少，耐受性好。

## 四、拉莫三嗪

**拉莫三嗪（lamotrigine）** 不仅是一种心境稳定剂，而且具有较明显的抗抑郁作用，特别是对双相抑郁、快速循环、混合发作等均有较好疗效，而且对双相抑郁有预防复发作用。是唯一对双相抑郁较为有效的心境稳定剂，还能增强锂盐疗效。推荐剂量为前2周每日25mg，之后2周每日50mg，之后每日再增加 75～100mg，单一治疗的目标剂量为每日 200mg，与丙戊酸盐合用目标剂量为每日 100mg，与酶诱导剂（除丙戊酸钠外）合用时目标剂量为每日 400mg，分 1～2 次服用。治疗期间出现眩晕、复视、头痛、恶心、共济失调。5%～10% 的患者治疗过程中会出现药疹，包括剥脱性皮炎、中毒性表皮坏死。与丙戊酸盐合用或加药速度过快或超过起始推荐剂量时，药疹风险增加。

PPT

# 第五节　抗焦虑药物

抗焦虑药物（anxiolytic drugs）应用范围较广，目前应用最广泛的为苯二氮䓬类，其他还有 5－$HT_{1A}$ 受体部分激动剂丁螺环酮和坦度螺酮、$\beta$ 肾上腺素受体阻滞剂如普萘洛尔。多数抗抑郁药及部分抗精神病药（小剂量使用）均具有抗焦虑作用。苯二氮䓬类除了抗焦虑作用外，常作为镇静催眠药物使用。本节主要介绍苯二氮䓬类药物、丁螺环酮和坦度螺酮。

## 一、苯二氮䓬类

苯二氮䓬类（benzodiazepines）目前有 2000 多种衍生物，国内常用的有十余种，见表 17－4。苯二氮䓬类药物作用于 $\gamma$－GABA 受体、苯二氮䓬类受体和氯离子通道的复合物。通过增强 GABA 的活性，进一步使氯离子通道开放，氯离子大量进入细胞内，引起神经细胞超极化，从而引起中枢抑制。其表现为四类药理作用：①抗焦虑作用，可以减轻或消除患者的焦虑不安、紧张、恐惧情绪等；②镇静催眠作用，对睡眠的各期都有不同程度的影响；③抗惊厥作用，可以抑制脑部不同部位的癫痫灶的放电不向外围扩散；④骨骼肌松弛作用，系抑制脊髓和脊髓上的运动反射所致。

表 17－4　常用的苯二氮䓬类药物

| 药名 | 半衰期（小时） | 适应证 | 常用剂量（mg/d） |
| --- | --- | --- | --- |
| 地西泮（diazepam） | 30～60 | 抗焦虑、催眠、抗癫痫、酒精替代 | 5～15 |
| 氯氮䓬（chlordiazepoxide） | 30～60 | 抗焦虑、催眠、抗癫痫、酒精替代 | 5～30 |
| 氟西泮（fludiazepam） | 50～100 | 催眠 | 15～30 |
| 硝西泮（nitrazepam） | 18～34 | 催眠、抗癫痫 | 5～10 |
| 氯硝西泮（clonazepam） | 20～40 | 抗癫痫、抗躁狂、催眠 | 2～8 |
| 阿普唑仑（alprazolam） | 6～20 | 抗焦虑、抗抑郁、催眠 | 0.8～2.4 |
| 艾司唑仑（estazolam） | 10～24 | 抗焦虑、催眠、抗癫痫 | 2～6 |
| 劳拉西泮（lorazepam） | 10～20 | 抗癫痫、抗躁狂、催眠 | 1～6 |
| 奥沙西泮（oxazepam） | 6～24 | 抗焦虑、催眠 | 30～90 |
| 咪达唑仑（midazolam） | 2～5 | 快速催眠、诱导麻醉 | 15～30 |

**1. 适应证和禁忌证**　苯二氮䓬类既是抗焦虑药也是镇静催眠药，临床应用广泛，用于各种神经症、失眠、精神病性障碍及各种躯体疾病伴发的焦虑、紧张、失眠、自主神经功能紊乱等症。还可用于癫痫、酒精急性戒断症状的替代治疗。

凡有严重心血管疾病、肾病、药物过敏、青光眼、重症肌无力、药物依赖、酒精及妊娠早期、中枢抑制剂使用时应禁用。老年、儿童、分娩前及分娩中慎用。

**2. 药物的选择**　选择药物时，既要熟悉不同药物的特性，又要结合患者的特点。如果患者有持续性焦虑和躯体症状，以长半衰期药物为宜，如地西泮、氯硝西泮。如果焦虑呈波动形式，应选择短半衰期药物，如奥沙西泮、劳拉西泮等。对伴抑郁者可用阿普唑仑；对睡眠障碍患者常用硝西泮、艾司唑仑、氯硝西泮、咪达唑仑等；对癫痫者用氯硝西泮；戒酒时，地西泮替代最好；缓解肌肉紧张用劳拉西泮、地西泮、硝西泮。应当避免两种甚至三种苯二氮䓬类药物同时使用。

**3. 用法和剂量** 多数苯二氮䓬类的半衰期较长，每日 1 次即可。或因病情需要，开始治疗时 2 ~ 3 次/日，病情改善后 1 次/日。治疗开始时可用小剂量，3 ~ 4 日加至治疗量。急性期剂量可稍大一些，或静脉给药，以控制症状。

**4. 维持治疗** 焦虑症状控制后不需要长期使用，撤药宜缓慢减量，且可维持较长时间的疗效。对于病情迁延或难治性患者，应考虑应用抗抑郁药物或丁螺环酮或坦度螺酮等长期治疗。

**5. 不良反应** 常见不良反应为过度镇静、嗜睡、记忆力受损、智力活动受影响、运动协调性减低。上述不良反应多见于肝脏疾病或老年患者。血液、肝脏和肾脏方面的不良反应较少见，妊娠头 3 个月服用有引起新生儿唇裂、腭裂的报道。

苯二氮䓬类药物毒性作用较小。严重躯体疾病、年老体弱及同时服用其他精神病药物或吗啡类药物、酒精等，更易出现中枢呼吸抑制甚至死亡。大量中度的处理措施主要是洗胃、输液等综合措施。血液透析无效。

**6. 耐受与依赖** 苯二氮䓬类可产生耐受性，长期应用可产生依赖性，包括躯体、精神依赖，与酒精、巴比妥可发生交叉依赖。躯体依赖症状多发生在持续 3 个月以上者，并且短半衰期药物易产生依赖。突然中断药物，将引起戒断症状，严重者出现惊厥。因此，苯二氮䓬类药物要避免长期应用，停药宜逐渐缓慢进行。

## 二、丁螺环酮和坦度螺酮

丁螺环酮（buspirone）和坦度螺酮（tandospirone）是非苯二氮䓬类抗焦虑药物，化学结构属于阿扎哌隆类（azapirones），为 $5-HT_{1A}$ 受体的部分激动剂。适用于各种神经症所致的焦虑状态、躯体疾病伴发的焦虑状态，还可用于抑郁障碍的增效治疗。丁螺环酮剂量范围为每日 15 ~ 45mg，分 3 次口服；坦度螺酮剂量范围为每日 30 ~ 60mg，分 3 次口服。不良反应较少。妊娠妇女、儿童及有严重心肝肾功能障碍者应慎用。

---

⊕ **知识链接**

### 服用苯二氮䓬类药物注意事项

长期应用后可产生依赖性，包括躯体、精神依赖，与酒精、巴比妥可发生交叉依赖。躯体依赖症状多发生在持续 3 个月以上者，并且短半衰期药物易产生依赖。突然中断药物，将引起戒断症状，多表现为焦虑、激动、易激惹、失眠、震颤、头痛、眩晕、多汗、烦躁不安、耳鸣、人格解体、胃肠道症状（恶心、呕吐、厌食、便秘、腹泻）。严重者可出现惊厥，此现象罕见但可导致死亡。因此，苯二氮䓬类药物在临床应用中要避免长期应用。停药宜逐渐缓慢进行。

---

PPT

## 第六节 物理治疗

物理治疗（physical therapy）是治疗精神疾病的主要方法之一。经典的脑刺激治疗方式，如电痉挛治疗用于临床已有 70 余年，目前改良电抽搐治疗仍然用于治疗多种精神疾病。经颅刺激是无创且不需要引起抽搐的治疗措施，美国等西方国家已批准用于抑郁障碍的治疗。迷走神经刺激、深部脑刺激都具有微创、可逆、可调试的优点，能够在获得最大治疗效果同时将不良反应降至最低。美国食品和药品监督管理局也批准了迷走神经刺激和深部脑刺激用于治疗难治性抑郁障碍。

## 一、改良电痉挛治疗

电痉挛治疗又称电休克治疗（electrical shock therapy，ECT），是以一定量的电流通过大脑，引起意识丧失、痉挛发作，从而达到治疗目的的一种方法。目前有条件的地方已推广改良电抽搐治疗（modified electroconvulsive therapy，MECT）。该方法通电前给予麻醉剂、肌肉松弛剂，使得通电后不发生抽搐，避免骨折、关节脱位等并发症发生，更为安全，也易被患者及家属接受。

### （一）适应证和禁忌证

**1. 适应证**　包括：①严重抑郁，有强烈自伤、自杀企图及行为者以及明显自责自罪者；②极度兴奋躁动冲动伤人者；③拒食、违拗和紧张性木僵者；④精神药物治疗无效或对药物治疗不能耐受者。

**2. 禁忌证**　包括：脑器质性疾病、心血管疾病、骨关节疾病、出血或不稳定的动脉畸形、严重呼吸系统疾病、肝肾疾病、青光眼、急性的全身感染、发热及利血平治疗者等。改良电痉挛治疗的禁忌证较传统电抽搐治疗少，如老年或孕妇患者可以应用。

### （二）治疗方法

**1. 治疗前准备**　①详细的体格检查、实验室检查和辅助检查。②获取知情同意。③治疗前 8 小时停服抗癫痫药和抗焦虑药或治疗期间避免应用这些药物，禁食、禁水 4 小时以上。治疗期间应用的抗精神病药或抗抑郁药或锂盐，应采用较低剂量。④准备好各种急救药品和器械。⑤治疗前测体温、脉搏、血压。如体温在 37.5℃ 以上，脉搏 120 次/分以上或低于 50 次/分，血压超过 150/100 mmHg 或低于 90/50 mmHg，应禁用。⑥通常于治疗前 15～30 分钟皮下注射阿托品 0.5～1.0mg，防止迷走神经过度兴奋，减少分泌物。如第一次治疗呼吸恢复不好，可以在以后每次治疗前 15～30 分钟皮下注射洛贝林 3.0～6.0mg。⑦排空大小便，取出活动假牙，解开衣带，取下发卡等。

**2. 操作方法**　在麻醉师参与下，治疗前肌注阿托品 0.5mg。按年龄、体重给予 1% 硫喷妥钠 1.0～2.5mg/kg 诱导患者入睡，待出现哈欠、角膜反应迟钝时，给予 0.2% 氯化琥珀酰胆碱（司可林）0.5～1.5mg/kg 静脉注射，观察肌肉松弛程度。当腱反射消失或减弱，面部、全身出现肌纤维震颤，呼吸变浅，全身肌肉放松（一般为给药后 2 分钟左右）时，即可通电 2～3 秒。观察口角、眼周、手指、足趾的轻微抽动，持续 30～40 秒，为一次有效的治疗。

**3. 治疗次数**　一个疗程 6～12 次，一般每日 1 次过渡到隔日 1 次或者一开始就隔日 1 次。一般躁狂状态需 6 次左右；幻觉妄想状态需要 8～12 次；抑郁状态介于二者之间。

### （三）并发症及其处理

常见并发症有头痛、恶心、呕吐、全身肌肉酸痛、焦虑、可逆性的记忆减退等，且无需处理。关节脱位和骨折需立即处理。年龄偏大者、治疗期间应用具有抗胆碱能作用药物者，较易出现意识障碍和认知功能受损，应停用电抽搐治疗。改良电痉挛治疗并发症的发生率较低，且程度较轻，但可出现麻醉意外、延迟性窒息、严重心律不齐等，应立即心肺复苏。

## 二、经颅磁刺激治疗

经颅磁刺激（transcranial magnetic stimulation，TMS）是一种非侵入性的脑刺激，由磁场产生诱发电流，引起脑皮质靶点神经元去极化。美国、加拿大等国家已批准用于治疗抑郁障碍，也用于焦虑障碍、精神分裂症的研究。在临床上 TMS 治疗分为低频刺激（≤1Hz）以降低神经元的兴奋性和高频刺激（10～20 Hz）以提高神经元的兴奋性。治疗过程中，患者保持清醒，除头痛和头皮痛外，无其他不良反应。每次治疗持续约 30 分钟，每周治疗 5 天，每个疗程 2～4 周。因此门诊患者可以在治疗结束后立即投入工作。

## 三、深部脑刺激治疗

深部脑刺激治疗（deep brain stimulation，DBS）是利用立体定向的技术准确定位，在大脑特定区域植入电极，连续不断地传送刺激脉冲到深部脑组织特定区域以达到治疗的目的。对严重、慢性难治性抑郁患者进行深部脑刺激治疗，可持续且显著改善患者症状。DBS手术中，目前以胼胝体下扣带回作为抑郁障碍的治疗靶点。DBS治疗精神疾病的范围也在扩大，也有应用于强迫障碍、精神分裂症、神经性厌食和药物成瘾等领域的研究。

## 四、其他

国际上亦有应用迷走神经刺激、磁痉挛治疗和经颅直流电刺激的临床应用研究。迷走神经刺激是一种用于治疗难治性抑郁障碍的手段，具有一定的潜在价值，操作过程中侵入性和由此带来的不良反应都需要进一步研究。磁痉挛治疗目前仍处于实验阶段，线圈类型、刺激剂量、最佳刺激位置、作用机制和患者的选择仍需研究。经颅直流电刺激是一种非侵入性脑刺激技术，在国外已研究多年。主要用于焦虑抑郁和精神分裂症谱系研究，在某些方面取得一定进展，但是仍然存在很多不确定性。

目标检测

答案解析

1. 简述精神药物的类别，列出各自的主要靶症状和1～2种代表药物。
2. 简述抗精神病药物、抗抑郁药物的作用机制。
3. 简述SSRIs临床应用的特点。
4. 简述锂盐的适应证和禁忌证。
5. 简述苯二氮䓬类药物合理应用时需注意的问题。

（李淑英）

书网融合……

本章小结

题库

# 第十八章　心理治疗

📖 学习目标

　　1. **掌握**　认知治疗、行为治疗的基本理论；合理情绪疗法、认知行为疗法、放松训练、系统脱敏等治疗技术。

　　2. **熟悉**　精神分析、人本主义理论及治疗程序。

　　3. **了解**　中国道家认知疗法、辩证行为疗法及森田疗法。

　　4. 学会能够与来访者建立良好治疗关系；具备运用心理治疗基本技术，独立或在指导下开展系统脱敏疗法、认知行为疗法等常用技术解决一般情绪行为问题的能力。

## 第一节　概　述

PPT

## 一、心理治疗的概述

### （一）心理治疗的定义

心理治疗（psychotherapy）是指由经过专门训练的治疗者，以心理学理论体系为指导，运用专业的知识、技术和方法，通过与患者建立专业的、积极的人际互动，影响或改变患者的认知、情绪及行为等心理活动，以缓解或消除患者的症状及痛苦情绪，改善不良行为，提高社会适应能力，最终促进其人格的全面发展和成熟。普通的人际交往、迷信、巫术及宗教等也运用了人际关系的一些互动规律，在一定程度也能影响或者帮助他人，但因其理论不系统或缺乏严密性和科学性，有过分的神秘和超自然色彩，所以有别于科学的心理治疗。

心理咨询（psychological counseling）与心理治疗理论同源、原理相似、技术相近，在临床实践中常常相互贯通和重叠。二者的主要区别在于治疗者的背景、服务对象和任务。心理咨询是临床心理学家为普通求助者解决一般心理问题，如对人际关系、工作学习和婚姻问题等的答疑、解惑、指导等；心理治疗通常是由医学心理学家或精神科医师实施，主要是缓解患者的某些临床症状，改善情绪以达到治疗疾病的目的。

### （二）心理治疗的历史

心理治疗的历史很久远。两千多年前，我国的很多医学书籍中就有关于心理治疗的阐述。《素问·移精变气论》："余闻古之治病，惟其移精变气，可祝由而已。"大意为古代治病主要的方法是通过移易精神、变利气血的方法而实现。所谓的"移精变气"或许可以理解为通过转移及改变患者精神状态而达到治疗疾病目的。《素问·宝命全形论》又载："治病必先治神"，所谓"治神"更可视为现代之心理治疗。

在西方，古希腊时代的仪式疗病术就与现代的暗示治疗颇为相似。被称为"心理学之父"的希波克拉底也曾指出医生的语言在治疗疾病的过程中有至关重要的作用。正规的心理治疗始于 18 世纪末 Mesmer（奥地利医生）提出的"动物通磁"理论，成功地诱导动物催眠并应用于临床；直到 19 世纪之后，奥地利医生弗洛伊德（S. Freud）创立了精神分析疗法，第一次独立应用心理治疗来医治某些疾病并取得较好的疗效，得到广泛的传播。20世纪50年代以后，很多学者根据学习原理创造的多种行为疗法，包括系统脱敏疗法、冲击疗法、厌恶疗法、阳性强化法等。过去的半个世纪，许多新的心理治疗理论与方法不断涌现，并在实践中应用，如认知疗法、认知行为疗法等。近30年来，越来越多的学者主张心理治疗应注重通用和实用，不受任何单一学派的限制，将不同学派的理论和技术有机整合，在实践中灵活通用；心理治疗的目标也要从个体扩大到群体；治疗的领域要从精神障碍逐渐扩大到各种心理行为问题，治疗的疗程趋向缩短，疗效评价更趋向客观。

### （三）心理治疗的分类

心理治疗种类众多，据统计有数百种之多。从不同的角度可有不同的分类方法。如根据治疗者应用的心理学派不同，治疗的操作方法不同、治疗对象的不同、治疗时程的不同等进行分类。临床常用的分类方法包括以下几种。

**1. 按心理学理论派别分类** 精神分析治疗、行为治疗、认知治疗、人本主义治疗、系统性心理治疗、支持性心理治疗、人际性心理治疗等。

**2. 按治疗的对象分类** 个别心理治疗、婚姻（夫妻）治疗、家庭治疗、集体（团体）心理治疗等。

**3. 按治疗的时程分类** 短程心理治疗、长程心理治疗、限期心理治疗、一次性（开放式）心理治疗等。

### （四）心理治疗的目标

心理治疗的初级（阶段性）目标是激发患者的潜能，消除（或改善）心理症状、解除痛苦；终极（根本）目标是促进其人格的成熟。由于影响心理治疗效果的因素众多，因此心理治疗多数只能实现初级目标。

心理治疗的目标制定受患者和治疗者多种因素的影响，因此在制定目标时需要考虑医患双方的因素。如患者对自身问题的认识、求治动机、治疗期望、经济状况等；治疗者的经验、能力及其所接受的专业培训等。建立目标时应注意目标的具体性、可实现性、可操作性；目标的制定应由医患双方共同商定，治疗师起主导作用，但一定不可越俎代庖。

## 二、治疗的效应及影响机制

### （一）心理治疗的效应

临床实践、科学研究以及循证医学都证实了心理治疗的作用。心理治疗的效应主要表现在以下几个方面。

1. 心理治疗能减轻甚至消除某些神经症症状，治疗某些心理障碍。

2. 纠正和改善青少年的某些不良行为，使其重新建立良好的适应行为。

3. 改善甚至消除患者的某些心理生理症状及情绪症状。

4. 提高患者治疗的依从性，改善部分患者的人际关系，提高人们综合的心理素质和应对压力的能力。

尽管心理治疗的疗效是确切的，但要对其疗效进行准确的评估并不容易。原因有三：其一是客观评定的方法较少，其二是很难将心理治疗的疗效与其他同时发生的生活事件的影响区别开来；其三是评价疗效有一定的主观性和不同的侧重点。

### （二）影响心理治疗的因素

因为心理治疗以独特的人际关系为特征，其对象都是一个个千差万别的人，况且又处在一个极其复杂的环境中，所以影响疗效的因素较多。主要因素包括以下几种。

**1. 心理治疗的形式**　心理治疗种类繁多，不同形式的心理治疗均受其学派理论的影响，形成了各自不同的特点。因此，心理治疗的种类和形式是影响心理治疗效果的重要因素。如行为治疗主要是消除或纠正某一不良行为；而精神分析学派则注重患者对目前症状与遗忘的潜意识冲突之间关系的理解，达到消除症状，促进人格的成熟。每一种心理治疗方法均有其相对应的适应证，其治疗效果也相似。如恐怖症行为治疗有效，分离障碍运用暗示疗法效果肯定。但如果同一个患者采用不同的治疗方法也有可能得出不一样的结果。另外，不同的治疗方法还与地域和文化因素相关。如精神分析在西方、道家认知治疗在中国、森田疗法在日本更容易被患者所接受，治疗效果也更好。所以，我们在选择心理治疗的方法时还要因时、因地、因人而异，才能发挥其应有的效应。

**2. 治疗者的能力及治疗关系**　治疗者的能力对心理治疗效果的影响非常重要。无论选择何种治疗方式都会受到治疗者的素质和能力的影响。临床的治疗案例提示，治疗者的素质和能力是决定治疗成败的重要因素。

有效的心理治疗必须要建立良好治疗关系。良好的医患关系不仅影响治疗效果，也决定治疗能否顺利进行。治疗者优秀的心理素质和专业素养是建立良好的治疗关系和产生治疗效果的基础；另外，在治疗过程中根据实际情况及时调整治疗方案，灵活处置方能显效。若治疗者能力不够，无论选择何种治疗形式其疗效不佳，甚至失败。

**3. 患者的人格和病种**　众所周知，人的性格不尽相同，或内向、或外向、或温和、或开朗，暗示性也有不同，患者对治疗的反应也各不尽相同。因此心理治疗必须因人而异。然而，治疗的最终效果还要取决于患者的接受程度。通常认为患者的精神病性症状越重，治疗的效果越差，而"病感"越重则治疗效果越好。

# 第二节　心理治疗的基本技术

PPT

所有的心理治疗以建立良好的治疗关系为前提，从而促进个体发生积极的改变。治疗者通过语言和非语言的方式与患者进行有效的沟通，才能完成有效的心理治疗，基本技术如下。

## 一、建立治疗关系

治疗者与患者之间建立良好的信任与合作的治疗关系是进行有效心理治疗的基础。建立治疗关系的基本技术主要包括尊重、温暖、真诚、共情等方法。

**1. 尊重**　所谓尊重就是无条件地完整地接受患者（包括价值观、人格、权益、行为方式等），对患者以礼相待，一视同仁，信任对方，保护患者的隐私权，彼此之间相互平等。

**2. 温暖**　从见到患者第一眼开始，就要对其满怀爱心，适当地询问，表达关切。治疗时耐心、认真、不厌其烦。让患者始终感受到治疗者热情、友好的态度以及认真、负责的行为。温暖不仅能建立良好的医患关系，同时还能缓解患者的焦虑、不安、紧张等情绪。它不仅仅是一种技能，更是一种品质。

**3. 真诚**　治疗者以真我的面目出现在患者的面前，开诚布公，表里如一，让患者知道处于安全的环境，可以袒露自己的过错、失败、隐私、遭遇等而无需顾忌，不担心被歧视。让患者切实感受到自己真正地被接纳、被信任、被爱护等。同时，治疗者也可以表达自己不同的见解和看法，但以不攻击、不批评、不自我发泄为前提。总之，遵循不伤害患者的原则。真诚是内心的自然流露，真诚建立在对患者关切、爱护及帮助的基础上。

**4. 共情**　又称为通情达理，是情和理的相互协同。首先，要设身处地进入患者的内心世界去体验他的情感和思维，感同身受去理解他的处境，这即为"通情"。其次，要理性地去考虑和审核患者的问题，如"是什么?""为什么?""会怎样?""怎么办?"等等，这就包含了"达理"。共情既是对患者的解读，又是传递对患者的关心、理解、认同、悦纳、信任的过程，同时还能促进患者进行自我探索。

## 二、倾听技术

倾听是心理治疗者必备的基本功。因为倾听既是表达对患者的尊重，同时也是了解患者的主要渠道；倾听是治疗的重要技术，更是建立治疗关系和治疗实施过程的基础，有时还有直接助人的效果。

首先，治疗者要听懂患者语言中所表达的全部意义，还要听懂那些在交谈中隐含的、有意或无意省略而没有表达出来的内容和意义（弦外之音）；其次，要注意求助者如何表达自己的问题，如说话的速度、音量、逻辑性以及伴随的各种表情、姿势、动作，谈话的焦点、涉及的人物、回避的对象等；最后，治疗者要用肯定性短语（嗯哼、很好）或富有潜台词的表情、动作（点头、微笑）将信息反馈给患者，以此表示理解或控制谈话方向等。所以，听不光用耳，更要用心。

## 三、参与性技术

**1. 语言沟通**  通过语言的方式达到治疗者与患者之间的信息交流、实现医患之间的沟通，所以治疗者的说话技巧尤其重要。治疗者说话要亲切、简明、中肯、流畅、富有逻辑，要用词得当，注意态度、语音、语调，要用患者既能听懂又能理解的语言准确地表达自己的想法。提问时要尊重对方，尽量少用封闭的提问方式，如"是不是?""对不对?""要不要?"等。较多采用开放式的提问，如"怎么样?""为什么?"要让患者感到轻松、自在、觉得平等、受到尊重、得到理解和帮助。任何气氛紧张的交谈方式均不利于治疗的进行。适当地使用鼓励性语言能引导患者更轻松地表达；重复患者刚刚交谈中重要和突出的语言，既能验证治疗者是否完全地理解患者所说的内容，又能推动交谈进一步的深入。通常在一个话题结束前，应对患者谈过的事实、原因及感受进行完整并扼要地小结。

**2. 非语言的沟通**  虽然语言在心理治疗中起到交流信息、沟通情感、建立关系等作用，是心理治疗的主要工具，也占有主导地位。但是，治疗中的非语言交流同样有非常重要的作用。非语言沟通包括：面部表情、眼神交流、身体姿势、形体动作、空间距离等。非言语交流如果伴随语言出现，可以对语言内容做补充、修正或加深印象，如独立出现又可以代表独立的意义。眼神要专注患者的面部，偶尔对视1~2秒钟表示尊重和关注；躲闪的目光意在回避；不同的面部表情可以表示理解、同情、怀疑、友好、鼓励等；不同的手势和身体的动作则可以表示愤怒、焦虑、紧张、不满等。所以恰当地运用非语言技巧可以提高治疗效果。治疗过程中用心、倾听、观察、说话、行为、动作缺一不可。只有协调使用、合理搭配才能最大程度地发挥整体效能。

## 四、影响技术

**1. 反应技术**  指治疗师将患者的主要言谈内容和思想加以整理，最好引用患者交谈中最具有代表性、最敏感也是最重要的语言内容再次反馈给患者，称为内容反应。内容反应能使患者有机会再次剖析自己所面临的困扰，重新组合并整理各种事件之间、思维之间的关系，促使谈话的内容深化。情感反应则是治疗师将患者对某一事件或经历的情绪状态进行总结后再次反馈给患者。

**2. 表达技术**  治疗师就某些问题提出意见和建议、给予保证、进行褒贬和反馈等称为内容表达；将自己就某些问题的情绪、情感活动状况（如高兴、痛苦、同情等）直接告知患者，称为情感表达。其目的是让患者体验到治疗师是一个乐于助人、通情达理、鲜明活泼的人，有助于治疗的实施。常用的表达技术有鼓励与重复语句、解释、指导、劝告与提供信息等。

**3. 影响性概述** 治疗者将自己所叙述的主题、意见等整理后，以简明扼要的形式表达给患者。目的是使患者有机会重温治疗者所说的话，加深印象；同时，让治疗者回顾讨论的某些内容并强调重点，提出下一步的意见，为后续治疗奠定基础。

**4. 阐释** 也称解释或释义，对患者的心理、行为及人际关系等用一种心理学理论给予解释。让患者从不同的、全新的角度来重新面对困扰、环境和自己的心理行为现象，更深地了解自己的行为、思想和情感，从而产生新的领悟，提高认识并促进自己的变化。

**5. 面质** 面质技术又称质疑、对质、抗议或正视现实等，治疗者通过语言陈述和行为描述指出患者身上存在的矛盾，促进患者进行自我的探索和认识，最终实现统一。如指出患者的言行不一致、前后言语不一致、理想与现实不一致、自我评价与他人的评价不一致等。其目的在于协助患者了解自己的感受、信念、行为及周围所处的环境，激励患者面对现实、放下自己的掩饰及防卫心理，从而产生积极的活动及有意义的改变。面质要以良好的治疗关系为基础，并注意患者的感受；面质要以事实为前提，避免个人攻击和泄愤，以不伤害患者为原则。

**6. 认知重建** 通过改变患者的不良认知，如"全或无"的思想、过度泛化、夸大或缩小、选择性概括、任意推断等，让患者认识到因一贯持有的非理性信念，才导致了自己适应不良的情感和行为，陷入困境。患者通过改变认知重新建立更有逻辑性、更为合理的认知或信念，并随之产生建设性、适应性的思维和行为变化。

**7. 放松训练** 目的是通过有步骤地对身体各部位肌肉进行紧张 - 松弛的练习，帮助患者体验到身体的紧张感和放松感，进而体验情绪的放松，学会自我调控。

# 第三节 精神科常用的几种心理治疗

PPT

## 一、精神分析疗法

精神分析理论（psychoanalysis）是由奥地利精神病学家弗洛伊德（Sigmund Freud）于 19 世纪末创立的一种心理学说。包括一系列对于心理功能、心理发展及心理异常的概念和设想，注重对潜意识、性欲、动机及人格等深层次心理活动的分析。精神分析既是一套理论，也是一种治疗方法，其目的是试图帮助患者将潜意识里的一些信息意识化，使患者得到领悟，达到治疗的目的。

**（一）基本理论**

**1. 潜意识** 精神分析学派将人的心理活动分为意识、前意识和潜意识三个层次。人在清醒状态下所能觉察的心理活动内容（包括思维、情感和行为）称为意识。人在一般情况下不能觉察到的某些心理活动内容，而在特殊情况下（如集中注意、努力回忆）可觉察到则称为前意识。自己觉察不到的心理活动称为潜意识，它在意识范围之外。潜意识是人类精神能量的来源，孕育着人的行为动机并影响人的行为，通常潜而不露。潜意识的表现方式有三种，即梦、错误和某些疾病（如神经症和分离障碍）的症状。

**2. 能量守衡** 弗洛伊德认为精神活动遵循物理学中的能量守恒定律，也是一种能量相互转换的过程。例如儿童期经历的各种精神创伤体验（尤其是性的方面），长时间后似忘而非忘，而是一种"精神能量"被保留下来，痛苦地被压抑到潜意识内，长时间过多的压抑，就会形成多种神经症样的症状被释放出来。

**3. 人格结构** 弗洛伊德将人格分为原我、自我与超我三个部分，这三种结构相互作用，表现其人格特征并共同管理人的行为。①原我：是人格中最原始且最模糊又不易把握的部分；是与生俱来、无理性、无意识的；也是心理能量的主要源泉和本能（性本能、攻击本能）之所在。原我不知善恶、不顾现实，只求满足，以快乐为原则，只能通过自我与外部世界接触。②自我：自我是从原我中分化出的一部分，大部分可意识到的一部分，小部分在潜意识中，是人格的执行机构。它是人格中的理性部分，维系本我、超我和现实之间的协调一致。自我受现实原则的支配。自我的主要功能是感受现实，处理个体与现实问题之间的关系，判断外部环境和心理现象，去驾驭原我的要求。自我在同时管理协调超我、原我和现实三个主人。③超我：超我是从自我中分化出来的，是人格中的监察判断机构，也是最文明的一部，是道德化了的我。其功能是抑制原我冲动，说服自我以道德目的代替现实目的。它遵循道德和理想的原则。

原我代表本能欲望，是生命的能量库；超我代表道德、伦理，是监察判断机构；自我却要遵循现实原则。健康的人格是原我、自我和超我的均衡发展并处于动态平衡。

**4. 心理防御机制**　常见的有很多种，主要有以下几种：①压抑，压抑是所有防御机制的基础，是指个体在心理上直接的、习惯性（或常用）的保持机制。自我在无意识状态中，在调整对挫折的看法或与现实的关系，从而避免冲突引起的不适或痛苦。通过压抑，阻止那些冲动、欲望进入意识领域。②升华，把自我无法实现或社会所不能容许的欲望（包括性欲与攻击冲动），转化为有建设性或创造性的行为，即有利于社会又能使欲望满足。有人称为"化悲痛为力量"。③投射，自己原我的某些冲动不能被接受时，则转移到别人身上去。认为是别人的想法或冲动并评论指责。④反向作用，把超我或社会所不能接受的欲望或冲动，以相反的形式表现出来，以获得超我或社会的接受或赞同，达到缓解自我的压力。⑤代偿，一个人由于存在某种缺陷，用各种方法去努力弥补，以减轻心理痛苦或自卑。⑥退行，是自我在矛盾冲突境遇下，放弃已学到的较为成熟的应付方式，退却到原先较为幼稚的应付方式去解决困难。如成年人以幼稚的方式提出各种要求。⑦否认，是最原始最简单的防御机制，拒绝承认或"完全忘掉"那些使人感到痛苦的事件，就当这些事件根本没有发生过，借以避免心理上的痛苦。⑧幽默，当一些人处境困难或尴尬时，可能使用幽默来化险为夷，渡过难关，或通过幽默间接表达潜意识的意图，既不伤大雅，又能表达意思、处理问题。

**（二）精神分析技术**

**1. 自由联想**　患者安静地半卧于躺椅或床上，分析者坐在他的背后。嘱咐患者毫无顾忌地讲出脑里浮现的所有思维、情绪、记忆，无论痛苦与否、是否荒谬、不合逻辑或没有意义。治疗者只在旁边倾听、记录，不随意打断患者的话，必要时适当启发引导，鼓励患者说出最原始的想法。精神分析的观点认为，所有在大脑中的东西都是有因果关系的，而不是无缘无故的，治疗者借此收集并分析潜意识资料，最后找到症结所在。

**2. 阻抗的解析**　指患者不遵守治疗规则，不愿意把某些思维、情感和记忆报告出来，对治疗者不信任，有意地回避某些敏感话题，而患者却无法意识到，也不会承认。对这种阻抗作用应认真分析和解释并作相应处理以消除。

**3. 移情解析**　是指患者在与治疗者接触后，将过去对他重要人的感情与关系，重复性地转移再现到治疗者身上。是阻抗的一种特殊形式。这种移情有正性的或负性的。治疗者要解析移情的意义，尽量使其成为治疗的推动力。

**4. 梦的分析**　弗洛伊德认为，梦境是通向潜意识的"皇家大道"。析梦是发现潜意识材料，使患者领悟未解决问题的主要方法。潜意识冲动或愿望通过梦境以象征的方式表现出来，也就是说，梦境中所有的内容都具有象征的意义（性器官和性行为的象征）。能回忆的梦境称为显梦。隐梦是隐藏或伪装后的梦，在显梦的背后，其中心内容梦者是不知道的，要经过治疗者分析和解释才能了解。对梦的分析和解释就是揭示显梦的本来意义。

**5. 解释、修通、领悟**　精神分析学家的基本工作是解释。主要目的是揭示症状与潜意识、动机之间的关系，消除阻抗和移情的干扰，使人领悟到其症状的真正含义。使患者理解冲突的根源，最后达到领悟。

精神分析治疗一般为每周 3~6 次，每次 1 小时，持续治疗时间，短程治疗 <20 次，中程治疗 20~60 次，长程治疗 >60 次。

## 二、行为疗法

行为疗法（behaviour therapy）是指以行为学习理论为指导，按一定的治疗程序来消除或纠正人的不良行为的一种心理治疗方法。行为疗法不同于精神分析治疗，没有一个连续贯通的理论模式，而是有许多人依据一种共同的心理学理论（行为主义心理学）分别开发出的若干种治疗方法集合而成的。

### （一）基本理论

**1. 经典条件反射（classical conditioning）**　俄国的谢切诺夫（1829—1904）提出"所有动物和人类的行为实质上都是反射的"。20 世纪初，巴甫洛夫（Pavlov，1849—1936）提出了经典条件反射学说。一个无关刺激（铃声）可由食物的强化作用而逐渐成为食物的信号，继而这个无关刺激也能引起唾液的分泌，形成条件反射。此条件反射又能作为"无条件反射"引起第二级条件反射。

**2. 学习理论（learning theory）**　行为学家华生（JB. Watson，1878—1985）认为，人类复杂的行为都是学习的结果，任何行为都可以习得，也能通过学习而弃掉。而且行为学习还遵循两条规律：①频因律，即某行为反应对某刺激发生的次数越多，该行为反应就越容易被固定并保持下来。②近因律，即某行为反应发生的时间与某刺激越近，该行为反应就越可能被固定并继续保持。

**3. 操作性条件反射（operant conditioning）**　斯金纳（B. F·Skinner，1904—1990）的操作条件反射实验包括"奖励性学习"和"惩罚性学习"，实验证明：行为的后果直接影响该行为的增多或减少。假如后果是奖励性的，则该行为的发生频度（次数）倾向增加，称为正（阳）性强化；假如后果是惩罚性的，则该行为的发生频度（次数）减少，而免遭受惩罚的行为发生频度则增加，称为负（阴）性强化。根据这一原理，可改变行为的方向，逐渐建立新的行为模式，称为行为塑造（behaviour shaping）。

学习理论均以"刺激－反应"来解释学习行为的过程。行为疗法认为，所有的行为都是习得的，且遵循学习的规律，变态行为可以习得，也就可以弃掉。

### （二）治疗技术

**1. 系统脱敏疗法（systematic desensitization therapy）**　是指治疗师采用深度肌肉放松技术拮抗条件性焦虑。先同患者签订一个与恐怖、害怕有关的导致焦虑境遇等级表，然后在治疗中将习得的放松状态用于抑制焦虑反应，这一过程又称之为交互抑制（reciprocal inhibition）由 Wolpe J. 所创立。

治疗程序：①评定主观不适单位。通常以五分制、十分制或百分制为度量单位来评定。衡量患者在各种情景中的主观感觉。②松弛训练。每次 20~30 分钟，多数需经过 6~8 次训练才能完成。③设计不适层次表。将引起患者主观不适的刺激因素按患者主观不适的严重程度依次列表。④系统脱敏。从最低（最小）的刺激开始脱敏，逐步适应并达到足以被全身松弛所抑制的程度。

该疗法主要用于治疗恐惧障碍，少数用于分离障碍。每次治疗 30~40 分钟，每日一次或隔日一次，8~10 次为一个疗程。

**2. 冲击疗法（flooding therapy）**　直接将患者暴露于引起最强焦虑反应的情境之中（情境可以是想像的或是实际的），让其体验最大限度的紧张焦虑，随着强烈的心理－生理反应自然减退、耗竭，或主动调节、控制而达到适应。治疗者并不给予安慰支持。

治疗程序：治疗前向患者仔细地介绍治疗的过程和原理，说明患者在治疗中必须付出的代价。让患者和家属知情同意并在治疗协议上签字。进行必要的体格检查和实验室检查，排除重大躯体疾病（如癫痫、心血管疾病等）。每次治疗30~60分钟，每日或隔日一次，一个疗程2~4次。

冲击疗法的特点是方法简单、疗效短、收效快。但患者对治疗的痛苦大，实施难。主要用于治疗恐惧障碍。多数学者认为此法不宜首选和滥用。

**3. 厌恶疗法（aversion therapy）**　是指一种通过轻微的惩罚来消除适应不良行为的治疗方法。当某种不良行为即将出现或正在出现的同时立即给予一定的痛苦刺激，使其产生厌恶（或痛苦）的主观体验。经过反复实施，不良行为与厌恶（或痛苦）体验之间建立起条件联系，以后当患者欲施此行为时，立刻引起厌恶（痛苦）体验。为了避免这种厌恶体验，患者必须中止或放弃原有的某种行为。

由于厌恶疗法涉及到伦理学和技术方面的问题，本疗法的使用应在严格的控制下实施。主要适应证有恋物障碍、露阴障碍、酒瘾、强迫障碍等。

**4. 阳性强化法**　是基于这样一条行为原则，即一种行为得以持续，一定是被他的结果所强化。因此，要保持某种行为，就得强化他的结果；要改变某种行为，就要改变他的结果。

阳性强化法分四个步骤：①首先确定改变什么行为。②确定这一行为的直接后果是什么。③设计一个新的结果取代原来的结果。④最后进行强化实施。

阳性强化法的适应证主要有慢性精神分裂症、儿童孤独症、神经性贪食障碍、分离障碍及神经性厌食。

**5. 生物反馈疗法（bio-feedback therapy）**　是用仪器，将人体内部的某些生理功能或生理活动信号搜集、记录，经过放大转换成声音或图形，并由显示系统反馈给个体，使个体根据反馈的信息学习调节控制自己的这些生理功能。在精神科的治疗领域中，生物反馈常与松弛技术相结合。

常用的生物反馈有：①肌电反馈，用于治疗焦虑、恐惧状态。②皮电反馈，用于治疗各种神经症。③皮温反馈，用于治疗血管性偏头痛、雷诺氏病及某些自主神经功能障碍。④脑电反馈，可用于焦虑症、抑郁障碍及失眠的治疗。⑤心率、血压及其他内脏功能反馈，多用于治疗相应的心身疾病。

⊕ **知识链接**

### 我国历史上的行为治疗案例

我国南宋名医张从正治疗案例记载有一案例，其大意如下：某贵妇人（名人魏德新之妻）省亲途中住在山村野店，当晚妇人躺在床上辗转难眠。午夜时分，突听见店外哭喊吼叫声不绝于耳。妇人起身探望，只见刀光剑影、鬼哭狼嚎。原来是一伙强盗正在杀人放火、奸淫掳掠。妇人浑身战栗、惊恐万状。歹徒们离去很久，仍不复平静。此后，她不管听到什么声响都会心惊肉跳，甚至昏倒在地。曾请名医多人、服良方无数，均屡治无效。妇人只能终日独守深闺，听不得半点声响。一日，名医张从正云游至此。他问明缘由之后，便在这妇人面前置放一张茶几，然后突然用惊堂木猛击茶几。妇人闻之色变心惊、魂不守舍。张正色道："我敲茶几，你怕什么？"说毕，冷不防连敲几次。如此三番五次，妇人脸色渐渐好转，只能听之任之。以后，又令人以木棍击门窗，妇人开始尚有几分紧张，多次以后，也相安无事了。妇人病愈，询问是何道理。张从正说："《内经》曰：'惊者平之，平之常也，常见之则无惊'。"用现在的话来说，就是少见多怪、多见不怪。

## 三、认知疗法

认知治疗（cognitive therapy）是基于认知理论，通过一定技术和手段改变患者不良认知的一类心理治疗总和。认知治疗的理论来自于古希腊斯多亚学派（Stoicism）的哲学思想，他认为人对自身和对周围世界的认知决定他的行为。这种哲学思想被心理学家们加以发展，并应用在心理治疗中。认知治疗不只针对患者的情绪、行为等外在表现，也分析患者内在的思维活动。针对个体的不合理认知给予指导和训练，重建理性认知系统，以达到改善不良情绪和行为、解除症状、恢复个体社会适应能力的目的。有学者认为，认知疗法在分析性治疗与行为治疗两大流派间建立了联系的桥梁，使得心理治疗方法和技术趋向整合成为一种趋势。认知疗法最主要适用于情绪抑郁患者，也作为惊恐障碍、神经性厌食等的治疗方法之一。其流派众多，最具代表性的有贝克认知疗法、Ellis 合理情绪疗法、认知行为疗法都根植于我国传统文化的道家认知疗法等。

### （一）合理情绪疗法

合理情绪疗法以改变认知为主要目标，认为情绪、行为等问题是源于不合理信念、绝对化思维和错误评价等形成的。治疗的基本核心因素可归纳为 ABCDE 理论，即：A 诱发事件（activating event）—B 信念系统（belief system）—C 情绪和行为后果（consequence）—D 诘难（dispute）—E 效果（effect）。治疗技术要点总结如下。

1. 通过面质帮助患者觉察自己的非理性思维和不合理信念，领悟到情绪行为问题的原因不在外界环境，而是自己的认知和信念与现实产生不协调所致。

2. 与患者讨论、分析，用幽默甚至驳斥的方式让其认识到非理性信念是不合逻辑的，获得反思和改变的机会。

3. 运用行为示范、放松训练、系统脱敏、角色扮演等具体技术，帮助患者纠正原先不良情绪和行为，鼓励尝试原来不敢做的事，挑战恐惧，提高治疗信心，如在公共场合高声歌唱。

4. 激励患者用理性的思维和信念替代原先不合理的思维与信念，建立适应外环境的良好行为反应模式。记录每天刺激性的生活事件以及当时自己的情绪、行为反应，每次复诊与治疗师讨论，以实际行为对抗原有的不合理思维和信念，强化巩固治疗。

### （二）贝克认知疗法

由精神分析治疗家贝克（Beck）逐步建立的理论观点和技术方法。贝克发现患者在进行自由联想时，思维往往先于情绪而自动出现，且仅仅表现为一些形式简单的关键字，如同电报一样代表某些意义，贝克将其称为"自动思维"。自动思维来源于个体的价值系统，价值系统影响和制约着个体的情绪反应、行为方式，自动思维虽很难暴露出来，但他的特异性决定着不同个体反应的差异。贝克认为，心理行为障碍的根源来自于异常或歪曲的认知模式，治疗者通过发现、挖掘这些不良的认知，并加以分析、辩论，建立理性的认知模式，就可以消除患者的痛苦，使其更好地适应现实环境。

治疗过程大致分三个阶段：①治疗早期，了解患者病史及主要症状，讲解认知治疗的基本原理和方法，建立良好的治疗关系。②治疗中期，重点是识别负性自动想法、认知歪曲和功能失调性假设，在现实生活中检验、修正，完成家庭作业。③治疗后期，进一步挖掘、修正原先的不合理认知，代之以更适应现实环境的认知方式，并予以强化和实践。一般每周治疗 1~2 次，持续 12 周，共 15 次左右，疗效满意后再巩固治疗 6~12 个月，每月 1~2 次。包含的治疗技术有以下几种。

**1. 识别和检验自动性想法** 与患者讨论，通过提问、想象或角色扮演来练习识别自动性想法，通过认知治疗日记进一步发展识别的能力。

**2. 识别认知性错误** 记录自动性想法以及不同的情境和情绪反应，要求患者归纳，找出共性，如任意推断、全或无思维、过度引申、选择性概括等。

**3. 真实性检验** 同患者一起制定严格的真实性检验标准，清除错误信念，用以改变和消除不合理信念，是认知治疗的核心。

**4. 去除自己被外界过分注意感** 通过改变一些外界能注意到的特征，然后加以验证，记录不良反应的次数。

**5. 自我监察焦虑水平** 个体的焦虑表现是波动的，鼓励患者对不良情绪作自我监察和评估，从而认识焦虑的波动性和相对性特点，增强克服焦虑的信心，注意到存在状态良好的情形。

**6. 认知自我控制法** 指导患者在紧张、恐惧的时候告诫、提醒自己"SWAP"，即指：①停下来（S）；②等一下（W）；③注意周围环境（A）；④等感觉舒服后再继续（P）。

### （三）中国道家认知疗法

中国道家认知疗法（Taoist cognitive therapy）就是运用我国独特的文化思想，即道家的哲学思想内涵，由张亚林、杨德森建立起来的适合中国人的本土化认知心理治疗。它来源于中国道家的处世养生之法，倡导天人合一的思维方式，行为原则是顺应自然，价值取向是返璞归真，生活信条是崇俭抑奢，处世之道是柔弱不争以及重视养生的人生追求。道家认知疗法是在道家哲学的思想引导下，改变个体的认知观念和行为应对方式，以达到改善负性情绪和不良行为以及实现防病治病的目的。主要适应于治疗各种焦虑障碍。道家认知疗法一般每周 1~2 次，每次 60~90 分钟，疗程约 8 周。疗法共分五个基本步骤，按照每一个步骤英文的第一个字母简称为 ABCDE 技术。

**1. 评估现实的精神刺激因素（actual stress factors）** 主要是找出患者在现实生活中的精神刺激因素，并进行定性、定量及分类。全面评估精神刺激的来源、性质和严重程度，以便制定相应的应对策略，同时辅助一般性支持工作。为了让患者如实全面地报告，有时治疗师需要同患者反复讨论与分析，进行耐心细致的解释和说明，以消除对方的顾虑。

**2. 调查价值系统（belief system）** 按最需要的即最有价值的，最不需要的即最无价值的原则，帮助患者梳理、审视和评估自身价值系统，按需要层次排序。由此了解患者出现应激的内在原因，以利于认知重建，有些患者在清楚自己的价值系统后就可能产生顿悟。填写价值系统评价表，根据患者的情况，分析其价值系统的合理性，引导患者在不知不觉中做出调整和改变，使患者比较容易地实现其欲望。

**3. 分析心理冲突和应对方式（conflict and coping styles）** 分析患者心理冲突的来源，明确冲突双方的性质与强度，根据合理性和可行性情况，制定有效减轻或化解冲突的策略。通过填写应付方式测查表了解患者的应付方式，根据情况给予针对性的调整和强化（如应付方式不当或不足之处），与患者共同分析，知晓利弊。

**4. 道家哲学思想的导入与实践（doctrine direction）** 这是道家认知疗法的核心和关键。通过解释说明，让患者能够接受、领悟道家哲学思想的真谛。道家养身哲学的精髓总结为（32 字保健诀）："利而不害，为而不争。少私寡欲，知足知止。知和处下，以柔胜刚。清静无为，顺其自然。"

（1）利而不害，为而不争。意思是只做那些利己利人利天下之事，不为害己害人害社会之举。为而不争是指做事要尽力而为之，且不争名争利，不与人攀比，不妒贤嫉能。前句属起码的要求，应从现时做起，后句为崇高境界，需要长期修养。

（2）少私寡欲，知足知止。人要生存、要发展，总是有欲望的，但老庄认为欲海难填。要减少私心、降低过高的物质欲望和对名誉地位的追求。知足知止，是指做事要有分寸，要留有余地，点到为止，见好就收。只有知足，才会常乐；只有知止，才能避免危险。

（3）知和处下，以柔胜刚。和谐是天地万物的根本规律，谦恭是中华民族的传统美德，知和处下，能减少人际冲突、维持安定团结。以柔胜刚的思想，则出于《老子》第三十六章、第四十三章和七十八章。老子以水为例，天下柔弱莫过于水，随圆而圆，随方而方，但大家更知道滴水穿石和水容万物的道理。

（4）清静无为，顺其自然。清静无为是指我们要清楚地认识自己，做老实事而不"妄为"，实际上是有所为有所不为、无为而无所不为。顺其自然，就是说不要勉强去干那些有悖于自然规律的事情，不要强迫蛮干、不要倒行逆施、不要急于求成。要了解和掌握事物发展的客观规律，因势利导，循序渐进，才能事半功倍、游刃有余。否则，就是揠苗助长、劳民伤财、费力不讨好。

总之，要让患者领悟道家思想的真谛。它不是一种纯粹消极的保守思想，不是要人去听天由命。它的最高境界是认识自然规律、顺应自然规律，外柔内刚、后发制人、不言自明、不战自胜。

通过个体、集体交流的形式，可以通过讲故事、问问题的方式，透彻理解32字保健诀含义。要将自己的价值系统、应对方式与之加以对照，找出不当之处，并作出调整改变。另外，还要思考两个问题：①我之前为什么会焦虑和不高兴，为什么有那么多不如意，以前我是怎么缓解痛苦的，与道家思想怎么不同？②现在，试着按道家思想去想去做，结果会怎样，特别是目前的生活中，如何运用道家思想调整自己的心理，缓解痛苦？每天写200字以上的日记，与治疗师或与其他患者一起分享并加以鼓励。

**5. 评估（evaluation）** 强化疗效、道家认知疗法的短期目标是消除症状，治愈疾病；而治疗的远期目标则是促进健康，预防疾病。此期的重点是评估治疗的效果，总结收获与经验，巩固疗效，为下一步治疗制定目标。对治疗中的进步给予明确肯定和积极鼓励，询问为什么会效果好，或者为什么没有效果？了解不适观念是否完全改变，32字保健诀是否字字落实？通过症状自评量表（SCL－90）评估症状的疗效，并继续布置家庭作业，此时日记可以改为周记。

## 四、认知行为疗法

### ⇒案例引导

---

**临床案例** 患者，女，25岁，未婚，本科文化，文员，因情绪低落、兴趣减退和失眠等问题1个月余来咨询。1年多前也曾有类似表现，持续约半个多月后未经治疗自行好转。平日为人低调、工作任劳任怨，话不多，性格谨小慎微。来访者总觉得工作中压力很大，领导不喜欢自己。曾经的领导管理较严，让她倍感压力，总觉得被领导批评说明自己很差劲，认为自己能力不强。虽然之后换了新领导，管理温和，但来访者仍然认为自己能力差，即使新领导当众表扬来访者工作出色，仍认为领导只是在安慰鼓励她，并不是真得认可她的能力，自己明白很多工作并没有做到尽善尽美，还有很多不足之处需要改进，不值得被肯定。为此闷闷不乐、苦恼不已。生活社交中也是如此，总担心别人不会喜欢自己，很难结识可信赖的朋友。最近常常一个人暗自落泪，在同事陪伴下前来门诊咨询。

**诊断及治疗经过：**复发性抑郁障碍。予SSRIs类抗抑郁药物治疗，同时给予心理治疗，关注其负性情绪出现时的功能失调性自动思维，如"领导讨厌我，又在批评我的错误""领导表扬我只是安慰我而已，给我面子没指出不足罢了"等。运用功能失调性思维记录表，对自动思维进行评价，记录反应，帮助克服自动思维。完成认知概念化图，包括具体情境、自动思维、它的含义、当时的情绪及行为反应，确认来访者的中间、核心信念，即"我不够好""我能力很差""尽量少出去社交，这样别人就不会看到我很多缺点"，并评定患者的相信程度等。通过苏格拉底式对话、行为试验等矫正功能失调性信念，用新的更具功能的信念替代旧的信念。通过十多次的治疗，帮助来访者解除症状，缓解不良情绪，学会应对环境的适应性方式和技巧。

**讨论** 本案例使用的心理治疗流派是什么？此疗法的关键治疗技术有哪些？

---

认知行为疗法（cognitive behavioral therapy）强调削弱、矫正个体对自身及外界环境的不合理假设和信念，通过关注功能失调的思维和信念，以解除患者的症状，缓解不良情绪，学会处理困境的适应性方式和技巧。治疗常经历"自我观察""新的内在对话""学会新的技能"三个阶段，常用技术有以下几种。

**1. 识别自动思维**　自动思维自发出现，常常不为人们所察觉。让患者列出经历的困难情境，通过"当我注意到自己的反应时，我想到了什么？""那时候有什么想法经过了我的脑子？"等问题引出自动思维。教会患者识别自动思维，并与对事件的解释、情绪或生理反应等相区别。

**2. 确认情绪**　帮助患者分辨自动思维和情绪体验，区分不同的情绪，并加以命名，评定这些情绪的强度。运用认知模式来看待他们的体验，利用强烈的情绪指导治疗，探究背后的自动思维。

**3. 评估自动思维**　选择一个或几个自动思维加以评估，评定自己相信的程度，感受的强烈程度，找出关键的、重要的、功能失调的思维。治疗师运用苏格拉底式提问评价、验证自动思维，发展适应性反应。对思维歪曲进行命名分类是有效的，如贴标签、过度概括、两极化、读心术等，当患者对不合理思维不再相信，不良情绪缓解时，就可以转向其他问题。

**4. 对自动思维的反应**　确认患者能够接受并掌握认知模式，用两次或以上的治疗介绍如何使用功能失调性思维记录表，对自动思维进行评价，记录反应，至少在一周时间里每天记录一个自动思维，以帮助克服自动思维。

**5. 识别并矫正中间、核心信念**　完成认知概念化图，包括具体的情境、自动思维、它的含义、当时的情绪及行为反应，确认背后的中间、核心信念，并评定患者的相信程度等。通过苏格拉底式对话、行为试验等矫正功能失调性信念，用新的更具功能的信念替代旧的信念。

**6. 家庭作业**　家庭作业在认知行为治疗中是必不可少的，通过完成作业，收集更多资料，并加以检验和矫正，为患者提供更多的自我教育。

## 五、辩证行为疗法

辩证行为疗法（dialectical behavior therapy，DBT）以哲学辩证法为基本原理，最初用于治疗边缘型人格障碍。有证据表明，DBT能够有效帮助情绪调节困难或冲动伤害行为的个体提高其对情绪和行为的控制能力，被用于治疗情绪障碍、自杀意念以及改变行为模式等，如非自杀性自伤、滥用药物、广泛性焦虑障碍、双相障碍、饮食失调（如神经性厌食、暴食障碍、神经性贪食障碍），有时也被用于治疗创伤后应激障碍。

DBT强调客观全面地看待个体情绪行为的正常与异常的辩证关系，治疗过程中接受和改变的辩证关系等，帮助个体更现实、更有效地看待和面对事物。治疗师需要在治疗中提供一种友善的氛围以及无条件的接受态度，也需要来访者能够愿意接受自身的情绪或行为障碍，鼓励当事人认识自身积极优势和特质并加以利用，从而有效管理和表达强烈情绪。治疗师和来访者作为同盟，必须建立彼此信任的关系，不加判断地面对积极的和消极的情况，并致力于解决自我接受和改变之间的明显矛盾，以此为治疗带来积极改变。来访者也将从完全不知道自己的问题，开始意识到自己问题，以及之后可能采取行动并接受治疗，最后通过巩固维持预防复发。DBT应由训练有素的专业治疗师进行个体治疗，让来访者学习获得行为技能以适应他们的生活挑战。治疗关注个体的生活质量问题，其中自伤、自杀或威胁生命等行为需要被优先处理。通过团体技能培训，安排来访者参与不同主题的技能小组，在集体环境中接受行为技能教育，并不断实践发展熟练。治疗期间可以给予电话指导，但内容是简短的，仅限于帮助当事人将应对技能综合到日常生活中。辩证行为疗法主要目标是教会人们如何活在当下，发展健康的方式来应对压力，学习调节自身的负面情绪，改善与他人的关系，主要涉及以下技巧模块。

**1. 痛苦承受技巧**　通过建立良好的心理弹性，让来访者学会发现痛苦和宽容痛苦，治疗师和来访者以接受和面向变化的策略进行平衡和综合，从而获得缓和消极影响的新方法。具备以非评估和非判断的方式接受自己和当前状况的能力，来访者可以对是否采取行动以及如何采取行动做出明智的决定，而不会陷入激烈的、绝望的和常常具有破坏性的情绪反应中，有助于来访者对自身的强烈情绪做好准备，通过使用接受和容忍生活环境、强烈情绪和真实自己的策略，不断发展出更积极的应对技巧，帮助当事人在与他人互动中发生积极改变。

**2. 正念技巧**　关注当下，帮助个体觉察关注内心正在发生的事情（如自己的思想、感觉和冲动等），以及利用感官来关注周围正在发生的事情（如自己看到、听到、闻到和触摸到的东西）。帮助当事人忽略对过去的痛苦和对未来可能的恐惧，更充分地体验于当下，体验自己的情感和感觉。采取一种非判断性的立场，专注于当下的一件事。正念技巧在很大程度上取决于对内心或外界环境的"积极的接受"，能够无条件地关注当前时刻，从而减轻不适感和症状。当个体处于痛苦情绪时，正念技巧可以帮助保持冷静、放慢速度，避免陷入自动消极思维模式和冲动行为之中，从而有可能运用健康的应对技巧。正念技巧练习，如注意吸气和呼气的感觉，看着自己的腹部在呼吸时起伏，让情绪跟随身体动作来分散注意力。

**3. 情绪调节技巧**　情绪调节可以让个体更有效地驾驭自己强烈的情绪，帮助当事人识别、命名和改变情绪，让来访者更清楚地认识自身的感受。通过使用非对抗性的、非破坏性的方式来调节情绪感受，体察每一种情绪而不是被它们所左右。当个体能够识别并应对强烈的负性情绪时，也能激发获得更多积极的正性情绪体验。当当事人确定自身的情绪感受时，也可以运用技巧，例如去做相反的事情，在感到悲伤想远离亲人时，就制定计划去探望他们。

**4. 人际交往技巧**　通过治疗学习新方式来表达自己的想法和需求，并且能够尊重他人，以此建立和保持良好人际关系，维护自身的社会关系。积极健康的人际关系更有助于个体变得更加自信，学会有效地沟通交流技巧，通过设定原则，协商解决问题。例如学会通过倾听技巧，承认对方的想法和感受，而不是攻击、威胁或评价他人，不打断他人说话，尽量能保持轻松愉快的待人态度，尊重自己和他人。

## 六、森田疗法

森田疗法（Marita therapy）是森田正马（日本精神科医生 1874—1938）创立的一种心理治疗。其基本理念和精华是"顺其自然"的治疗原则，是一种专门针对神经症的心理治疗方法。

### （一）神经症的治疗原理和原则

森田学说认为，情绪在很大程度上独立于认知，有时情绪也不受意志的控制，因而把治疗的着力点放在改变情绪和行动上，而不是放在认知改变上。反过来认知和意志都能够有效地影响、支配人的行为。森田学说强调，行动方式不仅显示人的性格，行动也能够改造人的性格。利用意志控制行动这一点，可通过行动来促使某些改变的发生，进而体验到自信。即使本人没有自信觉察，也会使其性格更加坚强。由于人们总是会有不适的体验，何况敏感者更加如此，他们又徒劳地希望自己没有恐惧和悲观，以致为此更加痛苦，并产生强迫及反强迫症状，凡此种种，都是不顺其自然所致。那么，要克服这些毛病，唯一的出路就是服从客观的法则，正视消极情感，接受而不否认现实（各种症状的出现），一切顺其自然。

### （二）治疗过程

森田疗法通常分为门诊治疗和住院治疗两种形式。前者对症状较轻的患者，可让患者按照森田疗法的自助读物实行，如写日记，做轻微劳动等。同时定期接受医生的指导。而后者适用于症状较重的患者。森田疗法的住院治疗分为四期。

**1. 门诊式治疗** 适用症状较轻的患者，让患者阅读森田疗法相关的书籍和资料，坚持写日记，不谈论疾病和痛苦，只记录日常活动，并定期接受医生指导。

**2. 住院式治疗** 共分四个阶段，需约 40 天。

第一期：绝对卧床期，4~7 天。患者与外界彻底隔绝，禁止与人会面、谈话、阅读、吸烟、听音乐等一切活动，除吃饭、大小便等以外，保持绝对卧床。培养患者对症状、焦虑等的容忍程度以及无聊的感觉，激发立刻活动或做事的欲望，此时可进入第二期。

第二期：轻作业期，3~7 天。仍对患者的活动有所限制，白天到户外接触空气、阳光等周围环境，晚饭后记录当天情况。仍然禁止与人交谈、外出和过多的活动，睡前可阅读一些枯燥的书籍，夜间卧床 7~8 个小时，进一步激发活动欲望。

第三期：重作业期，1~2 周。可以做些较重的体力活，如农活、砍柴、烹饪等，阅读一些内容轻松的书籍，继续记日记。仍然禁止游戏、交际，不谈论疾病症状，只关注于当前的劳动及其他活动。体验劳动的乐趣和成就感，完成"顺其自然，为所当为"的体验。

第四期：社会康复期，1~2 周。允许有目的的活动，允许有事外出，阅读量可以增加，为适应回归社会做准备。晚间回医院休息，每周 1~2 次与医生交谈，深化体验，鼓励继续行动，为出院做好准备。

目标检测

答案解析

1. 简述心理治疗的定义及常用的分类方法。

2. 简述心理治疗的基本技术。

3. 精神分析基本理论有哪些？

4. 行为学习理论的内容有哪些？

5. 简述系统脱敏疗法的治疗流程。

6. 合理情绪疗法的基本要点有哪些？

7. 简述认知行为疗法与辨证行为疗法。

（王国强　谌利民）

书网融合……

本章小结

题库

# 第十九章　精神障碍的预防和康复

📖 学习目标

1. **掌握**　掌握三级预防；掌握康复的主要形式。
2. **熟悉**　熟悉三层次预防。
3. **了解**　工娱治疗和正念。
4. 学会预防和康复的具体策略；具备制订预防措施的能力。

## 第一节　精神障碍的预防

PPT

⇒ 案例引导

　　**临床案例**　针对儿童青少年群体的一般性预防干预的逐步改善。由于学校的专职心理老师少，多是兼职，心理老师获得专业培训的机会不多，很多需要自掏腰包付培训费，导致心理健康老师的岗位不能吸引优秀人才。针对此类情况，多地教育行政单位通过第三方购买服务，开展"心理健康教育骨干教师能力提升培训项目"，系统培训心理健康教育教师，使学校针对学生身心特点，逐步常规有效地开展心理健康教育，做到一般性预防干预的健康宣教，减少儿童青少年精神障碍的发生。

　　**讨论**　如何开展一般性预防干预？

　　对大多数疾病来说，预防、治疗和康复是"全程治疗"中三个不可分割的组成部分。由于精神病学自身基础理论的复杂性，有相当多的常见精神疾病的病因和发病机制至今尚未阐明，而精神疾病慢性、发作性、渐进性病程的特点常导致不同程度的残疾。因此，预防和康复是精神医学中必不可少的环节，有时甚至比治疗更重要。

## 一、概述

　　预防疾病发生是预防医学和临床各科共同关心的一个中心课题。实践证明，只有较好地运用公共卫生的手段，才有可能使防病的目的付诸实际并取得成就。随着对影响精神卫生问题的危险和保护因素的了解，使精神障碍的预防有了较快的发展。研究证实，尽管对精神障碍病因的了解不像传染性疾病那样全面，但通过精神障碍的预防措施，能降低某些精神障碍的发病率和患病率。

　　精神和行为障碍不是哪个群体所特有的，它存在于所有的种族、国家和社会。根据 WHO 估计，全世界大约有 4.5 亿人罹患精神障碍。全球前 10 个导致残疾的原因中精神障碍的情况就占了 4 个，包括抑郁、酗酒、精神分裂症和强迫障碍。精神障碍给个人、家庭和社会都带来巨大的经济负担。此外，由于未及时治疗，延长了患者的病程会导致残疾的增加。同时，还有失业、工作效率降低、对家庭的不利影响、犯罪和对公共卫生的危害以及过早死亡等多方面的损失。

## 二、精神障碍的三级预防

1964 年，Caplan 首先倡导对精神障碍进行预防，并提出了"三级预防"模式，对精神病学实践产生了巨大影响。世界各国结合各自不同的社会体制、文化与民族特点，开展了综合性的精神障碍预防工作。我国也制定了符合我国现实特点的"三级预防"体系。

（一）一级预防

一级预防（primary prevention）即病因预防，是通过消除或减少病因或致病因素来防止或减少精神障碍的发生，属于最积极、最主动的预防措施。主要包括的内容有以下几项。

1. 增强公众对心理健康的认识，普及精神疾病的宣传教育，对公众和不具有肯定危险因素的人群采取预防措施。

2. 增加心理卫生的咨询服务，加强遗传学知识的了解，做好围生期保健等。

3. 对生物学、心理学和社会学有确切证据的，发生精神障碍的概率明显高于一般人群的个体和人群，采取相应的心理干预措施。

4. 针对高危人群采取预防措施，减少疾病的发生率。

（二）二级预防

二级预防（secondary prevention）即"三早"，早期发现、早期诊断、早期治疗。为防止和延缓疾病的发展而采取的措施，目的是争取疾病有良好的预后，防止复发。由于许多精神障碍起病较慢、症状隐匿、临床症状不明显等特点，往往在早期失去了干预的机会。因此，二级预防在精神障碍的防治工作中尤为重要。其主要内容包括以下几项。

1. 向公众广泛宣传精神障碍的相关知识，提高个体对精神障碍的早期识别，消除大家对精神障碍的歧视及误解，增强个体早期就医的信心。

2. 对可疑或确诊的精神障碍患者，鼓励患者及家属早期就诊，明确诊断，采取及时的药物及心理治疗，防止疾病的发展，延缓疾病的复发。

3. 在各大综合医院开展精神科，加强会诊 - 联络精神病学的发展，及时对住院患者的心理问题采取相应的干预及治疗，增加非精神科医师对精神障碍的学习，防止漏诊、误诊。

（三）三级预防

三级预防（tertiary prevention）亦称临床预防，指防止精神障碍患者的伤残，促进患者社会功能的恢复，提高患者生存质量，延长寿命，降低复发率及病死率。主要是对症治疗及康复治疗措施。其主要内容包括以下几项。

1. 积极寻求政府部门对精神障碍患者的重视，建立健全的精神障碍康复训练体系。

2. 在治疗期间，用药物治疗、心理治疗、物理治疗相结合的方式进行治疗，注意医患之间言语的交流方式，鼓励患者战胜疾病的信心，组织定期的学习、讲座，让患者更深地了解疾病的发生、发展，增加对疾病的正确认识，克服性格的弱点，正确应对现实生活中的各种心理社会问题和矛盾。同时，监督患者定时定量地坚持服药，防止疾病的复发及恶化，使患者最大限度地恢复日常生活及社会功能。

3. 在医院建立工娱治疗站，加强患者的放松治疗及康复训练，同时进行健康的生活方式教育，提高生活质量，使患者尽早恢复家庭生活。

4. 做好患者出院后的随访工作，定期询问出院患者的病情及生活质量情况，耐心倾听患者，并给出合理的建议。调整患者周围的生活环境，动员家庭成员都参与进来，鼓励患者战胜疾病的信心。

5. 建议患者定期门诊就诊，合理地调整药物的种类及剂量，定期与医生交流，防止病情变化。

随着对精神障碍所采取的预防、治疗和康复"全程治疗"的策略实施，Mrazek 和 Haggerty 提出，精神障碍的"预防"（prevention）是指精神障碍发生前的干预（intervention），旨在消除或减少致病因素，防止或减少精神障碍的发生，并将预防分为以下 3 个不同层次。

（1）一般性预防干预（universal preventive interventions）　服务的对象是一般公众或全体人口，采取健康宣教，普及精神卫生知识，提高公众的精神卫生知识知晓率。

（2）选择性预防干预（selective preventive interventions）　服务的对象是具有易患精神障碍危险因素的亚人群。初级保健人员和各种社区服务提供者具备发现精神疾病、提供基本干预和支持、在必要时提供转诊服务和采取后续行动的专业技能。

（3）指征性预防干预（indicated preventive interventions）　服务的对象是具有精神障碍的早期表现或具有精神障碍素质因素，但尚不符合诊断标准的个体。因此，根据具体实际情况及可利用的资源，有的放矢地针对整体人群、亚人群、个体开展预防性干预。

# 第二节　精神障碍的康复

PPT

## 一、概述

康复（rehabilitation）在现代医学的概念中，是指躯体功能、心理功能和职业能力的恢复。精神康复医学（psychiatric rehabilitation）是康复医学的一个学科分支，运用可能采取的手段，尽量纠正患者病态的认知和行为，最大限度地恢复患者适应社会生活的精神功能，促进回归社会。精神康复医学服务的主要对象包括各类精神病和精神障碍的残疾者，其中大部分是重性精神病患者，并且主要是慢性精神病患者。因此，其内容同样包括医学康复、教育康复、社会康复、职业康复。

精神障碍康复的三项基本原则：功能训练、全面康复、回归社会。功能训练是指利用各种康复的方法和手段，训练精神障碍患者的各种功能，包括心理活动、躯体活动、语言交流、日常生活、职业活动和社会活动等方面能力的训练；全面康复是康复的准则和方针，使患者在心理上、生理上和社会活动上实现全面的、整体的康复；而回归社会则为康复的目标和方向。

精神障碍康复的主要任务有以下几项。

**1. 训练心理社会功能**　认真训练生活、学习、工作方面行为技能，包括独立生活的能力、基本工作能力、人际交往技能、应付压力技能等，使患者能够重新融入社会。

**2. 改善生活环境条件**　大力调整和改善周围环境和社会条件（不仅是医院，还包括社区及家庭内的环境与人际关系），积极谋求社会的同情与支持，并在服务设施和生活条件上尽可能照顾到心理社会功能障碍康复的需求。

**3. 服药管理以及求助医生能力训练**　包括使患者了解药物对预防及治疗的重要意义，向患者介绍服药的好处、如何服药、如何发现控制副作用，如何与医师讨论服药问题等，目的是使患者更好地依从，减少药物不良反应，预防复发等。在需要时，能及时向医师寻求帮助，以得到及时的支持。

**4. 贯彻支持性的心理治疗**　在整个康复训练过程中，始终结合有效的支持性心理治疗，进行必要的心理教育和干预，从情绪上和理智上支持精神障碍残疾者，以促进心理康复。

**5. 在整个康复训练中，纳入正念训练**　"正念"强调了对一切体验不加评判和以当下为中心，增强自我感知能力，接纳自己的感觉。正念冥想是正念的练习技术，是以最简单的形式将正念付诸实践，正念冥想包括正念呼吸、身体扫描、声音冥想、正念伸展等。研究证实，正念冥想练习使大脑的前额叶皮质活动增加，降低机体应激激素，达到缓解压力，改善认知和情绪的目的。

**6. 进行家庭及社会干预** 积极采用心理社会干预，尤其是家庭干预形式，充分动员家庭成员、亲友等参与，并进一步发挥社区、基层机构以及患者亲友的"联谊"作用，促使家庭担负起应尽的责任。

**7. 努力提高精神障碍患者的生活质量，促进回归社会** 尽力提高患者在精神康复过程中的生活质量，最大限度地促使各种活动功能、技能、效能的恢复，并努力改善其社会地位、经济条件与健康状况等，是全面康复的首要目标和方向。多方创造条件，在社区中建立有利的过渡性康复设施，如，工疗站、日间医院等，使患者能逐步达到较为理想的康复而顺利重返社会，并且尽量争取社会各阶层的支持，以解决就业和职业康复问题。

⊕ **知识链接**

### 正念治疗

正念的心理机制涉及视角的转变，又称为"反思"，通过不加评判地关注意识到的内容，减少对自己的思想和情感的认同，减少由于情感和认知导致的焦虑、抑郁等消极情绪。此外，反思还促使个体对自我概念的重新认知，意识到自我概念只是由变化的记忆、信仰、感觉和想法构成，从而减少自我中心化。正念发展经验性自我参照，减少叙述性自我参照，从而有效地缓解压力，减少抑郁、焦虑等症状；正念的神经生物学机制研究认为，正念冥想练习可以使大脑的前额叶皮质活动增加，与颞上回、海马、杏仁核和后扣带回的功能连接增强，与杏仁核的功能连接减弱。正念冥想练习使脑岛活动增加，海马体活动增强、体积增大，杏仁核活动减少，减少负性情绪，还加强大脑皮层中央区 α 波、额叶区 α 波、顶叶区 θ 波活动，改善焦虑障碍患者脑电活动，促进积极情绪的产生。下丘脑－垂体－肾上腺（HPA）轴和交感神经系统也受正念冥想练习的影响，可降低机体应激激素和炎症标志物水平，提高免疫力。

## 二、精神障碍的医院康复

我国大多数精神障碍患者基本在精神病院或精神病疗养院内进行治疗和康复。同时，由于治疗手段和目前学科发展的限制，还难以对所有的精神疾病进行有效而彻底的治疗。而家庭和工作单位也不愿让一个还残留某些精神病症状的患者住在家里，或由单位照管，许多精神病患者就长期滞留在精神病院内，脱离了家庭和社会，导致社会功能衰退，出现继发残疾。因此，精神障碍患者的医院康复成为整个精神障碍康复的重要环节之一。

### （一）医院康复的工作内容

1. 训练患者基本的心理社会功能，包括生活、学习、工作、交流等基本的行为技能。

2. 给患者创造愉悦的医院氛围，让患者心理放松，愿意来医院就诊及住院治疗。

3. 培养良好的医患关系，提高及改善医院工作人员的服务质量及服务态度，以增加患者的依从性，促进疾病的康复。

4. 教会患者一些技能，让患者充分利用闲暇时间，找到适合自己的娱乐活动。

### （二）医院康复训练的方法

越来越多的证据表明，严重的精神障碍患者认知功能明显损害，患者常常与同伴失去联系，独居一处，婚姻困难，失去接受高等教育的机会与就业机会。那么，对这些患者进行社会心理康复、社会技能训练、学习行为技能训练就更为重要了。

**1. 社会技能训练**

（1）精神症状识别训练　主要技能训练包括如何发现患者复发的征象及如何处理这些征象、如何适应精神病性症状，如何避免滥用非法药物与酒精等。目的是帮助患者与家属早期识别复发的迹象、处理精神症状对患者的影响，促进患者的社会功能康复。

（2）药物自我管理训练　学习有关精神药物的知识，对药物的作用、不良反应等有所了解，了解常见的药物不良反应，并能进行简单的处理。

（3）重返社会训练　与患者、家属一起制定重返社会的计划，包括如何获得社会的支持、如何应对歧视和偏见、如何定期门诊复查、如何恢复工作等。

（4）基本谈话训练　这是人际交往的基本技能，教会患者在不同场合使用合适的语言与非语言沟通方法。

（5）预防酒精、毒品滥用的训练　教会患者如何识别毒品，抵制、停止使用酒精、毒品，防止复发等。

**2. 健康教育**　指对慢性精神疾病患者及家属就其疾病的性质、转归、发病相关因素、治疗、副作用、康复等内容进行指导方面的工作。教育的实施者可以是专家，也可以是已经康复经过培训的患者。健康教育的结果分为两类：近期的（如对疾病的了解、遵从医嘱行为）和远期的（如复发、再入院等）。研究表明，教育可以明显增加患者与家属对疾病的认识，但不一定会改变遵从医嘱的行为、复发以及再入院。

**3. 预防复发训练**　预防复发训练的主要内容是教会患者及家属如何识别环境的诱发因素、早期识别复发征象以及如何应对上述问题。预防复发也强调压力应对技术，与有复发经历的患者讨论引起复发的相关因素，如停药、减药、压力过大、严重的生活事件等。预防复发训练可以是个体的咨询，也可以是群体治疗。研究表明，预防复发训练可以降低复发率和再入院率。

## 三、精神障碍的社区康复

社区是指若干社会群体（家庭、氏族）或社会组织（机关、团体）聚集在一定地理区域，形成一个在生活上相互关联、相互依赖的大集体。社区康复（community‐based rehabilitation）是以社区为基础的康复，具体是指让精神障碍的患者在社区得到服务，克服疾病所导致的各种功能缺陷，达到躯体功能、心理功能、社会功能和职业功能的全面复原，回归社会。

实现社区康复需做到：①个体化，应结合每位患者的特点，制定个体康复计划和措施。②整体化，对社区的全部患者应有整体的管理规划，组织协调相关部门的力量进行宏观调控。③长期化，无论是对个人的服务措施还是社区的整体规划，都应该是长期坚持和逐步完善，而不是短期行为。④建立伙伴关系，社区康复是一个需要患者主动投入、全程参与的过程，不能被动地依赖专业人员的引导和督促。所以，在专业人员和患者之间建立平等的伙伴关系至关重要。⑤社区服务人员队伍稳定、培训到位。

精神障碍社区康复的目的是预防精神残疾的发生，尽可能减轻精神障碍残疾程度，提高精神残疾者的社会适应能力，并恢复劳动能力。

社区康复训练任务的具体内容如下。

1. 开展精神障碍知识的健康宣教，加强公众对精神障碍的重视。

2. 预防和治疗精神疾病，促进精神障碍患者的康复。

3. 开展精神障碍的调查研究，了解社区对精神障碍患者服务的需求。

4. 利用各种社区资源，满足精神障碍患者的需求。

5. 参与精神障碍患者政策的制定、评价和管理。

今后精神卫生服务模式的发展方向将会转变。首先精神卫生服务应该满足患者和家属的需求，提供方便和多方位的治疗康复措施，为患者尽快和最大限度地恢复已经丧失和削弱了的心理社会功能提供可能。同时，要有利于提高患者的生活质量，减轻患者家属由于疾病所带来的巨大心理和经济压力。其次，社区康复有利于降低重性精神障碍的复发率，缩短住院时间，减轻家庭、社会负担，促进患者回归社会。最后，精神障碍社区康复是低投入、高收益的服务手段，能使有限的卫生资源服务更多的患者。

# 第三节  工娱治疗

PPT

工娱治疗（occupational and recreational treatment）是通过工作和娱乐促使疾病康复，防止精神衰退，提高适应环境能力的一种辅助治疗方法。工娱治疗既可以在医院内实施，也可以在社区实施。在精神障碍的康复中，占有非常重要的地位。

## 一、工娱治疗的作用

有计划有措施地组织患者参加劳动，利用适当的劳动手段，使患者置身于健康的劳动之中，以转移患者对病态体验的注意力。保持机体与外界环境的密切联系，有利于大脑功能的恢复、防止和延缓精神衰退。

通过力所能及、形式各异的劳动，能增加与他人之间的友谊，提高工作和社交能力，巩固和提高药物疗效，促进康复。

通过系统化、规律化、现代化的劳动增强体质，促进新陈代谢，有利于睡眠和饮食改善，提高机体的代谢能力和防御能力，建立生活信心。

通过工作劳动，客观上对患者起着良好的刺激作用，恢复生活、工作和社交活动的技能，帮助精神患者回归社会，从事生产劳动，适应生活。

## 二、工娱治疗的形式

**1. 音乐治疗**　由于音乐的节奏、旋律、音调、音色不同，由此达到抑制兴奋，调节身心，缓解情绪等作用。

**2. 阅读和影视治疗**　可使患者轻松愉悦，活跃情绪，丰富知识，有益于减轻对外界现实的疏远和陌生感。

**3. 体育治疗**　可以增强患者在集体活动中的合作精神和人际交流的能力，锻炼躯体功能。如，早操、球类运动等。

**4. 日常生活技能训练**　如，打扫卫生、摘菜、洗菜、整理床铺、缝补衣服等，调动患者参与的积极性，促进患者日常生活的恢复。

**5. 职业劳动训练**　如，烹饪、理发、电脑操作等，建议在家属的陪同下一起参与，对病情稳定、具有一定的知识与技能的患者实施，以促进患者回归社会。

## 三、工娱治疗的管理

工娱治疗不仅涉及患者工作能力的培养问题，也涉及患者的治疗、自身安全和社会安全的问题。因此，工娱治疗的管理人员应包括医生、护理人员及社区管理人员等。

**1. 医嘱管理**　医生的主要职能是制定合适的个体化工娱治疗医嘱。在制定过程中，需考虑患者的性别、年龄、原来的职业、特长、爱好、教育程度、精神症状、躯体情况、治疗情况等，甚至需要考虑到患者的生活环境和工作计划等。

**2. 治疗管理**　开展治疗前，医护人员要仔细了解患者的实际情况，特别是危险性评估，向患者介绍工娱治疗的目的、作用、方法等。在治疗过程中，医护人员应仔细观察患者的表现，如参与的积极性、合作性、创作性等，并观察患者的病情变化，及时与主管医生沟通，合理地调整方案。

**3. 安全管理**　在工娱治疗过程中，安全管理尤为重要，把患者的安全放在第一位，对病情尚不稳定的患者，应限制外出及与危险器具的接触。

答案解析

## 目标检测

1. 简述精神障碍的三级预防。
2. 简述精神障碍的三个层次的预防。
3. 精神障碍社区康复训练的任务。
4. 简述工娱治疗。
5. 简述精神障碍的康复概念。

（向　慧　田晓林）

书网融合……

本章小结

题库

# 第二十章　精神障碍相关法律问题

📖 学习目标

1. **掌握**　精神障碍患者的合法权益；刑事责任能力评定和民事行为能力评定的基本标准。
2. **熟悉**　《精神卫生法》对精神障碍患者监护及住院治疗的相关规定。
3. **了解**　《精神卫生法》的立法思路；违法精神障碍患者的处置。
4. 学会刑事责任能力评定和民事行为能力评定的基本标准；具备基本评定的能力。

## 第一节　精神科临床实践中的法律问题

PPT

### 一、精神障碍患者的合法权益

精神障碍患者几乎在任何社会都属于最弱势的一个群体，曾经在很长时间内遭到歧视、驱赶、囚禁甚至迫害。随着社会的发展进步，虽然精神障碍患者的处境在不断改善，但相比躯体疾病患者而言，至今仍处于社会的边缘状态，其在工作、生活、学习甚至就医等方面，都面临着更多的困难，社会大众对精神障碍患者甚至其家庭的歧视仍广泛存在。然而，我们应该清楚地认识到，精神障碍患者和其他疾病患者一样享有国家法律所赋予的合法权益，除了作为普通公民的合法权利外，还包括作为精神障碍患者的特殊权利。

我国《中华人民共和国宪法》《中华人民共和国民法通则》《执业医师法》《医疗事故处理条例》等多部法律法规中均对患者的权利进行了明确规定，主要包括：①生命权、身体权、健康权等不受侵犯的权利；②隐私权不受侵犯及受到平等尊重的权利；③获得恰当医疗保健服务的权利；④得到及时抢救治疗的权利；⑤对自身疾病知情及同意治疗的权利；⑥受到损害后获得赔偿的权利。精神障碍患者无疑享有上述权利。

国际社会对精神障碍患者的权益给予了越来越多的关注。联合国和国际精神卫生专业组织先后制定发布了一系列直接针对精神障碍者权利的原则或宣言，如《智力发育障碍者权利宣言》《保障精神患者权利的声明》《精神障碍患者的人权宣言》《保护精神疾病患者和改善精神保健的原则》，等等。这些文件除了阐述和规定了精神障碍患者具有前述"一般"患者所具有的法律权利之外，还强调了其作为"特殊"患者的一些特殊权利。例如：住院患者交流的自由、接待来访者的自由、使用邮政和电话服务的自由、读书看报和听广播看电视的自由、宗教信仰自由等。并且特别强调：只有在某些特定的情况下才能够对精神障碍患者实行非自愿治疗。各国法律大都对于发生违法犯罪行为的精神障碍患者是否需负刑事责任等法律问题上进行了特殊规定，这也被视为精神障碍患者的特殊权利。关于精神障碍患者的法律能力问题将在本章第二节中进行阐述。

### 二、精神卫生立法

鉴于精神障碍患者所处的弱势地位，进行精神卫生立法来针对性地保护这一特殊群体无疑十分必要。在精神卫生立法进程上，西方国家的起步相对较早。例如，法国在 1838 年颁布了"关于精神错乱的 7443 号法律"，专门对精神病院收治患者的问题进行了系统规定，被不少人称为"世界上第一部精神卫生法"；英国在 1845 年颁布《精神错乱法》（Lunacy Act, 1845）之后，于 1890 年又颁布了新的《精神错乱法》（Lunacy Act, 1890），这被认为是世界现代精神卫生立法的最早雏形之一；美国总统杜鲁门在 1946 年签署了《国民精神卫生法》，要求摒弃以安全或监护作为精神障碍患者强制住院的理由，而以治疗为住院目的。从 19 世纪 60 年代以来，随着精神医学的进步和人们社会价值观的改变，精神障碍患者的法律保护得到了世界卫生组织和各国政府越来越多的重视与支持，全球范围内多个国家或地区陆续颁布实施了精神卫生立法或与精神卫生有关的立法。我国自 1985 年开始起草精神卫生立法，通过吸取西方精神卫生立法的经验教训，数易其稿后，于 2012 年 10 月 26 日正式通过了《中华人民共和国精神卫生法》（以下简称《精神卫生法》），并自 2013 年 5 月 1 日起实施。最新修正版本的《精神卫生法》于 2018 年 4 月 27 日公布施行。

《精神卫生法》共七章八十五条，对心理健康促进和精神障碍预防、精神障碍的诊断和治疗、精神障碍的康复、保障措施、法律责任等均做了详细的规定。《精神卫生法》立法思路主要包括以下四个方面：一是坚持预防、治疗、康复并重，减少精神障碍的发生，提高治疗、康复水平；二是通过规范诊疗活动、加大救助力度，切实保护精神障碍患者的合法权益和人格尊严；三是科学设置非自愿住院医疗制度，明确条件、严格程序，努力与国际通行做法相衔接，确保精神障碍患者不会因贫困得不到救治，确保肇事肇祸等严重精神障碍患者不因疏于管理而伤害自身或者危害社会、他人，确保无需住院治疗的公民不因程序、制度缺失而被强制收治；四是合理分配各方责任，建立政府、家庭和社会共同承担、负担适度的符合我国国情的精神卫生工作机制。总的来说，《精神卫生法》以发展精神卫生事业，规范精神卫生服务，维护精神障碍患者的合法权益为宗旨，通过明晰政府和社会职责、体现预防为主、严格诊断治疗程序、强化康复和保障措施等，全方位规范了精神卫生相关的各项工作以及服务的各个环节。其颁布实施对推进我国精神卫生事业健康发展具有里程碑式的意义。

以下就《精神卫生法》中关于精神障碍患者监护及住院治疗的相关规定做进一步介绍与阐释。

**1. 精神障碍患者的监护问题**　既往因监护人原因导致精神障碍患者无法获得及时医治、遭受虐待甚至遗弃的情形并非少见。因此，《精神卫生法》在明确了精神障碍监护人的权利的同时，也进一步强调监护人的职责，例如：监护人应当维护精神障碍患者的合法权益；禁止对精神障碍患者实施家庭暴力，禁止遗弃精神障碍患者；监护人应当妥善看护未住院治疗的患者，按照医嘱督促其按时服药、接受随访或者治疗；监护人应当协助患者进行生活自理能力和社会适应能力等方面的康复训练；经医疗结构评估表明精神障碍患者不需要继续住院治疗，而患者本人没有能力办理出院手续的，监护人应当为其办理出院手续；等等。对于违反《精神卫生法》相关规定者，将依法追究相应的法律责任：给精神障碍患者造成损害的，依法承担赔偿责任；给精神障碍患者或者其他公民造成人身、财产或者其他损害的，依法承担赔偿责任；医疗机构出具的诊断结论表明精神障碍患者应当住院治疗而其监护人拒绝，致使患者造成他人人身、财产损害的，或者患者有其他造成他人人身、财产损害情形的，其监护人依法承担民事责任；有其他构成违反治安管理行为的，依法给予治安管理处罚；构成犯罪的，要按遗弃罪追究刑事责任。

《精神卫生法》附则中规定："本法所称精神障碍患者的监护人，是指依照《民法通则》的有关规定可以担任监护人的人"。《民法通则》中规定："不能辨认自己行为的精神病人是无民事行为能力人；不能完全辨认自己行为的精神病人是限制民事行为能力人；无民事行为能力人、限制民事行为能力人的监护人是他的法定代理人"；并对由谁来担任无或限制民事行为能力精神病人的监护人进行了明确规定。2021 年 1 月 1 日《中华人民共和国民法典》（以下简称《民法典》）正式施行并取代了包括《民法通则》在内的多部法律法规，因此现行精神障碍患者监护人的认定应当依照《民法典》进行。《民法典》中并未专门针对"精神病人"进行说明，但分别在第二十一条、第二十二条、第二十八条明确规定："不能辨认自己行为的成年人为无民事行为能力人""不能完全辨认自己行为的成年人为限制民事行为能力人""无民事行为能力或者限制民事行为能力的成年人，由下列有监护能力的人按顺序担任监护人：①配偶；②父母、子女；③其他近亲属；④其他愿意担任监护人的个人或者组织，但是须经被监护人住所地的居民委员会、村民委员会或者民政部门同意"。并先后强调，"限制民事行为能力人可以独立实施纯获利益的民事法律行为或者与其智力、精神健康状况相适应的民事法律行为""被人民法院认定为无民事行为能力人或者限制民事行为能力人的，经本人、利害关系人或者有关组织申请，人民法院可以根据其智力、精神健康恢复的状况，认定该成年人恢复为限制民事行为能力人或者完全民事行为能力人"。那么，精神障碍患者是否具有民事行为能力？如何评定其民事行为能力？这些问题将在本章第二节中进一步阐述。

**2. 精神障碍患者的住院治疗问题**　在《精神卫生法》实施之前，我国强制收治精神障碍患者程序缺失，个别地方发生的强制收治案例引起患者及其亲属的强烈质疑，"被精神病"不时成为舆论热点，这些也都是《精神卫生法》出台的重要背景。《精神卫生法》第三十条明确规定："精神障碍的住院治疗实行自愿原则"。该条目是《精神卫生法》的亮点之一，首次以法律的形式明确规定了我国精神医学领域适用非自愿住院治疗的情形，同时在第四十四条第一款规定："自愿住院治疗的精神障碍患者可以随时要求出院，医疗机构应当同意"。上述法律规定充分肯定和保障了精神障碍患者的自主决定权，使得患者人身自由得到最大限度的保障，是我国立法宗旨之一"尊重人权"的体现，也是世界各国精神卫生法最基本的立法原则之一。

《精神卫生法》第三十条同时规定："诊断结论、病情评估表明，就诊者为严重精神障碍患者并有下列情形之一的，应当对其实施住院治疗：①已经发生伤害自身的行为，或者有伤害自身的危险的；②已经发生危害他人安全的行为，或者有危害他人安全的危险的"。对于第一种情形，"经其监护人同意，医疗机构应当对患者实施住院治疗；监护人不同意的，医疗机构不得对患者实施住院治疗。监护人应当对在家居住的患者做好看护管理"。也就是说，在患者不存在社会危害性的情况下，监护人具有决定是否将患者实施住院治疗的权利，但结合上述关于精神障碍患者的监护问题的相关规定，如果因看护不力导致不良后果，监护人则需承担相应的法律责任。这也是权利和义务相一致原则的体现。而对于第二种情形，即已经明确存在社会危害行为或危险者，则监护人不再具有决定患者是否住院的权利，而是应当配合实施住院。当然，为了保障公民的合法权益不因滥用非自愿住院措施而受到侵害，防止"被精神病"现象的发生。《精神卫生法》还进行了以下规定："患者或者其监护人对需要住院治疗的诊断结论有异议，不同意对患者实施住院治疗的，可以要求再次诊断和鉴定""对再次诊断结论有异议的，可以自主委托依法取得执业资质的鉴定机构进行精神障碍医学鉴定"。第三十五条进一步规定："再次诊断结论或者鉴定报告表明，不能确定就诊者为严重精神障碍患者，或者患者不需要住院治疗的，医疗机构不得对其实施住院治疗""再次诊断结论或者鉴定报告表明，精神障碍患者有本法第三十条第二款第二项情形的，其监护人应当同意对患者实施住院治疗。监护人阻碍实施住院治疗或者患者擅自脱离住院治疗的，可以由公安机关协助医疗机构采取措施对患者实施住院治疗"。可见，《精神卫生法》的相关规定，尽量维护了公民的人身自由权和生命健康权的平衡，以及个人人权与集体人权之间的平衡。

### 三、严重精神障碍发病报告管理办法

《精神卫生法》第二十四条规定："国务院卫生行政部门建立精神卫生监测网络，实行严重精神障碍发病报告制度，组织开展精神障碍发生状况、发展趋势等的监测和专题调查工作"。2013 年 7 月 29

日，国家卫生计生委以国卫疾控发〔2013〕8 号印发并施行了《严重精神障碍发病报告管理办法》（以下简称《办法》）。

《办法》共十五条，在第三条明确规定"医疗机构应当对符合《精神卫生法》第三十条第二款第二项情形并经诊断结论、病情评估表明为严重精神障碍的患者，进行严重精神障碍发病报告"。实行发病报告的疾病类型包括以下 6 种：精神分裂症、分裂情感性障碍、持久的妄想性障碍（偏执性精神病）、双相（情感）障碍、癫痫所致精神障碍、智力发育障碍伴发精神障碍。具有精神障碍诊疗资质的医疗机构是严重精神障碍发病报告的责任报告单位，而精神科执业医师是严重精神障碍发病报告的责任报告人。

在临床实践中，可能存在患者诊断被修改而不再符合上述发病报告对象的情形，对此《办法》也进行了相应规定："责任报告单位发现已报告的严重精神障碍患者有《精神卫生法》第三十五条第一款情形，经再次诊断或者鉴定不能确定就诊者为严重精神障碍患者的，应当在下月 10 日前通过信息系统进行修正"。此外，《办法》对于不具备网络报告条件等情形的报送方式也进行了相应规定。可见，《办法》既是精神科医师对特定的精神障碍患者进行如实、准确的信息上报的依据，也具有较好的可操作性。

# 第二节　司法精神医学

PPT

## ⇒ 案例引导

**临床案例**　（以下节选自中国法律服务网司法行政案例库××××× 1541236540 号案例）

2014 年 4 月 25 日 17 时 15 分许，被鉴定人顾某在 XX 市 XX 区 XX 车站附近，持刀抢得独身女孩的人民币 5 元后逃逸。同年 7 ~ 8 月，顾某又多次伙同他人于夜间窜至某区乐购超市底楼商铺实施盗窃。因顾某持有残疾证（智力残疾，三级，2011 年 4 月 25 日签发），公安机关特委托 XX 鉴定机构对顾某的精神状态及在本案（抢劫、盗窃）中的刑事责任能力进行司法精神医学鉴定。

摘录公安机关对顾某的讯问笔录（2014 年 4 月 26 日、2014 年 8 月 14 日）："我走在路上，看到这个单身的女孩（王某），周围也没有什么人，我身上没有钱，我当时想到抢点钱去玩电脑、买东西吃，我当时身上正好有把匕首，我当时胆子就大了，就想抢那个女孩一点钱，一开始没有把匕首拿出来，后来因为她不给我钱，我就把匕首拿出来吓唬她，让她把钱给我""我们一般就是用手用力推门，强行将店门上用 U 型锁锁着的门把手强行弄坏后进入店中，推不坏的话就由陈 XX 用脚踢，他比我力气大，一般都是我进去拿钱，他在外面帮我望风""因为超市底层商铺商店比较多，而且晚上下班后没有人，他们的店门都是用 U 型锁，也比较容易被我们撬坏，所以我们选择了这些地方作案……我知道自己这样做的行为是违法犯罪行为，现在自己也感到很后悔，希望司法对我从轻处理"。

卷宗材料及鉴定调查表明：顾某自幼调皮捣蛋，不守纪律，打架，欺负同学，成绩差，多次留级，在照顾下初中毕业，能做简单家务，爱好上网打游戏，有过多次偷盗行为。鉴定检查发现，顾某言语理解和表达能力无明显异常，对喜爱的电脑网络、游戏知识较为了解，运用熟练，并能在电脑游戏中取得较好成绩；了解银行的安保措施，因有前科受过处理，所以能说出几大重罪、盗窃和抢劫的区别，用词专业，但抽象思维差，不了解司法鉴定、残疾证的意义，情感幼稚，以上反映出其智能发展不平衡。在智能低下的同时，被鉴定人还存在品行问题，如打架、欺负同学、不守纪律及盗窃、抢劫等违法行为。

……

鉴定意见：

1. 鉴定诊断：被鉴定人顾某患有轻度智力发育障碍伴行为缺陷。

2. 刑事责任能力的评定：被鉴定人顾某对本案具有完全刑事责任能力。

讨论　1. 本案例的医学要件、法学要件分别是什么？

　　　2. 为何该被鉴定人患有轻度智力发育障碍伴行为缺陷但在本案中具有完全刑事责任能力？

司法精神医学（forensic psychiatry）又称司法精神病学或法医精神病学，是精神病学的一个分支，是精神病学与法学之间的边缘学科，其主要任务是研究各种精神障碍患者在刑事犯罪、民事法律关系和诉讼中的地位及能力问题，为协助司法机关解决这一人群的法律相关问题提供科学的依据。

## 一、精神障碍与犯罪

精神障碍患者及家属遭到社会歧视的一个重要原因在于人们普遍认为精神障碍患者具有高于普通人群的暴力风险，其中男性患者的风险比女性更高。诚然，根据既往文献报道，某些种类的精神障碍患者发生暴力犯罪行为的风险约为普通人群的数倍，若是仅限于凶杀这一极端暴力行为而言，前者的风险程度可能更高。例如，一项研究以瑞典 1973—2006 年间出院登记系统中的 8003 名 15 岁以上的精神分裂症患者为对象，发现在随访期间精神分裂症患者的暴力犯罪率为 13.2%，而同期一般人群的暴力犯罪率为 5.3%；基于 2010—2016 年在湖南省接受精神疾病司法鉴定的案例数据结合我国相关公开数据进行估算，发现精神分裂症患者发生故意伤害行为的风险约为普通人群的 2.6 倍，而发生凶杀行为的风险约为普通人群的 33.4 倍。

无论是精神障碍患者还是普通人群，其暴力危害行为的发生均与多种因素有关。例如，诸多证据表明个体在 15 至 20 岁的暴力风险最高、成长至 40 岁以后则会明显减少，雄激素尤其是睾酮与攻击行为的发生有关；有研究发现单胺氧化酶 A 基因、5-HT 转运体基因、色氨酸羟化酶基因等多态性与攻击或冲动行为相关，脑脊液中 5-羟吲哚乙酸浓度降低可能与个体行为自控能力下降有关，大脑杏仁核受损后的个体更易发生暴力攻击行为；遭受负性心理应激事件、处于社会劣势、早年不良遭遇与家庭环境，等等，亦被认为是暴力攻击行为的危险因素。尤为值得一提的是，精神障碍患者的暴力犯罪风险在很大程度上受到了物质滥用的介导，国外有研究发现在排除了物质滥用的影响之后，严重精神障碍患者的暴力风险与普通人群的差异明显缩小。

除外以上原因，精神障碍患者的违法犯罪行为无疑也有可能受到了精神病理因素的影响，对于严重精神障碍患者而言更是如此。无论是智力水平，还是幻觉、妄想等精神病性症状，抑或是严重的情绪症状，都有可能曲解患者的行为动机，损害其对自己（或他人）行为的辨认能力与自我控制能力。例如著名的"辛克利事件"中，刺杀时任美国总统里根的凶手约翰·辛克利就是一名精神病患者，其刺杀总统的目的，居然只是为了让自己心动的女孩看得起自己。正因如此，世界大多数国家的法律中，都对于涉及法律事件的精神障碍患者的法律能力问题进行了特殊规定。我国《中华人民共和国刑法》第十八条中就明确规定："精神病人在不能辨认或者不能控制自己行为的时候造成危害结果，经法定程序鉴定确认的，不负刑事责任……间歇性的精神病人在精神正常的时候犯罪，应当负刑事责任。尚未完全丧失辨认或者控制自己行为能力的精神病人犯罪的，应当负刑事责任，但是可以从轻或者减轻处罚"。《刑事诉讼法》中进一步要求："为了查明案情，需要解决案件中某些专门性问题的时候，应当指派、聘请有专门知识的人进行鉴定"。这类鉴定即司法精神病学鉴定。

### 二、司法精神病学鉴定

司法精神病学鉴定（forensic psychiatric assessment）又称精神疾病司法鉴定或法医精神病司法鉴定，是司法精神医学的最主要任务与核心，是指受司法相关部门的委托，鉴定机构具备资质的鉴定人运用现代精神医学和相关学科专业的基本理论、专门知识、执业经验和技术方法，对涉及法律问题的当事人/被鉴定人的精神状态和法律能力进行检查、分析、判断和评定。根据案件审理需要及委托方要求，法律能力评定的类型主要包括刑事责任能力、民事行为能力、民事诉讼行为能力、受审能力、服刑能力、性自我防卫能力、受处罚能力、作证能力等。

司法精神病学鉴定应该遵循合法、公正、客观、科学论证等基本原则。在司法精神病学鉴定实务中，鉴定人需要牢牢把握两个"要件"：第一个是医学要件，即被鉴定人有无精神疾病、轻重程度如何、有哪些精神病理症状等；第二个是法学要件，即在建立明确的精神障碍诊断的基础上，进一步明确精神症状对其法律能力的影响与程度。只有将医学要件与法学要件有机结合，才能形成科学准确的鉴定意见。司法精神病学鉴定的落脚点是个体的法律能力或与法律相关的心理能力，这与精神科临床医生对患者病情和症状的关注有所不同，而值得注意的是，我国的司法精神病学鉴定人多是长期从事临床工作的精神科医生，因此有些鉴定人的鉴定思维可能会受到临床诊断思维的影响，甚至形成"有病＝无责"这样的错误观念。

精神科临床医生通常习惯性地认为，如果没有精神疾病就不太可能前来（被送来）看病，此即所谓的"有病推定"思路。虽然这样的思维模式可能造成诊断扩大化，但确实能够有效地避免漏诊。然而，在精神疾病司法鉴定过程中，如果采用这样的诊断思维，那么就容易被不法分子所利用，甚至成为其逃避法律责任或谋取利益的"护身符"。总的来说，在刑事案件的司法鉴定中，应该遵循"无病推定"原则，即"疑病从无"，正如早在1843年英国的麦克·纳顿条例（McNaughton rule）中所规定的那样，"如果被告以精神错乱为由进行辩护时，那么必须能清楚地证明他在进行危害行为当时，由于精神疾病而处于精神错乱状态"。在民事案件的司法鉴定中，则应遵循"成年人有法律能力"的推定，只有在拥有足够证据证明被鉴定人"没有法律能力"时才能出具相应鉴定意见。

在法律能力评定中，以刑事责任能力评定及民事行为能力评定最为常见，以下对这两种法律能力及其评定做进一步介绍。

**1. 刑事责任能力及其评定**　刑事责任能力（criminal responsibility）简称责任能力，是指行为人辨认自己行为的性质、意义及后果，并自觉选择和控制自己行为的能力。具体来说，辨认能力是指行为人是否能意识到其行为的动机、目的、在法律上的意义、是否能够预见行为的后果、是否理解犯罪性质等；控制能力是指行为人是否具备选择自己实施或不实施违法犯罪行为的能力。

辨认能力严重受损通常可表现为：行为的动机目的脱离现实甚至荒谬离奇（如幻觉、妄想支配下的突发凶杀行为）、曲解危害行为的性质（如抑郁障碍患者杀害自己的家人却坚信是在帮他们解脱痛苦）、对危害行为的后果缺乏认识（不能认识到自己行为对他人和社会的危害、对自身将受到法律制裁漠不关心）。控制能力的评定比辨认能力更为复杂，也是鉴定意见产生分歧的常见原因。值得一提的是，控制能力以辨认能力为前提，丧失了辨认能力的人，就没有刑法意义上的控制能力，只有在辨认能力存在的情况下，才需要确认其控制能力的状况。控制能力受损严重时，无论是社会和生活功能的受损程度，还是自知力受损的程度，往往都与之成正比的，此外，控制能力受损严重者往往缺乏自我保护能力，对作案时间、地点不加选择，甚至在警察到场后仍然我行我素。

目前许多欧美国家对刑事责任能力评定采取的是"二分法"的模式，即分为"有"和"无"。我国当今司法鉴定实践中，对精神病患者责任能力的评定实行三分法，即：完全责任能力、限定（部分）

责任能力、无责任能力。责任能力评估的要点，就是如上所述对于被鉴定人实施危害行为时辨认能力和控制能力的认定。如前所述，不可简单认为处于发病期的严重精神障碍患者就是无责任能力，因为有些患者尽管符合无责任能力的医学标准，但如果其危害行为与其精神病理症状之间并无直接因果关系，那么就不符合无责任能力的法学标准。

需要注意的是，"刑事责任能力"与"负刑事责任"是两个不同的法律概念。前者指的是行为人是否具有承担刑事责任的资格，而是否需负刑事责任则由法院进行判定。从理论上来讲，司法鉴定意见只是法庭审判的证据之一，即使鉴定意见为无责任能力，法庭仍可以根据具体情况对被告定罪量刑。不过在实际工作中，我国司法机关对鉴定意见的采信率极高（通常在90%以上），究其原因，与司法人员普遍缺乏精神病学专业知识以致过于依赖鉴定意见等因素有关，这样一来，可能存在刑事责任能力鉴定意见左右法庭判定刑事责任之嫌。因此，近年来有学者建议司法精神病学鉴定中只进行"辨认和控制能力鉴定"而不再进行"刑事责任能力鉴定"。

> ⊕ **知识链接**
>
> ### 精神损伤的鉴定
>
> 精神损伤（mental impairment）是指个体受到外来理化、生物或心理等因素伤害后，大脑功能活动发生紊乱，出现认知、情感、意志和行为等方面的功能障碍或缺损。当精神损伤涉及法律问题时，往往需要通过司法鉴定来澄清受害人损伤后遗的一系列问题。
>
> 精神损伤的鉴定通常具有以下几方面的任务：①明确有无精神损伤；②澄清精神损伤的性质；③确定精神损伤与伤害因素之间的关联关系；④评定精神损伤的程度；⑤估算精神损伤者的后续治疗费用及护理依赖。

**2. 民事责任能力及其评定** 民事行为能力（civil capacity）简称行为能力，是指行为人自己能够独立参加民事法律关系、行使民事权利、履行民事义务、承担民事责任的能力。行为能力可以分为一般民事行为能力与特定民事行为能力，顾名思义，前者是指行为人自己参加所有民事活动中具有的行为能力，后者是指公民在参加某一项或几项特定的民事活动时的行为能力（如签订合同等）。我国现行法律将民事行为能力分为三个等级，即：完全行为能力、限制（部分）行为能力、无行为能力。但在特定民事行为能力评定上，既往有不少业内人士主张采用二分法（即"有"和"无"两个等级），以便于案件的处理。

对于民事行为能力的评定，同样要根据医学要件与法学要件进行。医学要件即明确行为人是否患有精神疾病、是何种性质的精神疾病、症状内容及严重程度如何等。如前所述，《民法典》中规定："不能辨认自己行为的成年人为无民事行为能力人""不能完全辨认自己行为的成年人为限制民事行为能力人"，可见，辨认能力也是评定民事行为能力的法学要件。具体来说，精神障碍患者能否理解事物及行为性质、能否预见其行为的后果、能否辨认其权利和义务、能否作出完整而正确的意思表示、能否有效地保护其自身合法权益，是评定其行为能力的基本标准。需要注意的是，刑事责任能力评定都是回溯性的，针对的是被鉴定人实施违法犯罪行为之时，而民事行为能力评定既可以是回溯性的（针对其以前某个时间段发生的行为），也可以是预测性的（针对鉴定以后可能发生行为的预判），而且预测性的民事行为能力并非一成不变，可能随着疾病治疗转归甚至自然发展而发生变化。正因如此，《民法典》在第二十四条中规定："被人民法院认定为无民事行为能力人或者限制民事行为能力人的，经本人、利害关系人或者有关组织申请，人民法院可以根据其智力、精神健康恢复的状况，认定该成年人恢复为限制民事行为能力人或者完全民事行为能力人"。

### 三、精神障碍违法者的处置

精神障碍违法者的合理处置事关社会稳定与公众安全，对于无刑事责任能力的违法患者而言，由于其不能正确理解刑罚的意义，对其实施刑罚也达不到预防犯罪的目的，因此通常被判定为不负刑事责任。各国有关这一人群如何处置的规定差异较大。

根据我国《刑法》中的规定，对于不负刑事责任的精神障碍违法者"应当责令他的家属或者监护人严加看管和医疗；在必要的时候，由政府强制医疗"。由于此项规定并未明确具体的处置方式和方法，各地在实际操作过程中的差异较大，甚至一度存在将患者直接释放交给家属处置的情形。随着社会的进步与法制的完善，目前这类无责任能力违法精神障碍患者直接被释放回家的情形很少再有，通常被送至安康医院（司法精神病医院）或精神专科医院中的司法精神科病房接受监管治疗。不过，当前的模式也存在一定的问题：有些地区因担心违法精神障碍患者再次发生暴力行为而对其长期甚至终生监管治疗，有些地区则因经济落后医疗资源不足等原因而仅对这类患者进行短期治疗即释放回家，以致重新发生违法犯罪行为的情形时有发生。总的来说，这些被强制医疗的精神障碍是否需要更长期的治疗或是何时能够释放回家，主要取决于其暴力危险性是否降低至可接受的水平。为此，中华医学会精神医学分会司法精神病学组按照循证医学原则，结合行业经验和我国实际司法环境，形成并发布了"无刑事责任能力精神障碍者强制医疗暴力危险性评估的专家共识"，以期从而为这一人群的合理处置提供规范化操作工具。

答案解析

## 目标检测

1. 哪些情况下可以对精神障碍患者实施非自愿住院治疗？
2. 什么是辨认能力？什么是控制能力？
3. 无刑事责任能力是否等同于无需负刑事责任？

（王　军）

书网融合……

本章小结

题库

# 参考文献

[1] Cipriani A, Zhou X, Del Giovane C, et al. Comparative efficacy and tolerability of antidepressants for major depressive disorderin children and adolescents: a network meta – analysis [J]. Lancet, 2016, 388 (10047): 881 – 890.

[2] Jin Lu, Xiufeng Xu, Yueqin Huang, et al. Prevalence of depressive disorders and treatment in China: a cross – sectional epidemiological study [J]. Lancet Psychiatry, 2021, 8 (11): 981 – 990.

[3] Yan Yang, Yihui Cui, Kangning Sang, et al. Ketamine blocks bursting in the lateral habenula to rapidly relieve depression [J]. Nature, 2018 (14), 554 (7692): 317 – 322.

[4] Yihui Cui, Yan Yang, Astroglial Kir 4.1 in the lateral habenula drives neuronal bursts in depression [J]. Nature, 2018 (14), 554 (7692): 323 – 327.

[5] Zhou M, Wang H, Zeng X, et al. Mortality, morbidity, and risk factors in China and its provinces, 1990—2017: a systematic analysis for the Global Burden of Disease Study 2017 [J]. Lancet, 2019 (28), 394 (10204): 1145 – 1158.

[6] 郝伟, 陆林. 精神病学 [M]. 8 版. 北京: 人民卫生出版社, 2018.

[7] 胡建, 陆林. 中国物质使用障碍防治指南 [M]. 北京: 中华医学电子音像出版社, 2015.

[8] 贾建平. 中国痴呆与认知障碍诊疗指南 (2015 年版) [M]. 2 版. 北京: 人民卫生出版社, 2016.

[9] 美国精神医学会. 精神障碍诊断与统计手册 [M]. 5 版. 北京: 北京大学出版社, 2014.

[10] 陆林, 沈渔邨. 精神病学 [M]. 6 版. 北京: 人民卫生出版社, 2017.

[11] 刘铁桥. 精神病学学习指导及习题集 [M]. 5 版. 北京: 人民卫生出版社, 2019.

[12] 陆林. 精神科分册 [M]. 北京: 人民卫生出版社, 2020.

[13] 李凌江, 马辛. 中国抑郁障碍防治指南 [M]. 2 版. 北京: 中华医学电子音像出版社, 2015.

[14] 马弘. 严重精神障碍社区防治工作指南 [M]. 北京: 中华医学电子音像出版社, 2018.

[15] 司天梅, 杨彦春. 中国强迫症防治指南 [M]. 2 版. 北京: 中华医学电子音像出版社, 2016.

[16] 唐宏宇, 方贻儒. 精神病学 [M]. 北京: 人民卫生出版社, 2020.

[17] 曹玉萍, 王国强. 心理治疗与咨询: 临床研究与分析 [M]. 北京: 人民卫生出版社, 2020.

[18] 王向群, 王高华. 中国进食障碍防治指南 [M]. 北京: 中华医学电子音像出版社, 2015.

[19] 谢斌. 住院医师规范化培训精神科示范案例 [M]. 上海: 上海交通大学出版, 2016.

[20] 于欣, 方贻儒. 中国双相障碍防治指南 [M]. 2 版. 北京: 中华医学电子音像出版社, 2015.

[21] 于欣, 唐宏宇, 郭延庆. 精神科住院医师培训手册 – 理念与思路 [M]. 北京: 北京大学医学出版社, 2011.

[22] 张斌. 中国失眠障碍诊断和治疗指南 [M]. 北京: 人民卫生出版社, 2016.

[23] 张小梅, 张道龙, 译. DSM – 5 鉴别诊断手册 [M]. 北京: 北京大学出版社, 2016.

[24] 张亚林, 曹玉萍. 心理咨询与心理治疗技术操作规范 [M]. 北京: 科学技术出版社, 2014.

[25] 郑毅, 刘婧. 中国注意缺陷多动障碍防治指南 [M]. 2 版. 北京: 中华医学电子音像出版社, 2015.

[26] 赵靖平, 施慎逊. 中国精神分裂症防治指南 [M]. 2 版. 北京: 中华医学电子音像出版社, 2015.

[27] 赵幸福, 张丽芳. 精神病学 [M]. 北京: 中国医药科技出版社, 2016.